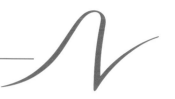

系統看護学講座

専門分野

耳鼻咽喉

成人看護学 14

小松　浩子　日本赤十字九州国際看護大学学長

生井　明浩　はくらく耳鼻咽喉科・アレルギー科クリニック院長

松﨑　洋海　日本大学准教授

矢ヶ崎　香　慶應義塾大学教授

村田　千年　マリーナ歯科クリニック院長

田口　雅子　聖路加国際病院

泉谷　聡子　聖路加国際病院

上野まき子　京都橘大学研究員

医学書院

発行履歴

1968 年 3 月 25 日	第 1 版第 1 刷	1995 年 2 月 1 日　第 7 版第 5 刷
1968 年 10 月 15 日	第 1 版第 2 刷	1996 年 1 月 6 日　第 8 版第 1 刷
1970 年 1 月 1 日	第 2 版第 1 刷	1999 年 2 月 1 日　第 8 版第 5 刷
1971 年 9 月 1 日	第 2 版第 4 刷	2000 年 1 月 6 日　第 9 版第 1 刷
1973 年 1 月 15 日	第 3 版第 1 刷	2003 年 2 月 1 日　第 9 版第 5 刷
19/8 年 2 月 1 日	第 3 版第 7 刷	2004 年 1 月 15 日　第 10 版第 1 刷
1979 年 2 月 1 日	第 4 版第 1 刷	2007 年 2 月 1 日　第 10 版第 6 刷
1982 年 2 月 1 日	第 4 版第 4 刷	2008 年 1 月 6 日　第 11 版第 1 刷
1983 年 1 月 6 日	第 5 版第 1 刷	2012 年 2 月 1 日　第 11 版第 9 刷
1986 年 2 月 1 日	第 5 版第 4 刷	2013 年 1 月 6 日　第 12 版第 1 刷
1987 年 1 月 6 日	第 6 版第 1 刷	2016 年 2 月 1 日　第 12 版第 5 刷
1991 年 9 月 1 日	第 6 版第 7 刷	2017 年 1 月 6 日　第 13 版第 1 刷
1992 年 1 月 6 日	第 7 版第 1 刷	2019 年 2 月 1 日　第 13 版第 3 刷

系統看護学講座　専門分野

成人看護学[14]　耳鼻咽喉

発　　　行　　2020 年 1 月 6 日　第 14 版第 1 刷Ⓒ
　　　　　　　2024 年 2 月 1 日　第 14 版第 5 刷

著者代表　　小松浩子
　　　　　　こまつひろこ

発 行 者　　株式会社　医学書院
　　　　　　代表取締役　金原　俊
　　　　　　〒113-8719　東京都文京区本郷 1-28-23
　　　　　　電話　03-3817-5600(社内案内)
　　　　　　　　　 03-3817-5657(販売部)

印刷・製本　　三美印刷

ISBN978-4-260-03864-5

はしがき

発刊の趣旨▶ 1967 年から 1968 年にかけて行われた看護学校教育課程の改正に伴って，新しく「成人看護学」という科目が設けられた。

　本教科のねらいとするところは，「看護の基礎理論としての知識・技術・態度を理解し，これを応用することによって，病気をもつ人の世話あるいは健康の維持・増進を実践・指導し，看護の対象であるあらゆる人の，あらゆる状態に対応していくことができる」という，看護の基本的な理念を土台として，「成人」という枠組みの対象に対する看護を学ぶことにある。

　したがって，看護を，従来のように診療における看護といった狭い立場からではなく，保健医療という幅広い視野のなかで健康の保持・増進という視点においてとらえ，一方，疾患をもった患者に対しては，それぞれの患者が最も必要としている援助を行うという看護本来のあり方に立脚して学習しなければならない。

　本書「成人看護学」は，以上のような考え方を基礎として編集されたものである。

　まず「成人看護学総論」においては，成人各期の特徴を学び，対象である成人が，どのような状態のもとで正常から異常へと移行していくのか，またそれを予防し健康を維持していくためには，いかなる方策が必要であるかを学習し，成人の全体像と成人看護の特質をつかむことをねらいとしている。

　以下，「成人看護学」の各巻においては，成人というものの概念を把握したうえで，人間の各臓器に身体的あるいは精神的な障害がおこった場合に，その患者がいかなる状態におかれるかを理解し，そのときの患者のニーズを満たすためにはどのようにすればよいかを，それぞれの系統にそって学習することをねらいとしている。

　したがって，「成人看護学」の学習にあたっては，従来のように診療科別に疾病に関する知識を断片的に習得するのではなく，種々の障害をあわせもつ可能性のある 1 人ひとりの人間，すなわち看護の対象としての人間のあらゆる変化に対応できる知識・技術・態度を学びとっていただきたい。

　このような意味において，学習者は対象の健康生活上の目標達成のために，より有効な援助ができるような知識・技術を養い，つねに研鑽を続けていかなければならない。

　以上の趣旨のもとに，金子光・小林冨美栄・大塚寛子によって編集された「成人看護学」であるが，日進月歩をとげる医療のなかで，本書が看護学の確立に向けて役だつことを期待するものである。

カリキュラムの▶
改正
　わが国の看護・医療を取り巻く環境は，急速な少子高齢化の進展や，慢性疾患の増加などの疾病構造の変化，医療技術の進歩，看護業務の複雑・多様化，医療安全に関する意識の向上など，大きく変化してきた。それに対応するために，看護教育のカリキュラムは，1967〜1968年の改正ののち，1989年に全面的な改正が行われ，1996年には3年課程，1998年には2年課程が改正された。さらに2008年にも大きく改正され，看護基礎教育の充実がはかられるとともに，臨床実践能力の強化が盛り込まれている。

改訂の趣旨▶
　今回の「成人看護学」の改訂では，カリキュラム改正の意図を吟味するとともに，1999年に発表され，直近では2017年に改定された「看護師国家試験出題基準」の内容をも視野に入れ，内容の刷新・強化をはかった。また，日々変化する実際の臨床に即し，各系統において統合的・発展的な学習がともに可能となるように配慮した。

　序章「この本で学ぶこと」では，事例を用いて，これから学ぶ疾患をかかえた患者の姿を示した。また，本書で扱われている内容およびそれぞれの項目どうしの関係性が一見して把握できるように「本書の構成マップ」を設けている。

　第1章「耳鼻咽喉の看護を学ぶにあたって」では，系統別の医療の動向と看護を概観したあと，患者の身体的，心理・社会的特徴を明確にし，看護上の問題とその特質に基づいて，看護の目的と機能が具体的に示されている。

　第2〜5章では，疾患とその医学的対応という視点から，看護の展開に必要とされる医学的な基礎知識が選択的に示されている。既習知識の統合化と臨床医学の系統的な学習のために，最新の知見に基づいて解説されている。

　第6章「患者の看護」では，第1〜5章の学習に基づいて，経過別，症状別，検査および治療・処置別，疾患別に看護の実際が提示されている。これらを看護過程に基づいて展開することにより，患者の有する問題が論理的・総合的に理解できるように配慮されている。今改訂で新設した「A. 疾患をもつ患者の経過と看護」では，事例を用いて患者の姿と看護を経過別に示すとともに，関連する項目を明示し，経過ごとの看護と，疾患の看護などとの関係を整理した。

　第7章「事例による看護過程の展開」では，1〜3つの事例を取り上げ，看護過程に基づいて看護の実際を展開している。患者の有するさまざまな問題を提示し，看護の広がりと問題解決の過程を具体的に学習できるようにしている。

　特論「摂食・嚥下障害患者の看護」では，総合的に学習ができるように最新の内容を解説した。また，巻末には適宜付録を設け，各系統別に必要となる知識を整理し，学習の利便性の向上をはかった。

　今回の改訂によって看護の学習がより効果的に行われ，看護実践能力の向上，ひいては看護の質的向上に資することをせつに望むものである。ご活用いただき，読者の皆さんの忌憚のないご意見をいただければ幸いである。

2019年11月

著者ら

目次

第3章 症状とその病態生理

生井明浩

第4章 検査と治療

生井明浩

第5章 疾患の理解

生井明浩・松崎洋海

第6章 患者の看護

矢ヶ崎香・小松浩子

第7章 事例による看護過程の展開　　小松浩子・矢ヶ崎香

特論 摂食・嚥下障害患者の看護　　村田千年・田口雅子・泉谷聡子・上野まき子

▶️ 本書で取り上げる動画一覧　（本文ページ【巻末動画一覧ページ】）

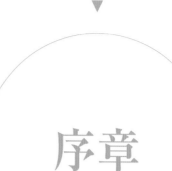

序章

この本で学ぶこと

耳鼻咽喉疾患をもつ患者の姿

　この本では，耳鼻咽喉疾患をもつ患者の特徴と看護について学ぶ。耳鼻咽喉に疾患をもつ患者とはどのような人なのだろうか。そして看護を実践するために学ぶべきことはどのようなことで，どのような看護実践を行う必要があるのか。ある患者の例について考えてみよう。

　　Ｙさん（50歳，男性）は，建設業の現場監督で，妻（48歳）と大学4年生の息子と3人で暮らしている。仕事現場では，大声で現場スタッフに声をかけたり，トランシーバーで指示をしたりすることが多いが，3か月ほど前から，声がかれることに気づいた。かぜと疲れのためだと思っていたが，徐々に症状が悪化し，妻や部下からも「声がかれてなにを話しているのかわかりにくいことがある」と指摘されるようになった。また，食べ物を飲み込むときに，魚の小骨がひっかかるようになっていた。ここ数日は，ご飯粒ものどを通らなくなり，水分を摂取するときも，むせ込むようになった。

　　心配した同僚と妻のすすめにより，総合病院の耳鼻咽喉科を受診した。内視鏡検査の結果，「下咽頭というところに腫瘍がみつかりました。組織の一部をとって病理検査に出し，良性か悪性かを調べます」と担当医より説明を受けた。病理検査の結果，下咽頭の扁平上皮がんと診断され，治療を決定するための精査を行うことになった。

　　Ｙさんは，「がんだなんて信じられない。まったく病気もしたことがなく，元気だけがとりえだったのに。先生は，がんの広がりによっては，手術で喉頭も切除することになり，声が出せなくなる可能性もあると言っていた。そんなことになったら仕事ができなくなる。どうしたらよいのかわからない」と不安そうに話していた。CT検査の結果，遠隔転移はなかったが，甲状腺や頸部食道などの隣接組織に浸潤がみとめられ，下咽頭・喉頭・頸部食道全摘出術が必要となった。Ｙさんと妻は大きなショックを受けていたが，「声を失うことは想像もできないことだが，命にかえられないので手術を受けるしかない。悔しい……」と話していた。

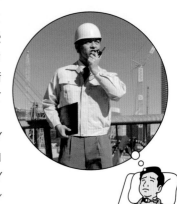

　　下咽頭・喉頭・頸部食道全摘出術後，Ｙさんの術後経過は良好で，永久気管孔の自己管理が進み，経口摂取が開始された。Ｙさんは筆談で他者とのコミュニケーションをとっている。

　読者の皆さんが看護師になったとき，Ｙさんのような患者に出会うことがあるかもしれない。そのとき，あなたは看護師としてどのように考え，どのようにかかわり，看護を実践するだろうか。ここではいくつかの実践例をあげるが，これ以外にもなにができるか，考えてみてほしい。

●Ｙさんや家族に対して，看護師はなにをすることができるだろうか。

> ▶Ｙさんと家族ががんや手術の脅威や不安をやわらげるよう支援する。
> ▶Ｙさんと家族が病状や治療について理解できるよう援助する。
> ▶Ｙさんが最良の状態で治療にのぞめるよう心身の準備に向けた指導を行う。
> ▶治療に伴う合併症や二次障害の予防・早期発見・対処に向けた援助を行う。
> ▶喪失した機能に対するリハビリテーションやセルフケアを促進する。
> ▶喪失体験からの心理的回復を支援する。

　ほかにも，看護師ができることはないかを考えてみよう。
　Ｙさんのように耳鼻咽喉疾患をもつ患者に適切な看護を実践するためには，以下の項目をはじめとするさまざまな知識と技術，考え方を身につけることが大切である。

●Ｙさんの看護を実践するために，なにを学ぶ必要があるだろうか。

POINT

> ▶耳鼻咽喉系の構造と機能
> ▶耳鼻咽喉系疾患の病態生理
> ▶耳鼻咽喉系疾患に対して行われるおもな検査・治療・処置
> ▶耳鼻咽喉系各疾患の病態・診断・治療
> ▶耳鼻咽喉系疾患患者に対する一般的な（共通する）看護の考え方
> ▶看護活動を展開するための看護論，看護技術

　現在，エビデンスに基づく標準化された医療が推進されている。エビデンスに基づく医療を実践するためには，患者個々人の身体的，および心理・社会的背景を考慮することが不可欠である。看護師は，患者の個別的な健康上の問題を把握し，個別性をふまえ，全人的な看護を行っていかなければならない。

　本書では，このような耳鼻咽喉疾患をもつ患者の看護が学びやすいように，次ページに示すような構成となっている。
　これから本書で学ぶ読者の皆さんは，Ｙさんのような患者に対し，自分であればどのような看護ができるかを考えながら，学習を進めてほしい。

▶▶▶ **本書の構成マップ**

第1章　耳鼻咽喉の看護を学ぶにあたって
Ⓐ 医療の動向と看護　Ⓑ 患者の特徴と看護の役割

第2章　耳鼻咽喉・頸部の構造と機能
Ⓐ 耳の構造と機能
Ⓑ 鼻の構造と機能
Ⓒ 口腔と唾液腺の構造と機能
Ⓓ 咽頭の構造と機能
Ⓔ 喉頭の構造と機能
Ⓕ 気管・食道・甲状腺（頸部）の構造と機能

第3章　症状とその病態生理
Ⓐ 耳にあらわれる症状と病態生理
Ⓑ 鼻にあわわれる症状と病態生理
Ⓒ 口腔・唾液腺・咽頭にあらわれる症状と病態生理
Ⓓ 喉頭にあらわれる症状と病態生理

第4章　検査と治療
Ⓐ 診察と診断の流れ
Ⓑ おもな検査
Ⓒ おもな治療

第5章　疾患の理解
Ⓐ 耳疾患
Ⓑ 鼻疾患
Ⓒ 口腔・咽喉頭疾患
Ⓓ 気道・食道・頸部疾患と音声・言語障害

第6章　患者の看護
Ⓐ 疾患をもつ患者の経過と看護
　①急性期の患者の看護
　②回復期の患者の看護
　③慢性期の患者の看護
　④患者の経過と看護のまとめ

Ⓑ 症状に対する看護
　①耳痛・耳漏
　②耳鳴
　③眩暈（めまい）
　④鼻閉・鼻漏
　⑤鼻出血
　⑥咽頭痛

Ⓒ 検査を受ける患者の看護
　①咽頭・喉頭の内視鏡検査時の看護
　②聴力および平衡機能検査時の看護

Ⓓ 治療を受ける患者の看護
　①音声ならびに嚥下の障害に対するリハビリテーションと看護
　②がん集学的治療を受ける患者の看護
　③内視鏡手術およびマイクロサージャリーを受ける患者の看護

Ⓔ 疾患をもつ患者の看護
　①難聴のある患者の看護
　②慢性中耳炎患者の看護
　③メニエール病患者の看護
　④慢性副鼻腔炎患者の看護
　⑤上顎洞がん（上顎がん）患者の看護
　⑥下咽頭がん患者の看護
　⑦喉頭がん患者の看護

第7章　事例による看護過程の展開
Ⓐ 下咽頭がん患者の看護　Ⓑ メニエール病患者の看護

特論　摂食・嚥下障害患者の看護

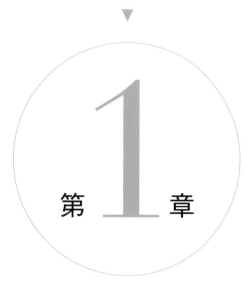

耳鼻咽喉

第 1 章

耳鼻咽喉の看護を
学ぶにあたって

本章で学ぶこと	□最近の耳鼻咽喉領域の医療の動向をふまえ，耳鼻咽喉疾患患者の身体的問題と心理・社会的な問題，およびそれらに対する援助について学ぶ。
	□患者の特徴を把握し，感覚機能障害をはじめとする身体的変化について，また，コミュニケーション障害による自己概念の変化や社会的活動の制限など，心理・社会的問題について学ぶ。
	□なぜ，なんのために，どのように看護をするのか，その目的と役割について学ぶ。

はじめに▶　耳鼻咽喉領域は環境との相互作用が成立する領域で，音・におい・味など，さまざまな刺激を外から受容する**感覚機能**と，それらの刺激を選択・調整して，言葉や表情として反応していく**自己表現機能**とを備えている。この2つの機能により，人間は環境と自己との境界を明確化することができる。また，環境との相互作用のなかで，他者とのつながりを保ちながら自己の独自性を発揮していくことができる。

　もしこのような感覚機能・自己表現機能に障害が生じれば，それは身体的・心理的苦痛を発生させるのみならず，社会的なつながりや自己のあり方にも大きな影響を及ぼすことにつながっていく。したがって，①環境との相互作用のなかで，感覚機能・自己表現機能を十分に発揮できるように，また，②機能に障害が生じた場合は，残存機能の統合・活用によって環境への適応を促し，自立した社会生活が送れるように援助することが重要となる。

A 医療の動向と看護

① 医療の動向

検査・治療の進歩▶　耳鼻咽喉領域の医療は，近年大きな進歩をとげてきた。画像検査などの診断技術が進歩したことにより，複雑な形態・機能を特徴とする耳鼻咽喉領域の疾患は，その進展度が的確に把握できるようになった。さらに，治療経過に伴う回復状況を的確に把握することが可能になってきた。CTやMRIの進歩は，頭頸部の悪性腫瘍に対する診断精度を高め，低侵襲手術などの適応拡大をもたらしてきた。また，感覚器系の診断・検査，治療の進歩は，難聴や喉頭がんの早期発見に大きく貢献してきた。

　治療において画期的に進歩したのは，内視鏡手術およびマイクロサージャリー（顕微鏡手術）であろう。形態・機能を温存したり，あるいは再建術を進めたりしていくうえで，これらの低侵襲手術が可能になったことは大きな原動力となった。

高齢化に伴う▶
感覚機能の低下

もう1つの側面として焦点をあてられているのは，高齢化に伴う感覚器の機能低下への対応である。超高齢社会を迎え，加齢による耳鼻咽喉疾患の増加に着目する必要がある。

聴覚伝導路では，蝸牛(かぎゅう)および蝸牛神経に加齢に伴う変性がみとめられ，聴力低下をもたらす。同時に，平衡覚をつかさどる前庭の有毛細胞も蝸牛と同様に加齢により障害が進む。そのため，めまいやふらつきの症状がおこりやすい。高齢者の慢性的なめまいやふらつきは，複数の要因がからみ合って生じることが多く，転倒などの事故につながる危険がある。

のどの変化もおこりやすい。加齢によって喉頭の軟骨骨化，筋萎縮，関節摩耗で声帯が萎縮し，声門にすきまができやすくなる。そのため声のしゃがれ(嗄声(させい))や嚥下障害をきたすこともある。同様に，嗅覚・味覚障害も高齢者にはおこりやすい。

加齢に伴う病態は，いずれも高齢者のQOLや全身疾患とのかかわりが深い。したがって，加齢に伴う感覚器の変化について，多面的にアセスメントし，機能低下をくいとめ，改善を促すためのリハビリテーションに取り組めるよう援助することが求められる。

診断・検査，治療が，患者のQOL向上に向けて大きな進歩をとげる一方で，医療システム全般で大きな課題となっているのは，医療コスト削減と医療の質の向上である。一般病院においては入院期間の短縮化が進み，集学的治療の場は外来通院治療へとシフトしてきた。このような状況は，患者の治療に対する自己決定をあと押しし，セルフケアの促進への要因となっている。

② 看護

耳鼻咽喉領域の看護を行っていくうえで，日々進歩する診断・検査，治療に対する最新の知識を身につけていくことは必須である。同時に，患者・家族がそれらに関する理解を適切に深め，主体的にそれらを選択し，セルフケアに取り組むことができるよう，相談や指導にあたる必要がある。

症状の経過に伴い療養の場が移行する現在の医療においては，患者のQOL向上を視野に入れた継続的な看護が行えるように，記録の工夫や退院調整，外来でのフォローアップを系統化して援助していくことが重要となる。患者の感覚機能や発声機能のリハビリテーションに関しては，家族の支援，社会資源などが十分に活用できるよう，調整を行っていくことが重要であろう。

加齢に伴う感覚機能の低下への対応は，超高齢社会において重要な課題である。先にも述べたように高齢者は，聴覚，平衡覚，発声や嚥(えん)下(げ)，嗅覚・味覚などの機能が，加齢に伴い低下しやすい。これらの機能低下は，多様な要因がからむことが多く，身体面にとどまらず，コミュニケーションや日常生活行動に影響をもたらす。したがって，機能低下およびその影響については，包括的ア

▶表 1-1 高齢者のアセスメントの視点

① 日常生活動作（日常生活活動）activity of daily living（ADL）

② 手段的日常生活動作 instrumental ADL（IADL）

③ 認知機能 cognitive function

④ 気分・情緒・幸福度 mood, quality of life（QOL）

⑤ コミュニケーション能力：視力・聴力・構音・言語・理解

⑥ 社会的環境：家庭環境（家族構成・人間関係・住居），介護者，支援体制

セスメントとケアが必須となる。現在，高齢者医療で実施されている，**高齢者総合的機能評価（CGA）** などに基づく包括的なアセスメントが役だつ。たとえば，**表 1-1** のような視点をもつとよい。これらの視点に基づき，高齢者の生活機能，精神機能，社会的環境などを多角的な面からとらえ，改善すべき問題を包括的にとらえ，整理する。

ひとり暮らしの高齢者の場合，聴力に低下が生じると，他者とのコミュニケーションがとれず，家に引きこもりがちになり，足腰の筋力が低下し，社会との接点がますます狭められてしまうなど悪循環に陥りやすい。補聴器の使用などの感覚機能の低下に対する適切なケアやリハビリテーションだけでなく，生活全般を見すえたケアが必要となる。

「食べること」「飲むこと」「コミュニケーションすること」は人々の生きるエネルギーである。耳鼻咽喉領域の看護は，まさに生命を支える看護といえる。

B 患者の特徴と看護の役割

耳鼻咽喉疾患をもつ患者は，聴く，かぐ，味わうといった，人間にとって重要な感覚機能の障害をきたしやすく，それに伴い自己を表現する機能もまたそこなわれやすい。また，耳鼻咽喉・頭頸部領域の手術療法・放射線療法は，容貌を変容するような形態の変化や，開口・構音などの機能障害をもたらすことがある。さらに，言葉によるコミュニケーションの障害や自己概念の変化に伴う精神的葛藤から，さまざまな心理・社会的ストレスにさらされる。

したがって，耳鼻咽喉疾患患者の看護にあたっては，耳・鼻・咽喉各領域の機能面・器質面を含めた身体的問題を把握するとともに，コミュニケーションの障害や社会的活動能力との関連から生じる，心理・社会的問題をも視野に入れて，患者を総合的に理解することが大切である。

また，患者自身が疾病や障害について，医師からどのような説明を受け，それらをどのように受けとめているのか，治療方法の選択に関してどのような判

断を行おうとしているのかなどについて，患者とのかかわりを通じて，十分に把握する必要がある。

さらに患者は，機能や形態の改善を目的とした再建術を繰り返し受ける場合がある。手術前に再建術を含めた治療の見通しや全容を医師から聞いていたとしても，術後の機能障害や顔貌の変化を体験することで，自分が下した決定に揺らぎが生じ，事前に納得していた治療などにもためらいを示すことがある。治療の経過をたどるなかで，患者の心の揺れ動きをよく理解するとともに，患者と医師や家族との間の調整をはかる役割も重要である。

看護の目的▶　身体的，心理・社会的にさまざまな問題をかかえている耳鼻咽喉疾患患者に対する看護の目的は，次のように要約できる。

(1) 生命の安全・維持に必須の感覚機能をみずから保護し，疾患・障害の予防，早期発見，対処が行えるように指導・教育する。
(2) 苦痛を伴う症状が緩和されるように，また症状や障害から生じた生活の規制が改善できるように援助する。
(3) 疾患・症状のコントロールや，残存機能のリハビリテーションを行うことによって，環境への適応を促し，自立した社会生活が送れるように，またQOLが高められるように援助する。

① 身体的問題とその援助

1 生命の安全・維持に必須の感覚機能の障害

耳鼻咽喉領域は，聴覚・平衡覚・嗅覚・味覚という，生命の安全・維持に必須の感覚機能を有している。感覚機能は，環境からのさまざまな刺激を受容し，神経系を介してそれらの刺激を選択・調整することによって，刺激に対して生体が適切に反応できるようにはたらいている。

聴覚の障害▶　聴覚は，環境からのさまざまな音の量や質を瞬時のうちに識別し，音のもつ意味を，生命の維持あるいは生活に必要な情報として解読して，それに応じた適応行動を導く。環境からの音の入力がなんらかの原因で減少・消去，あるいはゆがめられた場合は，生体にとって有害刺激が迫っていることのサインを的確に把握することが困難となる。具体的には，たとえば車のクラクションや異常事態を知らせる緊急放送などが聞こえないなどである。

平衡覚の障害▶　平衡覚は，人が環境からの刺激をうまく処理することで空間の座標軸に対応し，自分の安定した姿勢・位置を維持できるようにはたらいている。これらの機能に障害が生じると，人は，自分の姿勢や位置を大きくくずし，転倒や転落などの事故をおこす可能性がある。

嗅覚・味覚の障害▶　嗅覚・味覚は，物質のにおいや味を識別して，生体にとって，その物質が有害であるか否かについての情報を伝えるはたらきを有している。たとえば，食

物の腐敗が進んでいる場合，人はいつもと異なる味あるいはにおいを感じとり，それらを摂取しない行動をすみやかにとれるが，これらの機能に障害が生じた場合には，知らず知らずのうちに有害な食物を摂取し，重篤な食中毒に陥る可能性もある。

残存機能の活用 ▶　感覚機能障害は多くの場合，慢性の経過をたどる。人は一生その障害をもちながら生活することを余儀なくされることが多い。しかしまた，感覚機能は互いにほかの感覚器と密接に関連を保ちながら，それぞれ独自の機能を発揮するという特徴も兼ね備えている。したがって，前述したいずれかの感覚機能に障害が生じた場合でも，ほかの残存する感覚機能を十分に活用することができれば，生命の危険をもたらすような環境の刺激から身をまもる行動をとることができる。残存機能の活用を適切に身につけていくことは，身体の安全保持のためにも重要である。

加齢に伴う感覚 ▶　加齢に伴う聴覚，平衡覚，発声や嚥下，嗅覚・味覚などの機能低下は，いず
機能障害への対応　れも高齢者のQOLや全身疾患とのかかわりが深い。機能低下は，身体面にとどまらず，コミュニケーションや日常生活行動に影響をもたらす。聴覚障害，平衡感覚障害は，難聴やめまい・ふらつきを生じ，転倒や交通事故など生命にかかわる事故につながりやすい。嚥下機能低下，嗅覚・味覚機能の低下は，誤嚥や誤飲などの重篤な問題をもたらすだけでなく，「食べる」という楽しみを奪ってしまう。

　　加齢に伴う感覚機能障害は徐々に進行するため，高齢者自身が「年だからしょうがない」というあきらめから，自分なりの対処をしていることがある。日常生活行動のなかで，不自由にしている場面やあぶない場面を観察し，適切な検査などで，機能障害の程度を把握する必要がある。そのうえで，転倒や事故防止に対するセルフケア指導を行う必要がある。

　　一方で，機能低下に対する高齢者の受けとめについて，適切に把握し，主体的に，機能維持のための日常生活の工夫やリハビリテーションにのぞめるよう支援する必要がある。

2　感覚機能の保護・維持と改善

　　通常，人は多大に意識を集中しなくても，環境からの刺激を適切に受け取り，それらを解読して支障なく生活を送っている。たとえば聴覚器官は，とくに意識しなくてもあらゆる方向からの音をつねに受けており，さまざまな音の刺激が長時間続いてもあまり疲れを感じることはない。また，音が日常的に繰り返し持続する環境におかれていると，その音刺激に対し「慣れ」が生じる。

　　①聴覚　現代は音の氾濫する社会であるともいわれ，生活のなかで，なんらかの騒音にさらされることは避けがたい。しかし，聴覚の保護の点からも，持続するスピーカーからの大音響に，あえて長時間身をおくようなことは避けるようにしたい。静かな快い音の世界に身をおくことの大切さを，青少年期か

ら教育することも必要である。

②味覚　味覚は生活習慣から大きな影響を受ける。日常生活のなかで，塩分や香辛料などを多量に摂取する習慣が身についている人は，それらの味を感じる閾値が高くなることがある。味覚の変化は，摂取する食物の選択に影響し，栄養のかたよりにもつながる可能性がある。豊かな食生活を維持するためにも，かたよりのない味覚が維持できる食生活を指導していく。

また，抗がん薬・降圧薬・脂質異常症治療薬・抗うつ薬などの薬物療法や，放射線治療などに伴って味覚障害がおこる場合もある。これらの味覚障害は，おもに味蕾細胞の感度低下や，唾液腺障害などが原因で生じる。原因に基づく治療を継続するとともに，口腔内の清浄化に努める。

③平衡覚　平衡覚の障害は，耳疾患のほか，全身性の疾患や薬物，生活上のストレスが原因・誘因となって生じることがある。反復する眩暈（めまい）や耳鳴を主症状とするメニエール病は，原因はまだ解明されていないが，過労や精神的ストレスが引きがねとなって症状を誘発することが知られている。そのような誘因を生活のなかで適切に把握して，それらをじょうずにコントロールできる生活上の工夫，たとえばリラクセーションなどの指導も大切となる。

3 苦痛を伴う症状の持続

耳鼻咽喉疾患に伴う代表的な症状として，耳痛・耳漏・耳鳴，眩暈，鼻閉・鼻漏などがある。これらの症状の発生は，突発的なものから，環境や生活上のストレスが引きがねになっておこるものまで多種多様である。また，症状の程度や持続時間も，安定した軽いものから重く変化するもの，一時的なものから長期間にわたるものなど，さまざまである。しかし，これらの症状に共通する特徴は，いずれも身体的あるいは精神的な苦痛が強いことである。

耳鼻咽喉領域のそれぞれの器官の多くは，周囲を頭蓋骨に囲まれているため，複雑な狭い管状の形態をなしている。その内側は血管に富んだ粘膜や皮下軟部組織でおおわれ，周囲には三叉神経・迷走神経・舌咽神経などの神経が分布している。そのため，さまざまな原因によって炎症・腫脹・出血がおこりやすく，その結果，痛みや不快な分泌物を伴いやすい。

耳痛・耳漏▶　①耳痛　耳痛は，外耳・中耳疾患に伴う炎症や腫脹が原因となって生じる。耳前部の圧迫や咀嚼運動などによって，皮下軟部組織に圧が加わったり，動いたりしたときに強くなるのが特徴である。

②耳漏　上述のような炎症・腫脹に伴う滲出物として，耳漏が生じる。外耳性の耳漏は漿液性や膿性で，多くはかゆみを伴う。一方，中耳性の耳漏の多くは粘液性または粘膿性であるが，漿液性で強い不快をもたらすような悪臭を伴うものもある。

耳鳴▶　耳鳴は聴覚に関係した一種のうっとうしい感覚で，外界からの音刺激がないにもかかわらず，耳の中でなにか音がしているような感じをいう。

　これは，外耳・中耳・内耳，蝸牛神経をはじめとする聴神経系までの聴覚系のいずれかの場所に障害があるとき，異常な興奮が生じ，それが聴覚中枢に伝えられて生じる。

　①**耳鳴音の性質**　高低のみならず，さまざまな性質の音として表現される。通常は自覚的なもので，患者自身にしか聞こえないものであるため，他者に苦痛を理解してもらうことがむずかしく，それが患者のつらさを増すことにつながっている。

　②**耳鳴の進行**　耳鳴は疾患が進行するにつれて強く，かつ長時間続くことが多い。したがって，患者は耳鳴のために，ときに音声などが聞きとりにくくなることもあって，精神的なストレスも高まり，日常の生活面にもさまざまな支障をきたすことがある。

眩暈▶　眩暈（めまい）は，人が空間的に自分と環境との関係において感じる，ある種の不安な異常感覚である。たとえば，自分のからだが宙に浮いている，周囲がぐるぐるまわる，外界が上下左右に移動する，目の前が暗くなる，立ちくらみがする，などその感じ方はさまざまに表現される。

　①**原因**　眩暈の原因として，平衡機能の障害を引きおこす耳疾患，ならびに中枢神経系の障害などが考えられる。これらの障害が生じると，空間で重力に対抗して，無意識的かつ反射的に自分の姿勢・位置を保つことができなくなり，環境との不調和をまねく。その結果として眩暈を自覚する。

　②**症状**　眩暈は耳鳴と同様に，患者自身の自覚症状であるため，他者にその苦痛を理解してもらうことはむずかしい。また自律神経の失調を引きおこすため，吐きけ・嘔吐を誘発しやすく，患者の苦痛はさらに増す。

鼻閉・鼻漏▶　鼻腔・副鼻腔粘膜は血管に富んでいるため，なんらかの疾患にかかると炎症や腫脹を生じやすい。そのため鼻呼吸が困難となり，鼻閉を感じるようになる。

　また，粘膜の炎症・腫脹は，粘膜表面あるいは腺からの分泌物の量や性状の変化を生み，鼻漏として後鼻孔や前鼻孔から流れ出す。組織の壊死や出血がある場合には，悪臭を伴うこともある。鼻漏は他者の目にふれ，不快なものとして受けとられることから，多量で悪臭のする鼻漏が持続する場合は，他者への気がね，遠慮といった，ストレスにつながる精神的負担につながりやすい。

4 症状に伴う苦痛の緩和と環境の調整

　耳鼻咽喉領域の疾患をもつ患者に苦痛をもたらす症状は，解剖学的な特徴からくるものが大きい。周囲を頭蓋骨に囲まれ，軟骨により狭い管状の形態をなしていることから，それをおおうように広がる粘膜に炎症や腫脹，さらには感染症をきたした場合，強い侵害刺激による疼痛を生じる。炎症に伴う分泌物は痛みと相まって不快症状をもたらす。

　このような苦痛を緩和するためには，患者や家族に対して，患部の刺激を避けるよう指導するとともに，炎症や腫脹に対する薬物療法を適切に継続できる

よう，その原因や病態を含めて説明する。

　痛みは周囲の音や刺激により増強する可能性がある。したがって，気になる刺激を避けるよう指導するとともに，快適な環境を患者みずから調整できるようにともに考える。苦痛をもたらすさまざまな症状に対する看護は，第6章で述べる（▶182ページ）。

5　疾患・治療に伴う機能障害とその援助

発声・構音障害▶　耳鼻咽喉領域は，喉頭の声帯振動によって音声を発生させ，発生した音声を咽頭，口腔，鼻腔を介して意味のある言葉につくりあげていく発声・構音機能を有している。人はそれらの機能により，言葉を用いて自己表現を行っている。

　喉頭疾患によって声帯の異常が生じた場合には，嗄声や音質の変化をおこす。喉頭全摘出術を受けた場合には，音声の発生源である声帯を失ってしまうため，発声ができなくなる。音声に異常がなくても，喉頭・口腔・鼻腔などに異常があると共鳴・構音ができず，発語ができなくなる。

　発声・構音障害のために，言葉による表現手段を奪われた人は，他者とのコミュニケーションに支障が生じるばかりでなく，表現の不完全さから，自己の存在の確かさが揺るがされることにもつながっていく。

発声・構音障害に▶
　　対する援助
　開口障害のほか，口蓋から鼻腔へ空気がもれるような障害があると，言葉の明瞭度を低下させる。なるべく早い時期から，新しい構音器官で適切な発語ができるように訓練することが，心理的な安定のためにも重要である。

　喉頭がんで喉頭全摘出術を受けた場合は，声帯の切除により発声機能を失う。術後の代用音声は，食道発声，電気式人工喉頭（▶図1-1），喉頭形成などによって獲得できる。代用音声についても，患者が前向きに取り組めるように，術前から計画的な指導と心理的支援を行っていく。

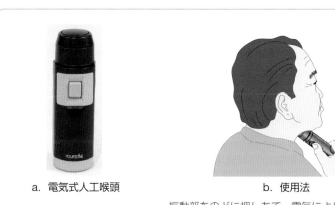

a. 電気式人工喉頭

（写真提供：株式会社電制）

b. 使用法

振動部をのどに押しあて，電気により皮膚を通して振動音を声道内に送り込む。通常の発声を行うように，振動音を利用して代用音源として発声する。

▶図1-1　電気式人工喉頭と使用法

食道発声は，頸部の気管孔による呼吸とは別に，口や鼻から空気を食道内に取り込み，それをうまく逆流させながら，食道入口部の粘膜のヒダを新しい声帯として振動させ，音声を発するものである。人工の器具を用いないので，その人自身の声に近い。電気式人工喉頭は，構音動作に伴い，振動部を口腔底部の皮膚にあてて，その振動を電気により音声として増幅するものである。

摂食障害▶　また，上顎摘出術により，開口障害や食物の鼻腔への逆流のために，摂食障害に陥ることがある。

摂食障害に対する▶　上顎摘出術の術後はなるべく早くから開口運動を促し，顎関節およびその周援助　　　　辺組織が固着しないように予防をはかる。広範な口腔軟組織，顎欠損などに伴って，食物の咀嚼や嚥下に障害がある場合は，プロテーゼ（義顎）の装用によって改善できる。そのためにも，術前にプロテーゼを準備しておくことが望ましい。

6　疾患・治療に伴う形態の変化とその援助

疾患ならびにそれに対する治療は，生体の外観，ことに顔貌の美醜にかかわるような形態の変化をもたらしやすい。

形態の変化▶　たとえば，上顎洞がんの進展による頬部腫脹や皮膚への瘻孔形成，眼球突出などは著しい顔貌の変化をもたらす。また，それらに対する手術療法によっては，眼球の摘出，頬部の陥没あるいは欠損を余儀なくされる場合もある。同様に，喉頭がんで喉頭全摘出術を受けた場合には，気道の変更に伴う永久気管孔が造設され，頸部の形態の変化を受ける。

このような形態の変化は，その人がそれまでに築いてきた身体像（ボディイメージ）を根底からくずすことにつながる。その結果，自己概念がおびやかされるような喪失体験をまねきやすい。形態の変化や欠損は，羞恥心や自己嫌悪の感情を喚起しやすく，ことに他者の視線が傷に向けられるとき，その思いは屈辱感・劣等感として強められる。

形態の変化に▶　手術に伴う形態の変化が予測される場合は，術前から患者に対する十分な説対する援助　　　明が必要であり，患者が自己像の変容に伴う予期的悲嘆の過程をたどって，心の準備が整えられるような心理的支援が重要となる。同時に，顔貌の変容を改善する方法として施行される皮膚移植（手術による欠損部を周囲組織のみでは補充できない場合に，ほかの部位からの皮膚を移植する）について，医師から十分に説明が受けられるように配慮する。移植には，有茎組織移植や遊離組織移植などの方法がある。遊離組織移植は，移植する組織の栄養血管（動脈・静脈）を移植部位の血管と縫合する方法であり，近年はマイクロサージャリー（顕微鏡手術）によって行われることが多い。術後の組織の血流障害の早期発見や緊急対応が大切とされている。

② 心理・社会的問題とその援助

1 コミュニケーションの障害

言葉の理解の障害 ▶　人は通常，共通の言葉によって互いの意思疎通をはかっている。聴覚障害，あるいは眩暈・耳鳴などのために，相手からの言葉によるメッセージを的確にとらえることができなければ，相手の意思を理解できず，それに対する自分の意思を的確に返していくことも困難となる。

　障害をもつ者が，相手の言葉の意味・意図をくみとれず，返答に窮したり，理解不十分なままつじつまの合わない返答をしたりすると，相手は，自分が理解されていないのではないかという，とまどいやいらだちを感じ，双方の間に気まずい感情が生じるかもしれない。

　また，聴覚障害・眩暈・耳鳴などは外見からはわからず，他者に直接わかってもらえる症状や疾患ではないために，健常人とかわらない対応をされがちである。そのため，このような不十分な意思の疎通に，さらに拍車がかけられることにもなる。

伝達の障害 ▶　一方，聴覚に問題がなく，相手の言葉を適切に理解できても，発声・構音障害のある場合には，自分の意思を言葉によって伝えることが困難となる。自分の思いが円滑に伝わらないもどかしさやいらだちは，生活のなかで積み重なっていくと大きなストレスになるが，患者はその精神的ストレスを減らそうとするために，他者とのコミュニケーションを避けがちになる。

　聴覚障害の場合には，前述した言葉の知覚機能のみならず，言葉をつくる発声・構音機能の障害によって，双方向のコミュニケーション障害を有することが多い。

高齢者の障害 ▶　高齢者が難聴などによりコミュニケーションに支障をきたしている場合は，入院・手術などの医療環境の変化により，せん妄や不穏などをきたしやすい。ニーズを適切に把握し，緊張や不安を減じるうえでコミュニケーションの工夫が不可欠である。

2 コミュニケーションの工夫と配慮

　耳鼻咽喉領域は，音声言語によるコミュニケーションの要となる聴覚および発声機能を有しており，この領域のさまざまな疾患は，発声・構音の障害を引きおこす。患者が言葉によるメッセージを的確にとらえられない場合には，できるだけ適切に言葉が伝わる工夫を講じるとともに，表情や相手の視覚などに訴えたり，言葉によらないコミュニケーションの活用も必要となる。

　なお，音声・言語の障害に対する専門職としては，言語聴覚士 speech-language-hearing therapist (ST) がリハビリテーションチームの一員として働くほか，社会福祉や教育の分野でも活躍している。

　①言葉によるコミュニケーション　患者との会話のなかで，どの方向からどのような声（高低・大きさなど）で，どのくらいの速さで話すと適切に言葉が伝わり，話の内容が理解されるかを詳細に把握する。たとえば，伝えたいことを先に話し，次に具体的な説明を加える。言葉は，明瞭・簡潔を心がけ，口もとや表情がはっきりと見えるような位置で会話をする。もし患者の態度に，相手に繰り返し聞き返すことへの遠慮がみられたり，理解できないことに対するいらだちがつのっていることを察知したりしたときには，緊張感やあせりをときほぐすよう，リラックスした雰囲気をつくるように心がける。

　②非言語（非音声）的コミュニケーション　非言語的コミュニケーションにはメモやパンフレットの活用がある。重要な情報や指示は，これらを用いて説明することができる。また，豊かな表情や的確なしぐさで感情を表現していくことも大切である。

　発声障害や構音障害をもつ人は，相手の言葉は明瞭に理解しているにもかかわらず，即座に自分の言葉で適切に思いや考えを伝えられないことから，もどかしさやいらだちをおぼえがちである。このとき注意すべきことは，会話の途中，患者が伝えようとしている内容を先取りし，話の腰を折るようなことをしないことである。もどかしくても，最後まで患者の言葉に耳を傾ける姿勢をもつようにしたい。

　なお，発声障害や構音障害では，言葉を円滑に伝えられないだけで，聴覚には問題はないので，ことさらに大きな声で話す必要はない。大声で話しかけることが，かえっていらだちをつのらせ，自尊心を傷つけることにつながる場合もある。

3　自己概念の変化に伴う精神的葛藤と援助

障害とアイデン▶
ティティ
　人は，日常慣れ親しんだ環境音，すなわち人々の声や生活音などをたえまなく受けとめながら，環境との相互作用のなかで，自分がどのような存在であるのかをつかんでいく。とりわけ，言葉による意思疎通の障害は，他者との意思や感情のやりとりのなかで繰り広げられてきた，自分自身の思考の展開や，心のなかの思いの表出を困難なものとする。そのため，いままで自分のなかで確固としていた自分らしさが揺らぐこともある。ある中途失聴者は，突然音を隔てられたときの状況を，「自分の背景がまったくなくなってしまい，自分の存在がはかない，あいまいなものに感じられた」と述べている。

　自分の存在のあいまいさは，それまでに築いてきた自分への信頼や身体像・自己理想を揺さぶり，自尊感情の低下にもつながっていく。このような思い，あるいは感情の変化は，他者とのコミュニケーションがうまくいかず，意思の疎通に時間を要するという負い目を感じたときや，他者に自分の思いを誤解されたりする場合に強められる。

　また，意思疎通の困難性は，患者に生活上のさまざまな規制や制限をしいる。

さらに，家庭・職場・地域における役割の遂行を困難なものとし，社会的な自己のあり方を大きくくつがえすことにもつながる。

援助▶ 　生活音から突然隔絶された中途失聴者や突然発声機能を失った患者は，世界とのつながりがたち切られたような，筆舌につくしがたい孤独と恐怖におそわれる。コミュニケーションの手段を失ったという思いは，ときに社会からの脱落者というコンプレックスにつながり，強い絶望感に陥らせることもある。一方，看護師も，患者との通常の意思疎通の手段をたたれ，どうかかわっていけばよいのか，ためらいやとまどいを感じる。この看護師のためらいやとまどいが，患者に対して，自分は避けられている，阻害されているといった思いをいだかせることがある。

　①**看護師の態度**　看護師は患者に対し，落ち着いたゆったりとした態度で，患者をあせらせることなくかかわることが大切である。また，患者の感情の変化に対し，自分があまりに揺り動かされていると判断した場合には，自己をゆっくりふり返る時間をもつことも必要である。もし患者に対して，憐憫（あわれみ）の感情でかかわっているようであれば，かえって患者の自尊心を傷つけることにつながりかねないことを，心にとめておきたい。

　②**患者との時間**　患者が自分の人生のなかで，障害を受けとめ，自分の気持ちを整理し，自分自身や生き方についてみつめ直す時間が必要となる。そのためには，患者がそれまでの人生を回想したり，これからの展望を語れたりするような機会がもてるように，じっくりと患者とかかわる時間を継続的につくっていくことが大切である。患者が看護師を，つねに自分のことを気にかけてくれる存在としてみとめたとき，ようやく患者は，心のなかにある苦悩を少しずつ話しはじめる。患者に対し，性急に障害を受けとめさせるような言動は，患者の障害の受容の過程ではあまり効を奏さない。

　③**ストレスの緩和**　コミュニケーションに障害のある患者は，苦痛や緊張のために心身のストレスを受けやすい。心身の緊張緩和をはかるために，リラクセーション法などを指導し，主体的にストレスを調整して，前向きの生活ができるような姿勢を促す。

4　社会・文化的な活動の制限と援助

　言葉を介して人と人とのつながりが保たれる社会にあって，聴覚障害，あるいは発声・構音障害をもつ人々が人間関係の輪を広げていくことは，少なからず制限を受ける。職場・地域などにおけるさまざまな目的をもった集団のなかで，その活動は，言葉を介して自分たちの意図を伝え合い，合意を得ながら，ある方向性へ向かって協同し合って進んでいく。そのため，障害をもつ人は，気がねや遠慮・劣等感などを感じやすくなり，一方で，障害をもたない人は，いらだちやとまどいを感じるかもしれない。このような関係が続いた場合，障害者ははじめから集団活動への参加を断念したり，参加しても途中でやめてし

まったりすることがある。

　聴覚障害者は，音を介した社会からの情報の入力が量・質ともに減少する。また，コミュニケーションがうまくとれないことによるストレスを避けるために，他者との交流を最小限にしたいと考えている人の場合は，さらに情報が減る。ことに失聴者の場合は音楽の鑑賞はあきらめざるをえない。もし目によってすばらしい景色や絵・文学を満喫したとしても，その感動をだれかに言葉で伝えることができなければ，感動や楽しみに広がりをもてなくなるかもしれない。

機能の代償▶　前述したように，感覚機能は相互に密接な関係性を有しており，それぞれの機能の代償が可能である。したがって，聴覚機能の障害があるからといって，音楽を楽しむ喜びがけっして失われたわけではない。触覚や視覚などを通して，音の響き，それに基づく音のイメージを感じとることができることを忘れてはならない。

社会資源の活用▶
による援助
　障害をもつ人が生活の自立をはかれるよう，社会資源の有効な活用について指導する。残存機能を評価して，それらの能力を適切に引き出すためには，あらかじめ活用できる資源に関する情報・知識を十分に備えておく。たとえば老人性難聴患者は，しばしば市販の補聴器を活用しているが，自分の障害の程度を適切に評価しないまま使用していることも多い。そのために，機器本来の機能が発揮されず，明瞭な言葉として聴取することが不可能となり，使用を中止してしまうこともある。患者の障害の程度を適切に評価し，患者に合った補聴器を選択できるように，また，購入した機器の取り扱い方を患者が習得し，適切に使用できるように指導していく。

　さらに，障害の程度に応じて障害認定が受けられることや，そのメリットなどを具体的に説明し，申請方法や活用方法を具体的に示して，患者・家族ができる限り有意義な生活を送れるように援助する（▶205ページ，表6-3, 4）。

③ 家族への援助

1 家族の負担

患者-家族の▶
関係の悪化
　家族の一員が聴力障害をもつことは，家族にとっても喪失体験となり，家族自身に深い悲しみをいだかせ，抑うつや絶望感などの精神的動揺を引きおこすこともある。この精神的動揺は，患者への憐憫や感情移入が高まるほどに強くなる。また，互いの心のうちを，言葉によって伝え合うことが困難であるために，感情のいき違いもおこりやすい。

　平衡機能障害などにより眩暈や耳鳴に苦しんでいる患者の家族は，患者が苦しんでいる姿を見ても，それがどのような，どの程度のものであるのかをはっきりとつかめない。そのため，患者を見まもるだけで，どう手だすけしたらよ

いのかがわからない自分に対して情けなさを感じ、患者に対して申しわけなさをいだきがちである。

　また、たえまない眩暈や耳鳴におそわれている患者は、高まってくるいらだちや緊張感から、家族のなにげない言動に過度に反応し、怒り、やりきれなさなどをぶつけていくことがある。このような場合、患者と家族との間に気持ちのくい違いが生じ、ともすると相互の関係が悪化していく。

経済的負担 ▶ 　聴覚障害や平衡機能障害のために、仕事や地位の変更を余儀なくされる患者およびその家族は、それまでの経済的基盤を揺るがされることになる。その立て直しをはかるために、家族内の立場や役割の再編成、経済的基盤や社会的役割の再検討が必要となってくる。

2 患者-家族の関係改善のための支援と社会資源活用に向けての支援

患者-家族の関係 ▶
改善のための支援
　聴覚や平衡覚、発声機能などの障害は、家族にとってわかりづらいものである一方、その障害に悩む患者を目の前にし、家族としてなにもできないことに申しわけなさや情けなさを感じていたりする。これまでのコミュニケーションのパターンが変化することで、患者・家族両者は緊張やいらだちを生じやすい。患者・家族双方に対して、互いの立場を理解できるようにタイミングよく、それぞれのおかれている状況について説明を行う。ことに聴覚障害や発声機能障害を有する患者の家族には、患者と同様にリハビリテーションに関する指導や相談を実施する。

療養の移行に伴う ▶
ケアの連携・協働
の強化
　感覚機能に障害をもつ患者が、さまざまな疾患に罹患した場合、慣れた環境から新たな環境に移行しなければならない。聴力障害がある場合は、新たにかかわる人々との間で円滑なコミュニケーションをとるための努力が必要になる。

　家族は、患者と医療者の間で、うまく意思疎通ができるように患者の状態や思いを代弁したり、サポートしたりする役割を担う。患者と家族の双方がストレスを強く感じる状況にならないように、緊張を緩和したり、コミュニケーションの工夫を提案したりする必要がある。

　安全のためにも、連絡方法や施設内のオリエンテーション、1日の生活スケジュールなどを図や表にしてわかりやすく提示することも必要となる。機能障害をもつ当事者の視点にたち、配慮あるケアが求められる。

社会資源活用に ▶
向けての支援
　聴覚障害や発声機能障害は、生涯にわたり代用機能を活用する必要がある。そのための経済的負担や社会的不利に対しては、活用できる社会資源を紹介し、患者・家族が適切にアクセスや申請ができるように支援する。

　社会資源は公的なものばかりでなく、市販されている製品や物品など多様であり、それらを活用するうえでの適正な選択基準などについても伝えていく必要がある。

ゼミナール
復習と課題

耳鼻咽喉疾患患者の看護にあたって，次の点を考察してみなさい。

❶ 代表的な症状・疾患を取り上げて，身体的問題をまとめてみよう。

❷ 環境とのかかわりのなかから，心理・社会的問題を考えてみよう。

❸ 看護の目的をわかりやすく説明しなさい。

❹ 身体的な援助を行うにあたっての基本的な問題点や注意点・実施方法などを，代表的な症例・疾患を取り上げながら説明しなさい。

❺ 心理・社会的援助の面からみた看護の重要なポイントを考えてみよう。

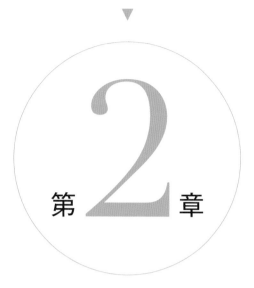

耳鼻咽喉

第2章

耳鼻咽喉・頸部の構造と機能

本章で学ぶこと □本章では，耳・鼻・咽頭・喉頭および頸部の基本的な構造と機能の理解を深め，それらを臨床面と結びつけることを目的とする。

□耳鼻咽喉および頸部の構造上の共通点と，それぞれの機能の特徴を理解する。

　　　　耳鼻咽喉科は，耳・鼻・口腔・咽頭・喉頭の疾患を扱うほかに，頭頸科あるいは頭頸部外科といわれ，脳神経外科・眼科以外の頭部や頸部の疾患をも扱う非常に範囲の広い専門分野である。

　　　　耳鼻咽喉科は五感のうち，聴覚・味覚・嗅覚・（顔面）触覚を網羅し，また，平衡覚をも含み，感覚器官の総合科としての役割も担っている。さらに，呼吸器系・消化器系の一部であり，耳と鼻・咽頭は耳管で，口腔と食道は咽頭で互いにつながっており，機能的にも影響を受けやすい（▶図2-1）。

A 耳の構造と機能

外耳・中耳・内耳 ▶　　耳は外側から，**外耳，中耳，内耳**に分けられる（▶図2-2）。

聴覚・平衡覚 ▶　　耳は，音を感じる**聴覚**と，身体の動きや位置を感受して平衡を保つ**平衡覚**との2つの大きな機能を担う。外耳・中耳・内耳は聴覚に，内耳は平衡覚にも関与する。

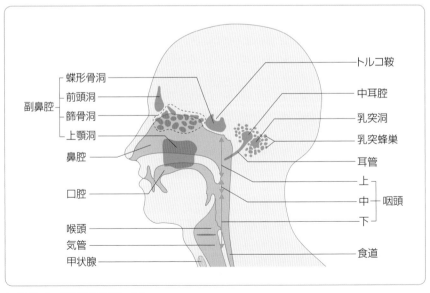

▶ 図2-1　耳鼻咽喉のしくみ

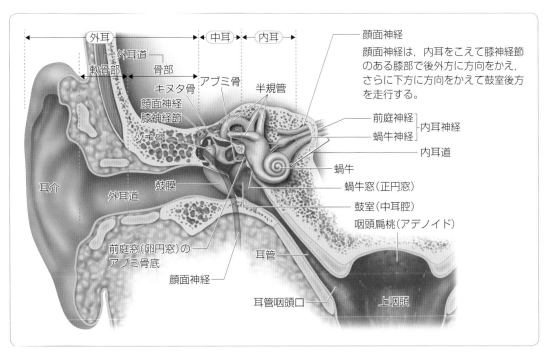

顔面神経
顔面神経は，内耳をこえて膝神経節のある膝部で後外方に方向をかえ，さらに下方に方向をかえて鼓室後方を走行する。

▶ 図2-2　耳の構造

① 耳の構造

1 外耳 external ear

　　　　外耳は，耳介と外耳道からなる。耳介は，人間では集音機能はあまりないが，動物（ウサギなど）によっては形も大きく，方向も自由にかえて音を集めるのに役だっている（▶図2-3）。また，耳は左右両方にあるので，音が到達するわずかな時間や強さの差で，音源の位置を知るのに役だつ（方向感）。

　　　　外耳道は棒状のくぼみで，外側1/3の軟骨部と，内側2/3の骨部からなり，その壁は皮膚でおおわれている（▶図2-2）。軟骨部には毛包と，汗腺である耳道腺（耳垢腺），脂腺がある。外耳道の長さは成人で約3cmで，その奥は鼓膜になっていて中耳に移行する。したがって外耳道は中耳や内耳を保護するとともに，音を鼓膜に伝える通路である。

2 中耳 middle ear

鼓膜▶　　鼓膜は，外側から見ると，中央部がわずかにへこんだ長径約10mm，短径約9mmの楕円形で，厚さ0.03〜0.1mmの膜である（▶図2-4）。外側から皮膚層・固有層・粘膜層の3層の構造をなす。鼓膜の内側は空気の入った空洞になっていて，これを鼓室（中耳腔）という（▶図2-2）。ここは耳管によって上咽頭とつながっている。

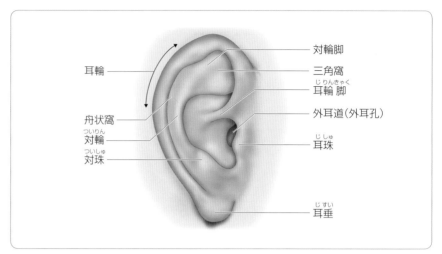

▶図 2-3　耳介の各部名称

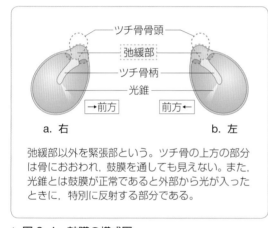

弛緩部以外を緊張部という。ツチ骨の上方の部分は骨におおわれ，鼓膜を通しても見えない。また，光錐とは鼓膜が正常であると外部から光が入ったときに，特別に反射する部分である。

▶図 2-4　鼓膜の模式図

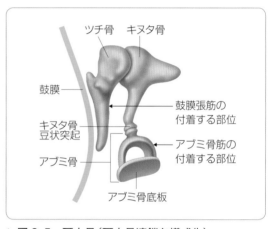

▶図 2-5　耳小骨（耳小骨連鎖を模式化）

耳小骨▶　鼓膜の振動を内耳に伝える「てこ」の機能は 3 つの**耳小骨**が担い，鼓膜側から**ツチ骨** malleus，**キヌタ骨** incus，**アブミ骨** stapes という（▶図 2-5）。ツチ骨が最も外側に位置して鼓膜に付着し，アブミ骨は底板が内耳に続く前庭窓（卵円窓）に輪 状 靱帯ではまり込んでいる。

　また鼓室には，三叉神経支配で鼓膜を内方に引くはたらきをする鼓膜張筋と，顔面神経支配でアブミ骨を後方へ牽引し内耳に音を伝えにくくするアブミ骨筋の 2 つの耳小骨筋がある。

　中耳の内側壁には**前庭窓**（卵円窓）と**蝸 牛 窓**（正円窓）があって，音の振動は前庭窓のアブミ骨底板から内耳の外リンパ液に伝えられる。

乳突洞・乳突蜂巣▶　また，鼓室の後上方からは**乳 突 洞**という大きめな空洞を経て，側頭骨乳様突起などのなかに発達したそれより小さいハチの巣のような多数の小空洞（**乳突蜂巣**）ともつながっている（▶22 ページ，図 2-1）。

耳管▶ **耳管**は，中耳（鼓室）と上咽頭（鼻咽腔）とをつないでおり，中耳の換気，圧調節，滲出液の排泄，感染防御などの機能を有する（▶23ページ，図2-2）。その長さは約 3.5 cm で中耳側 1/3 は骨部，上咽頭側 2/3 は軟骨部である。嚥下や開口時に軟骨部に接合する口蓋帆張筋などが収縮して耳管が開き，中耳の換気と圧調節が行われ，耳管粘膜の線毛運動により中耳の滲出液が上咽頭へ排泄される。

3 内耳 inner ear

蝸牛・前庭・半規管▶ 内耳は**迷路** labyrinth ともいい，**蝸牛・前庭**[1]（卵形嚢，球形嚢）・**半規管**からできている（▶図2-6）。骨に囲まれた部分を**骨迷路**といい，その中に同じ形の膜状のものが浮かんでいるような状態にあり，これを**膜迷路**という。膜迷路の内側には内リンパ液が入り，外側には外リンパ液がある。

外リンパ・内リンパ▶ **蝸牛**は 2 回転半のカタツムリのような形をしており，**外リンパ液**の入った前庭階と鼓室階，および**内リンパ液**の入った蝸牛管がある。蝸牛にある**ラセン器（コルチ器）**は，基底板上にあるさまざまな形をした細胞群で，3 列の外有毛細胞と 1 列の内有毛細胞があり，聴覚受容機構として重要である（▶図2-7）。

② 聴覚

外耳から入った音は，外耳道の共鳴効果と中耳の増幅作用により効率よく内耳に伝えられる。鼓膜と前庭窓の面積比は 17:1 であり，また耳小骨の「てこ」

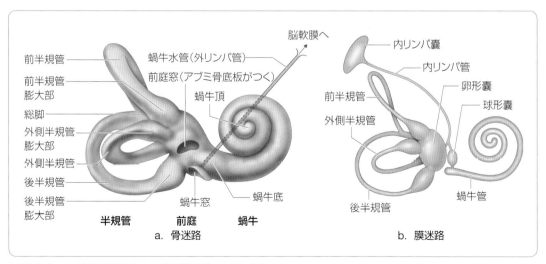

▶ 図2-6 内耳（骨迷路の中に膜迷路が入っている）

---

1) 前庭：まぎらわしいが，内耳の蝸牛以外の部分を前庭という場合と，卵形嚢および球形嚢の耳石器の部分を前庭という場合がある。

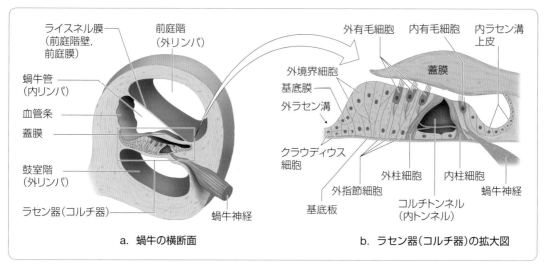

ライスネル膜
（前庭階壁，
前庭膜）

前庭階
（外リンパ）

外有毛細胞　　内有毛細胞　　内ラセン溝
　　　　　　　　　　　　　　　上皮

蝸牛管
（内リンパ）

血管条

蓋膜

鼓室階
（外リンパ）

ラセン器（コルチ器）

蝸牛神経

外境界細胞

基底膜

外ラセン溝

蓋膜

クラウディウス
細胞

外指節細胞

基底板

外柱細胞

内柱細胞

蝸牛神経

コルチトンネル
（内トンネル）

a. 蝸牛の横断面　　　　　　　　　　　　　　　b. ラセン器（コルチ器）の拡大図

▶図2-7　蝸牛

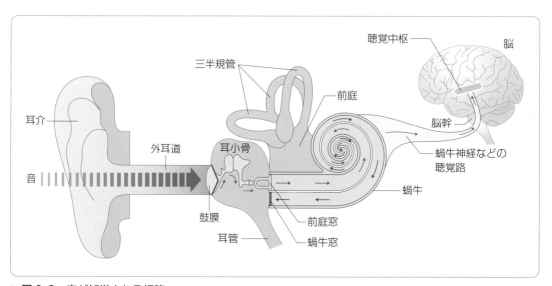

三半規管

前庭

聴覚中枢

脳

耳介

外耳道

耳小骨

音

鼓膜

耳管

前庭窓

蝸牛窓

前庭

蝸牛

脳幹

蝸牛神経などの
聴覚路

▶図2-8　音が知覚される経路

　の作用により 27.5 dB（デシベル：▶65ページ）増幅する。
　　アブミ骨底板のはまり込んだ前庭窓から伝えられた音振動は，外リンパ液を振動させ，さらに基底板を振動させる。それを基底板上にあるラセン器（コルチ器）の有毛細胞が振動を電気信号に変換し，蝸牛神経（聴神経）・神経核を経由して大脳の聴覚中枢（聴覚野）に伝えるようになっている。これを**聴覚路**という（▶図2-8）。

③ 平衡覚

内耳のもう1つの機能である平衡覚は，半規管と耳石器が感受する。

半規管 semicircular canal は外側半規管・前半規管・後半規管の3つからなり，あわせて**三半規管**ともよばれる（▶25ページ，図2-6）。半規管はそれらの存在する平面が互いに直角に交わり，**回転加速度**を感受（受容）する。すべての半規管の片側はドーム状に拡大していて膨大部とよばれる。膨大部の内部の膨大部稜には感覚細胞である有毛細胞が存在し，その感覚毛の上にはゼラチン状の**クプラ**がある（▶図2-9-a）。頭部の回転による内リンパ流動によりクプラが動き，その直下の感覚細胞の感覚毛が同一方向に偏移する。これが神経（求心線維）に伝えられ，最終的に中枢にて情報処理が行われる（▶図2-9-b）。

耳石器 otolithic organ は内耳の**前庭**にある**卵形嚢**および**球形嚢**よりなり，**重力と直線加速度**を感受する（▶図2-10-a）。ヒトが直立した状態では，卵形嚢はほぼ水平に，球形嚢はほぼ垂直に位置している（▶図2-10-b）。

耳石器の感覚細胞（Ⅰ型およびⅡ型有毛細胞）の存在する部分を**平衡斑**とよぶ。有毛細胞からのびる感覚毛の上に耳石膜，さらにその上に炭酸カルシウムの結晶である耳石がある。有毛細胞は1本の動毛と数十本の不動毛があり，動毛側に傾くと有毛細胞は脱分極して求心性神経の放電力が増し，不動毛側に傾くと有毛細胞は過分極し，放電は減少する。

これらは前庭神経を経て前庭神経核に伝えられ，眼・深部感覚・大脳・小脳からの情報も得て，四肢・体幹・眼・内臓などの間に反射を生じ，身体の平衡を保つ役割を担っている（▶図2-11）。

Column 平衡覚

前庭（耳石器・半規管）は最も原始的な感覚器官である。生命体は，自己の位置を知ることが重要で，植物さえも重力を感知する機能がある。視力や聴力のない動物にも必ずある感覚器であり，蝸牛（聴覚）も前庭から派生してきたものである。魚類には蝸牛はなく，耳石器や側線という触覚機能をもつ部分で，水の振動としての音を感じとるのである。

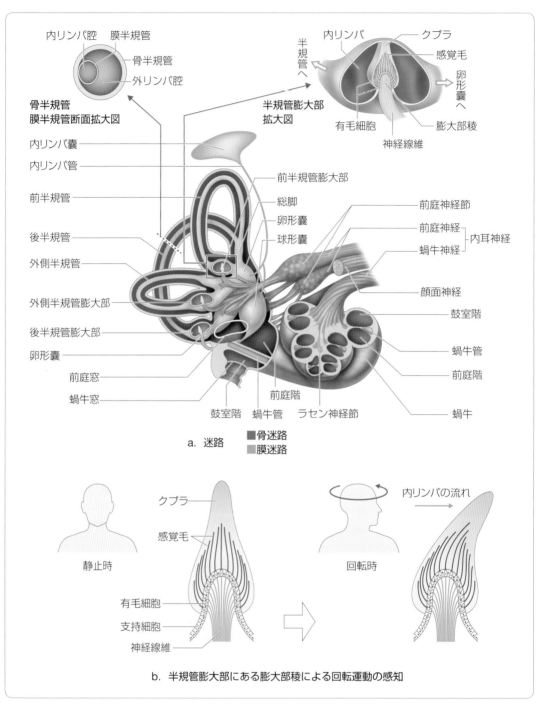

内リンパ腔　膜半規管
骨半規管
外リンパ腔

骨半規管
膜半規管断面拡大図

内リンパ嚢
内リンパ管
前半規管
後半規管
外側半規管
外側半規管膨大部
後半規管膨大部
卵形嚢
前庭窓
蝸牛窓

前半規管膨大部
総脚
卵形嚢
球形嚢

鼓室階　蝸牛管　ラセン神経節
前庭階

半規管へ

内リンパ　クプラ
感覚毛
卵形嚢へ
有毛細胞　膨大部稜
神経線維

半規管膨大部
拡大図

前庭神経節
前庭神経
蝸牛神経　｝内耳神経
顔面神経
鼓室階
蝸牛管
前庭階
蝸牛

a. 迷路　■骨迷路　■膜迷路

クプラ
感覚毛

静止時

有毛細胞
支持細胞
神経線維

回転時　内リンパの流れ

b. 半規管膨大部にある膨大部稜による回転運動の感知

▶ 図2-9　半規管とそのはたらき

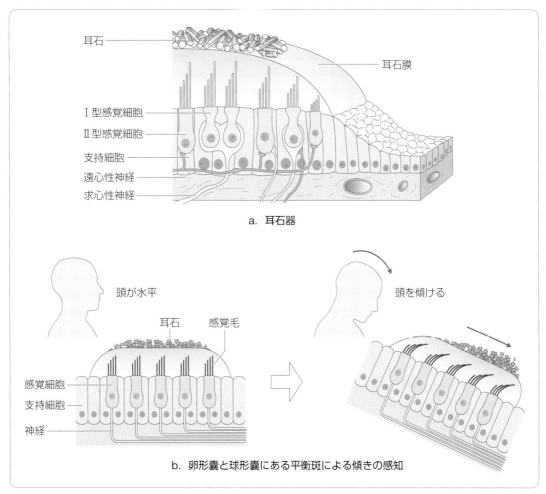

a. 耳石器

b. 卵形嚢と球形嚢にある平衡斑による傾きの感知

▶ 図2-10　耳石器とそのはたらき

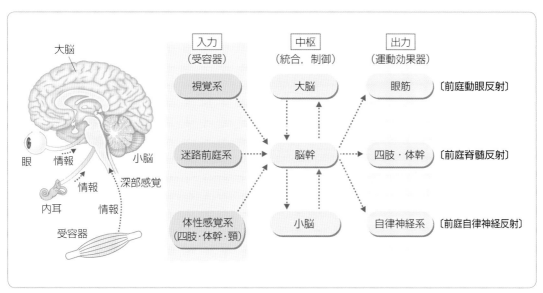

▶ 図2-11　平衡を保つための反射

B 鼻の構造と機能

鼻 nose の構造を大きく分けると，**外鼻，鼻腔，副鼻腔**になる。

① 外鼻 external nose

外鼻は三角錐状に顔面に突出した部分で，前頭骨鼻部，上顎骨の前頭突起，眼窩の上方内側にある鼻骨，鼻中隔軟骨，鼻翼軟骨などが組み合わさって，この形の基礎になっている（▶図2-12）。形状は民族的・家族的・個人的な特徴がある。左右の外鼻孔が空気の出入り口になっており，粘膜に移行するまでの，皮膚でおおわれて鼻毛がはえている部分を**鼻前庭**という（▶図2-13）。下方約2/3は軟骨のためやわらかい。

② 鼻腔 nasal cavity

鼻腔は，骨および軟骨の壁によりできた空洞で，鼻孔（外鼻孔）から咽頭境界までの空気の通り道をいい，**鼻中隔**によって左右2つの腔に分けられている。粘膜（おもに線毛上皮細胞）でおおわれ，鼻腔側壁には**鼻甲介**とよばれる3つの隆起があって，上から**上・中・下鼻甲介**とよぶ（▶図2-14）。各鼻甲介の下側に相当する陥凹部がそれぞれ**上・中・下鼻道**で，鼻中隔との間の空間を**総鼻道**という。左右の鼻腔は，**外鼻孔**により外界に開口し，**後鼻孔**によって上咽頭につながる。

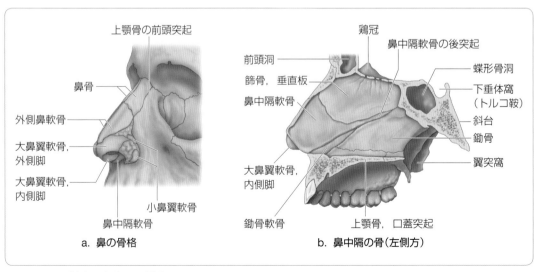

a. 鼻の骨格

b. 鼻中隔の骨（左側方）

▶ 図2-12 外鼻と鼻中隔の構造

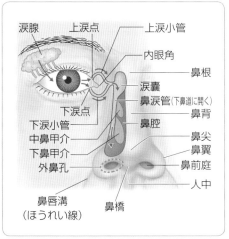

▶ 図2-13 外鼻と涙器（右）

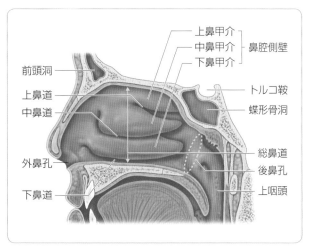

▶ 図2-14 鼻腔の構造（右鼻腔を内側よりみる）

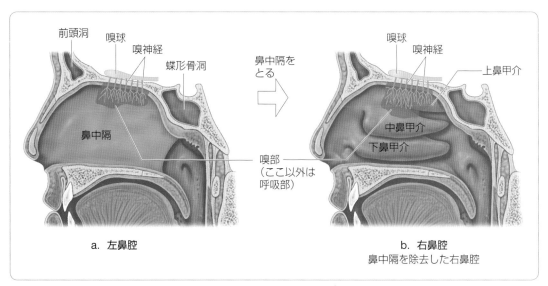

a. 左鼻腔

b. 右鼻腔
鼻中隔を除去した右鼻腔

▶ 図2-15 嗅部と呼吸部の位置関係

嗅覚▶ 　鼻腔の最上端を**鼻腔天蓋**というが，この付近の限局した鼻中隔上部と，これに対応する上・中鼻甲介の部分には嗅細胞が分布し，それからのびた嗅糸が篩板を通過して嗅球につながり，嗅覚をつかさどっているので，この部位は**嗅部**という（▶図2-15）。これ以外の部分は嗅覚と関係がないので**呼吸部**という。においは，空気中の嗅物質が感覚上皮である嗅細胞を興奮させ，嗅糸・嗅球を経て嗅覚中枢に伝えられることによって感じられる。

呼吸路としての役割▶ 　鼻腔は呼吸気の通路として重要な役割を果たしている。鼻腔の入り組んだ表面と粘膜下の豊富な血管および分泌細胞，線毛細胞などにより，吸気に対して**加湿・加温**や，線毛運動による**除塵**などの空調作用を発揮する。これらにより下気道の保護と肺での円滑なガス交換が可能となる。

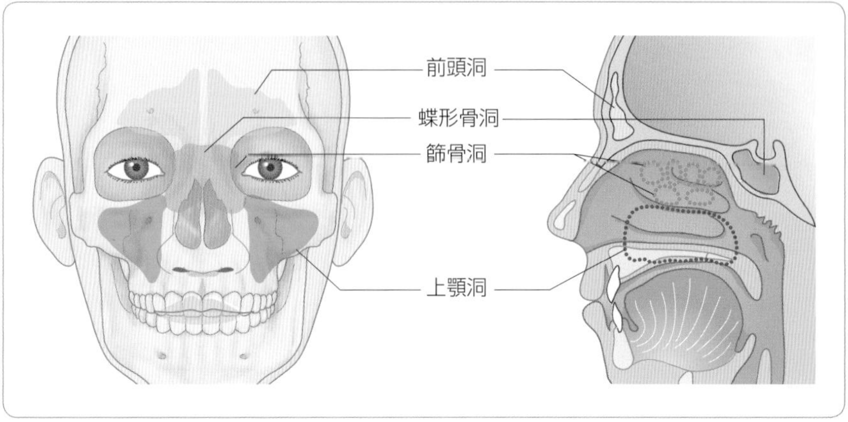

▶図 2-16　副鼻腔の位置

共鳴▶　発声時には共鳴・構音装置としての役割も果たしている。

③ 副鼻腔 paranasal sinuses

副鼻腔は鼻腔とつながっている空洞で，眼窩を囲むように存在し，**上顎洞** maxillary sinus，**篩骨洞**（しこつ）ethmoid sinus，**前頭洞** frontal sinus，**蝶形骨洞**（ちょうけいこつ）sphenoid sinus がある（▶図 2-16）。眼球・脳組織の保護，顔面の軽量化，共鳴に関与していると考えられる。上顎洞，前頭洞，蝶形骨洞は左右一対であるが，篩骨洞は**篩骨蜂巣**ともよばれて数個から十数個の空洞からなり，個人差が大きい。篩骨洞は前部篩骨洞群と後部篩骨洞群とに分けられる。

副鼻腔と鼻腔との間の交通は，上顎洞・前頭洞・前部篩骨洞は**中鼻道**に，後部篩骨洞と蝶形骨洞は**上鼻道**にある。下鼻道には涙嚢（るいのう）からつながる**鼻涙管**が開口している。洞内は薄い粘膜におおわれていて粘液分泌や線毛運動があるが，機能ははっきりとはわかっていない。

C　口腔と唾液腺の構造と機能

口腔▶　口腔は口唇から口峡までの腔で，歯列・舌・唾液腺などを含んでいる（▶図 2-17）。口腔および咽頭は，食物や空気が取り込まれる通路となっており，互いに密接に関連している。咀嚼（そしゃく），味覚，構音，呼吸，嚥下などに関与する。

①咀嚼　口腔内に取り込んだ食物を，嚥下しやすい形態に整え，保持する過程をいう。口腔で食物の物性を認識し，液体などのものはそのまま嚥下するか，または咀嚼して嚥下するかが判断される。咀嚼する筋肉（咀嚼筋）には咬筋（こうきん），側頭筋，内・外側翼突筋の 4 つの筋があり，下顎（かがく）運動に関与する。

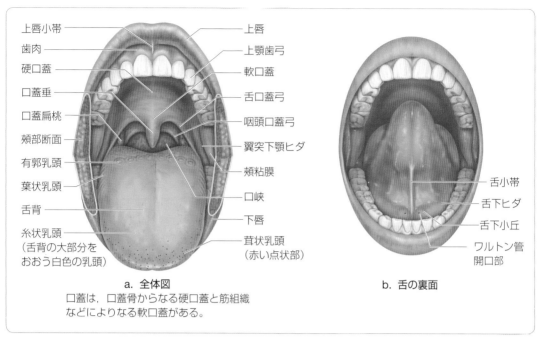

上唇小帯
歯肉
硬口蓋
口蓋垂
口蓋扁桃
頬部断面
有郭乳頭
葉状乳頭
舌背
糸状乳頭
(舌背の大部分を
おおう白色の乳頭)

上唇
上顎歯弓
軟口蓋
舌口蓋弓
咽頭口蓋弓
翼突下顎ヒダ
頬粘膜
口峡
下唇
茸状乳頭
(赤い点状部)

舌小帯
舌下ヒダ
舌下小丘
ワルトン管
開口部

a. 全体図
口蓋は,口蓋骨からなる硬口蓋と筋組織
などによりなる軟口蓋がある。

b. 舌の裏面

▶図 2-17　口腔

②**味覚**　舌背(舌の表面)にはその大部分を占める糸状乳頭,舌前方および辺縁に点状に存在する茸状乳頭,舌後方辺縁に存在する葉状乳頭,舌後方に逆 V 字に 8〜10 個存在する有郭乳頭があり,糸状乳頭以外には味細胞の集団である味蕾がある。味蕾は軟口蓋や咽頭粘膜・喉頭粘膜にも存在する[1]。

③**構音**　声道を形成する舌・下顎・口唇・軟口蓋など可動性の器官を動かして声道形態を変化させ,適切な音素を生成することである。

唾液腺▶　耳下腺・顎下腺・舌下腺などの**大唾液腺** major salivary glands と,口腔粘膜下に散在する**小唾液腺** minor salivary glands とがある(▶図2-18)。1 日の総唾液分泌量は 1〜1.5 L である。唾液にはさまざまな作用があり,免疫グロブリンの IgA のほか,でんぷんを消化する消化酵素である唾液アミラーゼ(プチアリン)などを含有する。

①**耳下腺** parotid gland　耳介前下方を中心として,左右一対存在する。おもにアミラーゼを分泌する。排泄管は**ステノン管**(ステンセン管,耳下腺管)で,頬筋を貫通して,上顎第 2 大臼歯の高さで口腔前庭に開口する。耳下腺内には顔面神経が走行しており,臨床的に顔面神経より浅い部分を浅葉,深い部分を深葉に区分する。

②**顎下腺** submandibular gland　顎下三角にあり,排泄管は**ワルトン管**(顎下腺管)で,舌下小丘に開口する。

---

1) 味覚は水溶性化学物質が味覚受容器(味蕾)に作用して感じる化学感覚で,甘味,塩味,酸味,苦味,うま味が 5 基本味とされる。

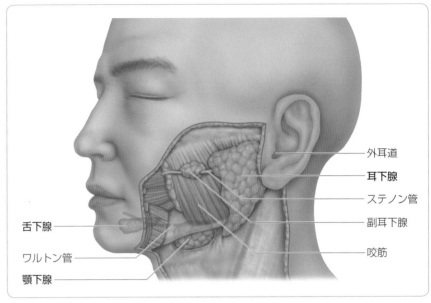

外耳道

耳下腺

ステノン管

副耳下腺

咬筋

舌下腺

ワルトン管

顎下腺

▶ 図2-18 唾液腺(太字は大唾液腺)

③舌下腺 sublingual gland ワルトン管周囲に存在する。

D 咽頭の構造と機能

　咽頭は，前方は鼻腔・口腔に，下方は喉頭・食道にいたる管腔で，気道および消化管の一部である。また機能として，嚥下・免疫のほか，一部構音にも関与する。成人での全長は約12 cmで，上・中・下咽頭の3つの領域に分けられる(▶図2-19)。

① 上咽頭(鼻咽頭〔腔〕) epipharynx

　上咽頭(鼻咽頭〔腔〕)は，頭蓋底から軟口蓋の高さまでの咽頭の最上部に相当し，前方は後鼻孔によって鼻腔と連絡して，鼻腔に続く第2番目の呼吸道になっている。外側壁には耳管咽頭口があり，中耳腔とつながっている。鼻腔と中咽頭との中間にあり，双方の交通に重要な部分である。

　上後壁にはリンパ組織の集団があって，これを咽頭扁桃(アデノイド[1])といい，耳管咽頭口周囲のものを耳管扁桃という(▶図2-20)。嚥下時や発声時には，

---

1) アデノイドは，咽頭扁桃という解剖学的名称と，咽頭扁桃増殖症(=咽頭扁桃肥大=腺様増殖症)という病名双方に使用される。小児期には大きく，成人では退縮する。

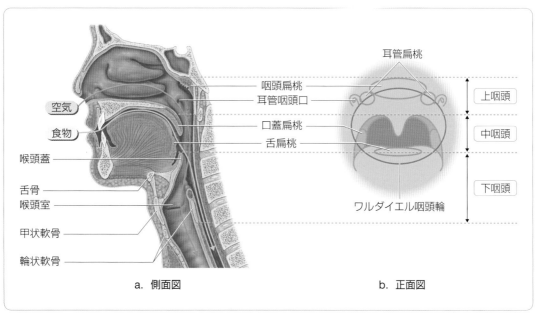

▶ 図 2-19　咽頭の構造

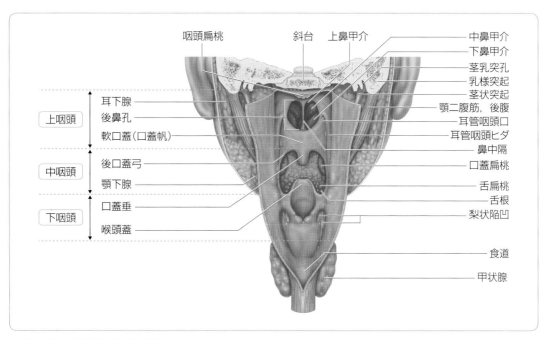

▶ 図 2-20　後方からみた咽頭

　必要に応じて軟口蓋の動きによる上咽頭の遮断機構が組み込まれている。

　上咽頭下部で軟口蓋の高さの部位には，嚥下時に隆起（パッサーバン Passavant 隆起）が出現する。この隆起によって食物が上咽頭から鼻腔に侵入するのを防いでいる。

② 中咽頭 mesopharynx

　　中咽頭は軟口蓋から喉頭蓋上縁の高さまでの部分で，前面は口峡を境として口腔と連絡している。口峡は中央に口蓋垂という突出部があり，両側には前・後口蓋弓という二重のゆるやかなひだが舌にいたっている。前・後口蓋弓の間には**口蓋扁桃**があり，舌根部には舌扁桃がある。

ワルダイエル▶
咽頭輪

　　上咽頭と中咽頭のリンパ組織をつなげると1つの輪になるので，これを**ワルダイエル咽頭輪** Waldeyer's ring という（▶35ページ，図2-19）。扁桃[1]はその発育程度が年齢によって異なり，咽頭扁桃では5〜6歳，口蓋扁桃では7〜8歳ごろにピークになることが多い。成人以降に舌扁桃が著明になる。

　　中咽頭は上咽頭から続く呼吸路であると同時に，口腔から続く食物路にもなる。2つの機能を兼ねているので，食物は後方の，空気は前方の経路を進むことになる（▶35ページ，図2-19）。飲食物を嚥下するときに気道に入っては困るので，複雑な共同反射運動によってこれを防いでいる。

③ 下咽頭 hypopharynx

　　下咽頭は喉頭蓋上縁以下の部分で，輪状軟骨の高さで食道に移行する。前方にある披裂喉頭蓋ヒダが喉頭と下咽頭との境になっている。このヒダから下咽頭側にはくぼみがあって**梨状陥凹**という。食道は食物が通過するとき以外は粘膜が相接して閉じられており，入口部を閉じているのは輪状咽頭筋で，嚥下時のみ弛緩して開くようになっている。

嚥下運動▶

　　嚥下運動については，食塊が口腔から食道を通るまでを3つに分けている。**口腔期**（第1期）とは口腔内にある食塊が随意的な運動によって口峡を通過して咽頭に移るまでをいう。**咽頭期**（第2期）では舌根は後上方に移動して口峡を閉鎖し，軟口蓋も挙上して上咽頭を閉鎖する。さらに，喉頭は挙上し，喉頭蓋は後屈して，声門が閉鎖することにより，食塊の気道内侵入を防ぐようになっている。**食道期**（第3期）では食道入口部が開いて食塊が食道内に移り，食道の蠕動運動によって下方に送られる。

　　咽頭期と食道期の運動はすべて反射運動で，関与する筋肉がつぎつぎと収縮・弛緩することにより，一連の共同運動が行われるようになっている。舌咽神経，迷走神経や舌下神経の麻痺によって，これが円滑に行われなくなると嚥下障害をきたす（▶241ページ，特論「摂食・嚥下障害患者の看護」）。

1）扁桃：扁桃腺とよばれることが多いが，腺組織ではないので扁桃が正式名称である。リンパ節と同様にリンパ球（おもにB細胞〔Bリンパ球〕）が産生され，免疫を担う。

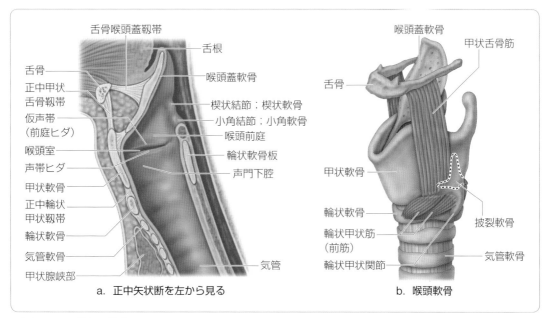

左図 a. 正中矢状断を左から見る：
舌骨喉頭蓋靱帯
舌根
喉頭蓋軟骨
舌骨
正中甲状
舌骨靱帯
楔状結節；楔状軟骨
小角結節；小角軟骨
仮声帯
（前庭ヒダ）
喉頭前庭
喉頭室
輪状軟骨板
声帯ヒダ
声門下腔
甲状軟骨
正中輪状
甲状靱帯
輪状軟骨
気管軟骨
甲状腺峡部
気管

右図 b. 喉頭軟骨：
喉頭蓋軟骨
甲状舌骨筋
舌骨
甲状軟骨
輪状軟骨
輪状甲状筋
（前筋）
披裂軟骨
気管軟骨
輪状甲状関節

▶ 図 2-21　喉頭の構造

E｜喉頭の構造と機能

① 喉頭の構造

　　喉頭は喉頭蓋軟骨・甲状軟骨[1]・披裂軟骨[2]・輪状軟骨などを基盤として，これに靱帯や筋肉が組み合わさってできた管状物で，中咽頭で一緒になった食物路と呼吸路を，再び分離・独立させている（▶図 2-21）。喉頭とほかの部位とを連結して喉頭の位置を保ち，嚥下時に喉頭全体を動かす**外喉頭筋**と各種喉頭軟骨をつないでおもに声帯運動をつかさどる**内喉頭筋**がある。

　　喉頭にある筋は，そのはたらきにより，次のように分けられる。

- **声門閉鎖筋**（横筋，側筋，内筋）　発声時に声帯を内側へ移動させ，声門を閉鎖する。
- **声門開大筋**（後筋）　呼吸時に声門を開く役割を担う。
- **声帯緊張筋**（輪状甲状筋〔前筋〕）　声帯の緊張，弛緩に関与し声の高さ（ピッチ）を調節する。

　　喉頭蓋は前方から後上方にのびたふたのようになったもので，内部をまもる

---

1) 甲状軟骨：男性（成人）では，正中上部が前方へ突出している。一般にのどぼとけ，アダムのリンゴ Adam's apple といわれる部分である。
2) 披裂軟骨：図 2-21 の角度からは見えないが，左右一対の三角錐状の軟骨で輪状軟骨の上にのっている。発声に関与する最も重要な軟骨である。

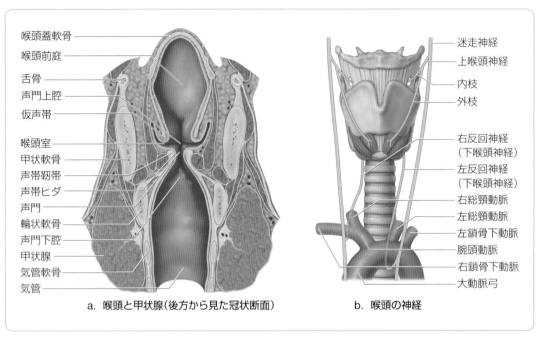

a. 喉頭と甲状腺（後方から見た冠状断面）

喉頭蓋軟骨
喉頭前庭
舌骨
声門上腔
仮声帯
喉頭室
甲状軟骨
声帯靱帯
声帯ヒダ
声門
輪状軟骨
声門下腔
甲状腺
気管軟骨
気管

b. 喉頭の神経

迷走神経
上喉頭神経
内枝
外枝
右反回神経
（下喉頭神経）
左反回神経
（下喉頭神経）
右総頸動脈
左総頸動脈
左鎖骨下動脈
腕頭動脈
右鎖骨下動脈
大動脈弓

▶ 図 2-22　喉頭・甲状腺の断面図と喉頭の神経

　　　　　　　　ような形になっている（▶37ページ，図2-21）。安静時には喉頭蓋は立った状態であるが，嚥下の咽頭期（第2期）では喉頭は挙上し，喉頭蓋は後屈する。これらにより食塊を食道方向へ向かわせる（▶242ページ，図1）。

仮声帯・声帯▶　　喉頭内部には側方から2段の隆起があって，上を**仮声帯**（前庭ヒダ），下を**声帯**といい，両側声帯の間の空間を**声門**という。仮声帯と声帯との間に喉頭室というみぞ状の部分があり，声帯運動を円滑にする粘液を供給する。声帯は内層に声帯筋と声帯靱帯があって，自由に開閉運動をする。声帯は甲状披裂筋（内筋）とそれをおおう粘膜層からなり，粘膜層の振動によって喉頭原音（声帯原音）がつくられる。**発声**とは，声門が適度に閉じた状態で呼気が通過するときに生ずる振動音である（▶図2-22-a）。

迷走神経・▶
反回神経　　　　喉頭は**迷走神経**により支配される。迷走神経は，輪状甲状筋を支配する**上喉頭神経**とおもに内喉頭筋を支配し声帯の運動を制御する**下喉頭神経（反回神経）**という名の分枝を出し，喉頭の運動をつかさどる。反回神経は，その名のように，左は大動脈弓を，右は右鎖骨下動脈を迂回（反回）して，気管と食道との間のみぞを上行し，輪状甲状筋（前筋）以外の喉頭筋に分布する（▶図2-22-b）。左反回神経は大動脈弓まで下降し走行距離が長いため右に比べて障害されやすいとされる。上・下喉頭神経の一部は喉頭の知覚もつかさどり，咳嗽反射を介して誤嚥を防ぐ。

② 喉頭の機能

喉頭の機能としては，呼吸，下気道の保護，発声，嚥下がある。

呼吸 ▶ 　喉頭は，鼻腔から気管につながる上気道の下端である。声門を広げたり狭めたりして呼吸を調節するが，声門を閉鎖することで息こらえを可能にして，胸郭を固定し腹圧の上昇に加担し，体幹や四肢の強力な運動が発揮（重い物などを持ち上げるなどの動作の補助が）できるようにする。

下気道の保護 ▶ 　空気の通り道であり，食道と近い位置にある喉頭は，飲食物などの異物が気道に入らないようにして，肺などの下気道を保護する防御弁の役割を担っている。呼吸と嚥下を安全かつ確実に行うために，気管の入口で能率的に開閉できるようになった弁が声帯であり，声帯本来のはたらきは，そのためにできた器官である。声帯は，粘膜の隆起（内方に甲状披裂筋）で，左右の声帯は，前端（腹側）で合わさり，後端（背側）で開閉する。長さ（前後径）は成人男子で約 20 mm，成人女子で約 18 mm，幅（左右径）は約 3 mm，厚さ（上下径）は 3〜5 mm である（▶63 ページ，図 4-14）。

発声 ▶ 　人類は進化するにしたがい，喉頭も発達し，発声できるようになった。発声のしくみとしては，まず肺から声帯に空気を送り込み（呼気），それにより声帯を振動させ，呼気流の断続音をつくる。これを喉頭原音という。さらにこの音が，声道（咽頭，口腔，鼻腔）を通り，これらの空間で響かせて（共鳴），さまざまな声になる。共鳴してできた声に舌，唇，顎，歯，頬などにより変化をさせ，さらにいろいろな声や言葉がつくられる。これを構音あるいは調音とよぶ。

　発声時，閉鎖した声帯は呼気により押し上げられる（▶図 2-23-①〜③）。その際に生じる左右声帯のすきまを，気流が通過する（声門開大期）。押し上げられた声帯はその後もとに戻り閉鎖する（声門閉小期〜声門閉鎖期；▶図 2-23-④〜⑩）。この周期の繰り返しにより喉頭原音がつくられる。声の強さは肺からの呼気圧が強いほど大きくなるが，声帯開閉の 1 周期が，1 秒間に何回あるかで声の高さが決まり，通常会話時の周波数は，男性では 100〜150 Hz（ヘルツ）[1]，女性では 200〜300 Hz である。また，歌を歌っているときには 500〜600 Hz，

> **Column** 声帯と仮声帯の機能
>
> 　直立二足歩行をするようになったヒトは，口から入った食べ物が背側にある食道ではなく腹側にある気道に入りやすくなる。そのため，空気の通り道にある喉頭は飲食物が気道に入らないように肺を保護する防御弁を必要とした。声帯と仮声帯の機能は発声のためではなく，嚥下を安全に行うためにできた器官なのである。

---

1) ヘルツ hertz（Hz）：周波数の国際単位であり，1 秒あたりの振動数をあらわす。

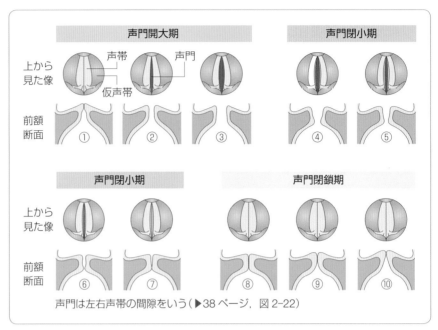

声門は左右声帯の間隙をいう（▶38 ページ，図 2-22）

▶ 図 2-23 発声時の声帯の 1 振動

ソプラノでは 1,000 Hz 以上になることもあり，声帯はそれだけ高速の運動を行う臓器なのである。

嚥下（嚥下運動）▶ 喉頭も咽頭期に嚥下に重要な役割を果たす（▶36 ページ）。異物などの侵入により喉頭粘膜知覚を介した反射性咳嗽が生じ，誤嚥防止に役だっている。

F 気管・食道・甲状腺（頸部）の構造と機能

気管▶ 気管は，喉頭に連なり輪状軟骨の直下から気管分岐部までの管腔臓器で，直径約 2 cm，全長は成人で約 12 cm である。上半分が頸部に下半分が胸部内に存在する。気管周囲の前 2/3 は気管軟骨におおわれている。食道と接する後 1/3 の後壁には軟骨はなく膜様部（気管膜様部）という（▶図 2-24-a）。

甲状腺▶ 甲状腺は，右葉・左葉・峡部および錐体葉に区分され，頸部気管上に甲状腺峡部が靱帯などによってしっかりと固定されている（▶図 2-24-b）。甲状腺[1]は

---

1) 甲状腺は，多くの部分で甲状軟骨に接していない。血中のヨウ素（ヨード）などを甲状腺ホルモン（T_3，T_4）に生成し，分泌する。これらには下垂体前葉から分泌される甲状腺刺激ホルモン（TSH）により調節されている。

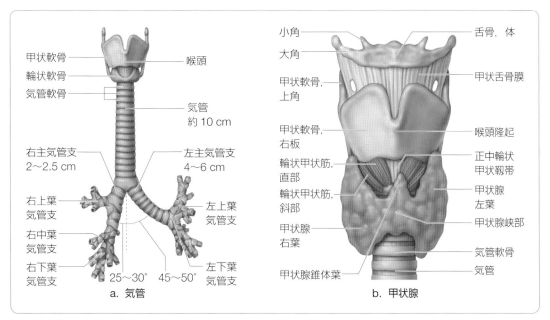

甲状軟骨 ─ 喉頭
輪状軟骨 ─
気管軟骨 ─
気管 約10cm
右主気管支 2〜2.5cm ─ 左主気管支 4〜6cm
右上葉 気管支 ─ 左上葉 気管支
右中葉 気管支 ─
右下葉 気管支 ─ 左下葉 気管支
25〜30° 45〜50°
a．気管

小角 ─ 舌骨，体
大角 ─
甲状軟骨，上角 ─ 甲状舌骨膜
甲状軟骨，右板 ─ 喉頭隆起
輪状甲状筋，直部 ─ 正中輪状 甲状靱帯
輪状甲状筋，斜部 ─ 甲状腺 左葉
甲状腺 右葉 ─ 甲状腺峡部
気管軟骨
甲状腺錐体葉 ─ 気管
b．甲状腺

▶ 図2-24　気管と甲状腺

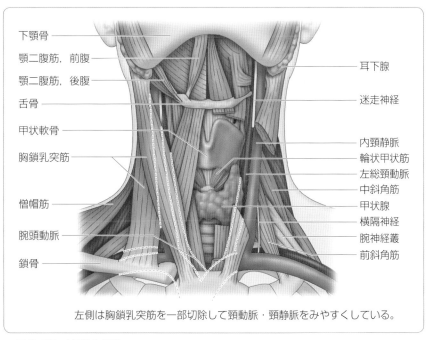

下顎骨 ─
顎二腹筋，前腹 ─ 耳下腺
顎二腹筋，後腹 ─
舌骨 ─ 迷走神経
甲状軟骨 ─ 内頸静脈
胸鎖乳突筋 ─ 輪状甲状筋
左総頸動脈
中斜角筋
僧帽筋 ─ 甲状腺
横隔神経
腕頭動脈 ─ 腕神経叢
鎖骨 ─ 前斜角筋

左側は胸鎖乳突筋を一部切除して頸動脈・頸静脈をみやすくしている。

▶ 図2-25　頸部の構造

甲状腺ホルモンを分泌し，その背面には通常4個の**副甲状腺**（上皮小体）が存在し，**副甲状腺ホルモン（PTH）**を分泌して血中カルシウム（Ca）やリン（P）などの濃度調節を行っている。

食道▶　**食道**は，下咽頭と胃の間にある全長約25cmの管腔臓器である。食道は上

方より，頸部，胸部，腹部食道に分類され，胸部食道はさらに上中下の3つの部位に分けられる。食道の筋肉は上部1/3は横紋筋，下部1/3は平滑筋，中央はその両者が混在している。

また食道には解剖学的に狭い部位(生理的狭窄部位)があり，食道異物などの好発部位として重要である。生理的狭窄部位は3か所存在し，第1狭窄部位は食道入口部(第6頸椎の高さで門歯列より15〜16 cm)で，第2狭窄部は左側気管支と大動脈弓の交差する部位で門歯列より23〜27 cmで内視鏡で拍動をみる(第5胸椎の高さ)。第3狭窄部位は噴門上方で横隔膜を貫通する部位で第10胸椎の高さである。

頸部は通常，上方は下顎骨下縁から乳様突起を結ぶ線，下方は鎖骨上縁，後方は僧帽筋前縁までの範囲をいう。頸部には重要な血管(総頸動脈〔内・外頸動脈〕)と，神経(迷走・副・舌下神経，交感神経など)が走行している(▶41ページ，図2-25)。

ゼミナール

復習と課題

❶ 耳にはどのような機能があって，それにはどのような構造が関係しているか考えてみよう。

❷ 鼻・口腔・咽頭・喉頭・気管・食道・甲状腺についても同じことを考えてみよう。

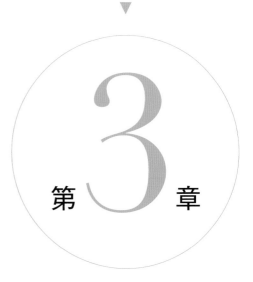

第3章

症状とその病態生理

> **本章で学ぶこと** | □本章では，各症状の病態生理を耳鼻咽喉の構造と機能に関連づけて理解を深める。

症状とは，身体のどこかがいつもの状態ではないことを示す訴えである。耳鼻咽喉・頭頸部領域のおもな症状は以下のように分類できる。

- 第1群：機能障害によっておこるもの
- 第2群：皮膚・粘膜などの障害（炎症，腫瘍など）でおこるもの
- 第3群：その他のもの（形態異常，随伴症状，全身症状など）でおこるもの

おもな症状を表3-1にまとめた。

▶表3-1　おもな症状

	第1群 （機能障害による）	第2群 （皮膚・粘膜などの障害による）	第3群 （その他の症状）
耳	・難聴：よく聞こえない ・耳鳴：外部音がないのに聞こえる ・めまい：目がまわる，ふらふらする ・聴覚過敏：音が響く ・自声強聴：自分の声が耳に響く ・耳閉（塞）感：耳がふさがった感がある	・耳漏：耳だれ ・耳痛：耳の痛み ・かゆみ	・形態異常：形がかわっている ・発熱 ・頭痛 ・拍動感：耳でドキドキした感がある
鼻	・鼻閉：鼻が詰まる ・くしゃみ ・嗅覚障害：においがわかりにくい ・鼻声：声が鼻にかかる	・鼻漏：鼻汁がたくさん出る ・後鼻漏：鼻汁がのどにまわる ・鼻出血：鼻から血が出る ・疼痛 ・かゆみ	・形態異常 ・頭痛 ・頰部痛：頰が痛む ・鼻性注意不能症：鼻が原因で注意を集中することができない
口腔・唾液腺	・味覚障害：味がわからない ・口内乾燥：口が乾く	・舌痛：舌が痛い ・疼痛 ・かゆみ	・形態異常 ・耳下腺腫脹 ・頰部腫脹 ・顎下部腫脹
咽頭・喉頭	・呼吸障害：息がしにくい，息をするときぜいぜい音がする，いびき，咳など ・嚥下障害：食物を飲み込めない，飲み込むときに痛む ・音声障害：声がかれる（嗄声） ・構音障害：言葉がはっきりしない	・疼痛：咽頭痛，嚥下痛 ・知覚障害：感じ方がかわる ・喀痰：痰が出る ・かゆみ	・形態異常 ・発熱
頸部・その他	・顔面神経麻痺：顔の筋肉が動かない ・顔面痙攣：片側の顔面の筋肉が痙攣する ・顔面知覚異常 ・甲状腺ホルモン過剰，低下症状	・疼痛：頸部痛，甲状腺部痛 ・かゆみ	・形態異常 ・頸部腫脹：リンパ節腫脹，頸部腫瘍 ・甲状腺腫脹

A｜耳にあらわれる症状と病態生理

① 難聴 hearing loss

　音が聞こえにくくなっている状態を**難聴**という。音は空気の振動であるため，振動の周波数，強さ，音を伝える媒体の条件などが聞こえやすさや聞こえにくさに関係する。人間は 20〜20,000 Hz くらいの振動数を感知するとされているが，個人差がある。一般に，加齢とともに周波数の高いほうの音が聞こえにくくなる。

　振動を伝える部位，感知する部位，神経中枢に伝達する部位のどこに支障があっても難聴になる。難聴は，伝音難聴・感音難聴・混合性難聴の 3 つに大きく分類される（▶図 3-1）。

● 伝音難聴

　難聴のなかで外部から変化がみとめられるのは，外耳では外耳道の完全な閉塞である。そこからは空気の振動が伝わりにくくなるからである。また，中耳に炎症があったり，中耳腔の気圧の調整がうまくいかないと，鼓膜に影響を及ぼして振動を伝えにくくなる。鼓膜自体に欠損があれば振動を十分に伝えることはできない。一方，耳小骨の関節離断あるいは固着は外部からは見えないが，音を伝えにくくなる。

　このように外耳や中耳など音を伝える部分に障害があって聞こえにくくなることを**伝音難聴**という。この場合，音のエネルギーを大きくすれば伝音機構は

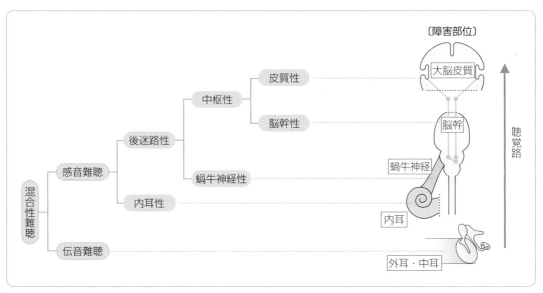

▶ 図 3-1　難聴の種類とその障害部位

不完全ながら感音部まで伝わる。それが，どの程度に障害されているかを確認するには，機能検査（▶64ページ，「聴力検査」）が必要である。

● 感音難聴

伝音機能に異常がなくても，音を神経に伝え，電気信号に変換する内耳の有毛細胞や，その興奮を聴覚中枢に伝達する蝸牛神経や中枢に障害があれば聞こえにくくなる。これを**感音難聴**とよび，内耳を含めた内耳より中枢の障害である。

有毛細胞は蝸牛のラセン器（コルチ器）にあるので，有毛細胞など内耳に原因がある場合を**内耳性（迷路性）難聴**，蝸牛神経など神経経路に障害がある場合を**後迷路性難聴**という。さらに中枢側の脳幹や大脳皮質が障害されて生じた難聴は，それぞれ脳幹性難聴と皮質性難聴とよび，両者を合わせて中枢性難聴とすることが多い。大脳皮質の聴覚野の障害に起因する難聴では聴覚失認，語聾，感覚性失音楽症などを呈する。感音難聴の障害部位を構造上の変化として外部からみとめるのは困難であるので，機能検査によって判断することが多い。

● 混合性難聴

伝音・感音両方の難聴が同時に存在して聞こえにくくなっている場合を混合性難聴という。

このほかに聴覚の異常として，**聴覚過敏**[1]・**自声強聴**[2]などがある。

② 耳鳴 tinnitus, ear ringing

外耳・中耳・内耳から中枢までのいずれの部分の障害でも，それが異常興奮として聴覚中枢に伝えられるとなんらかの音を感じ，**耳鳴**（耳鳴り）となる。これを**自覚的耳鳴**という。音の種類はキーンという金属音や，ブーンという低

Column　遺伝性難聴

先天性難聴の約60〜70%が遺伝性，30〜40%が非遺伝性（感染・外傷・薬物などの環境要因が主因）と考えられている。よりよい言語発達のためにも，難聴の早期診断，早期補聴開始が肝要である。難聴の有無と程度の診断以外に，画像診断，遺伝学的検査などの原因検索も行い，難聴の原因を特定して随伴症状や予後を予測することにより，治療法の選択や早期の療育に結びつける。とくに遺伝性難聴は内耳に原因がある場合が多く，補聴器装用や人工内耳が有効な症例が多い。ほかの疾患同様に，遺伝性難聴に対しても遺伝子治療が行われる日もそう遠くないと考える。

---

1) 聴覚過敏：聴覚の感度が異常に亢進して，音が不快に大きく聞こえること。
2) 自声強聴 autophonia：自分の声が大きく聞こえる，または耳に響いて聞こえるという異常感覚である。自声強調とも書く。

音もあり，連続音・断続音などさまざまである。また，難聴と合併しておこることが多いが，単独にあらわれることもある。

　一般には，本人だけがうるさく感じるもので，他覚的に聴取することはできないが，筋の収縮音や血流音を聞いて耳鳴と感じる場合があり，患者の耳と検者の耳を聴診器のゴム管のようなもの（オトスコープ）でつなぐと，患者の聴いている雑音を他覚的に聴取できる。これを**他覚的耳鳴**というが，まれなものである。

③ 耳閉感（耳閉塞感） aural fullness

　耳がふさがっている不快感をいう。患者は，トンネルに入ったような感じとか，登山したときのような感じ，航空機の着陸時のような感じ，高層建築のエレベーターに乗った感じ，などと訴える。外耳道に耳垢や異物が詰まったり，それらが鼓膜に付着した場合にも生じるが，上咽頭や耳管が腫脹^{じゅちょう}して耳管機能がわるくなっていて，中耳腔内圧をうまく調整できなくなっている場合にも生じる。

　感音難聴疾患などでも，耳閉塞感を訴えることがある。

④ 眩暈（めまい） vertigo, dizziness

　眩暈^{げんうん}（めまい）にはいろいろな症状が含まれ，訴え方もさまざまである（▶図3-2，表3-2）。最も典型的な眩暈は，本人や周囲が回転したり，足もとがふらついたり，動揺したりする感じである。

末梢（前庭）性眩暈▶　前庭や半規管などの内耳，あるいは前庭神経の障害で眩暈をおこすとき，**末梢（前庭）性眩暈**という。

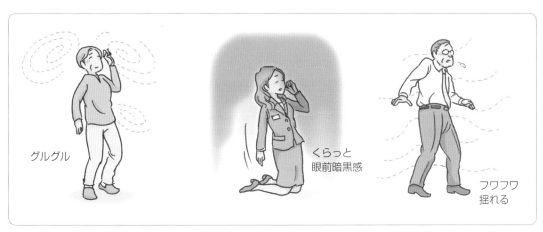

グルグル

くらっと
眼前暗黒感

フワフワ
揺れる

▶図3-2　めまいのいろいろな訴え

▶表3-2　めまいの分類

分類		原因
前庭性	末梢性	内耳および前庭神経の障害
	中枢性	脳幹・小脳・大脳などの障害
非前庭性		内科（貧血，高・低血圧など），眼科（緑内障など），婦人科（更年期障害など），精神科（うつ病など）などの領域の障害

中枢（前庭）性眩暈▶　これに対して脳幹・小脳・大脳など脳の障害によって眩暈をおこしている場合は**中枢（前庭）性眩暈**という。

非前庭性眩暈▶　また，頭がフラフラする，目の前が暗くなって，気が遠くなる**眼前暗黒感**といわれる訴えもあるし，冷や汗や吐きけ，嘔吐のような自律神経症状を伴うこともある。このようなさまざまな訴えは，循環系疾患や精神疾患によることもあり，その場合を**非前庭性眩暈**という。

⑤ 耳漏 otorrhea

　外耳道から液体が流れ出ることを**耳漏**（耳だれ）という。外耳道は皮膚でおおわれているので，外耳道由来の耳漏は漿液性や膿性で，多くは痛みやかゆみを伴う。中耳腔は粘膜でおおわれているので粘液の特徴を示し，粘液性や粘液膿性であることが多いが，量が多くなると漿液性に近くなる。骨破壊を伴うものでは悪臭が強くなり，特殊な場合には血性にもなる。**耳垢**（耳あか）は日本人では乾いていることが多いが（約80％），やわらかい場合を**軟性耳垢**と言い，耳漏と誤って訴えることもある。

⑥ 耳痛 otalgia, earache

　外耳に分布している感覚神経はおもに三叉神経と迷走神経で，皮膚に炎症をおこしたりすると痛みを感じる。外耳が原因の耳痛は耳前部の圧迫，耳介の牽引，咀嚼運動などによって皮下軟部組織に圧が加わったり，動いたりするときに強くなることが特徴である。

　中耳の感覚神経は三叉神経・顔面神経・舌咽神経で，中耳に原因のある耳痛は，それぞれが関与する。

放散性耳痛▶　耳には複数の感覚神経が複雑に分布しているので，他の部位の痛みを耳痛として感じたりする。これを**放散性耳痛**という。外耳道への接触刺激で咳が誘発されたりする。

⑦ 顔面神経麻痺 facial nerve palsy

末梢性と中枢性に大きく分類される。双方とも一側性がほとんどである（▶116ページ）。末梢性では，片側の表情筋が，ほぼ同等に障害されるが，中枢性では顔面上方（額前頭筋）の麻痺はみられない。

B 鼻にあらわれる症状と病態生理

① 鼻閉 nasal obstruction

鼻閉とは鼻が詰まっていて鼻呼吸が円滑に行われない状態である。しかし，呼吸を明確に意識しながら行うことは少なく，鼻腔中の空気の通り方には個人差があり，体位・体調・運動・環境の影響を受けて変化する。とくに小児は自分から訴えることが少ないので，患児に状況を問い直して確実に把握する必要がある。

鼻閉は，鼻腔内の原因によっておきることが大部分である。上咽頭に後鼻孔を閉鎖するような障害物がある場合にも生じる。

鼻閉は複雑な現象であるので多方面から検討してみると理解しやすい。表3-3に示したように，原因部位，おこり方，鼻閉側に分けて考えるのも１つの方法である。

睡眠時無呼吸 ▶
症候群

鼻閉のある患者は，しばしば睡眠時にいびきを伴うことがあり，呼吸停止を伴う**睡眠時無呼吸症候群** sleep apnea syndrome（SAS）[1]をきたすこともある。また，鼻閉によって口呼吸を余儀なくされると，鼻呼吸による下気道の保護作用が失われるので，咽頭炎や喉頭炎をおこしやすくなったり，下気道などの呼吸器障害を合併したりする。

▶表3-3　鼻閉の分類

部位による区別	外鼻 鼻腔 上咽頭
おこり方による区別	突発性（一過性） 持続性
鼻閉側による区別	一側固定性 両側固定性 交代性

1) 睡眠時無呼吸症候群は中枢型，閉塞型 obstructive SAS（O-SAS），混合型に分類される。

② くしゃみ sneezing

くしゃみは反射的に急激に行われる強い呼息で，刺激受容器は鼻であるが，気道全体から異物を排除する防御機構でもある。しかし連続していたり，反射が強すぎたり，ほかの症状を伴っていたりするものは病的である。鼻アレルギーの特徴的な症状の1つである。

③ 嗅覚障害 dysosmia

においに対して異常に敏感な嗅覚過敏 hyperosmia や，ほかのにおいと間違えたりする錯嗅 parosmia のような障害もあるが，症状としておもに訴えられるのは，においがまったくわからない嗅覚脱失 anosmia と，わかりにくくなる嗅覚減退 hyposmia である。

嗅覚障害の分類 ▶　嗅覚は鼻腔嗅部で感知するので，粘膜腫脹などで嗅物質がその部位に到達しない場合を気導性嗅覚障害という。嗅細胞に障害があって感知することができないものを嗅神経性嗅覚障害という。嗅球よりも高位の神経障害によるものを中枢性嗅覚障害という。アルツハイマー病やパーキンソン病などの神経変性疾患において，発症早期に嗅覚障害を高頻度に発症する。それぞれの障害と原因疾患を表3-4にまとめて示す。

④ 鼻声 rhinolalia

共鳴・構音障害によっておきる音声変化である。

閉塞性鼻声 ▶　鼻音を用いるときに，鼻閉塞のために鼻腔内を空気が通過しにくくなると，鼻にかかった音声になり，これを閉塞性鼻声 rhinolalia clausa という。

開放性鼻声 ▶　これに対して，鼻腔の閉鎖が必要な破裂音（パ行，バ行など）を発音するときに軟口蓋が挙上されなかったり，口蓋裂などで口蓋に欠損があったりして鼻腔への通路がふさがらないと音声は変化する。これを開放性鼻声 rhinolalia aperta という。

▶ 表3-4　嗅覚障害の分類と原因疾患

分類	原因
気導性	アレルギー性鼻炎，鼻中隔彎曲症，肥厚性鼻炎，慢性副鼻腔炎
嗅神経性	慢性副鼻腔炎，感冒罹患後，薬剤性
中枢性	頭部外傷，アルツハイマー病，パーキンソン病，脳腫瘍

⑤ 鼻漏 rhinorrhea, nasal discharge

　　固有鼻腔も副鼻腔も粘膜でおおわれており，副鼻腔と鼻腔とはつながっている。副鼻腔から分泌された粘液も鼻腔に集まり，線毛運動によって後鼻孔方向に運ばれている。

後鼻漏▶　　正常量では流れていることは自覚されないが，量が多くなって鼻腔内にたまったり，外鼻孔から流れ出したりすることを鼻漏という。とくに後鼻孔から咽頭や喉頭に流れるのが自覚されたりするのを後鼻漏 postnasal drip という。鼻漏は，その性質によって区別され，水性（漿液性），粘性，粘膿性，膿性，血性，悪臭性，などとよばれる。粘膜変化の状況や疾病の種類を予想するのに役にたつ。

⑥ 鼻出血 epistaxis, nosebleed

　　固有鼻腔・副鼻腔・上咽頭に出血部位があって外鼻孔から出血する場合と，後鼻孔からの血液が咽頭に流下して口から吐き出される場合とを含めて鼻出血という（▶表3-5）。

症候性・▶　　出血傾向をきたすような全身性疾患に伴っておきたり，局所に外傷を受けたり，特発性鼻出血　　り，腫瘍に由来しておきるような，出血の原因がはっきりしたものを症候性鼻出血という。局所的にも全身的にも原因不明のままおきる場合を特発性鼻出血という。

キーゼルバッハ▶　　症例としては特発性鼻出血であることが多く，とくにキーゼルバッハ部位部位　　Kiesselbach's plexus（リトル野 Little's area）であることが多い。これは内頸動脈と外頸動脈両方の動脈分布があり，外鼻孔に近くて外界の刺激を受けやすいことに関係している（▶134 ページ）。

⑦ 鼻痛 rhinalgia

　　固有鼻腔と副鼻腔を含めると，鼻はかなり広い領域であり，鼻痛といってもどの部位かがはっきりしないので，この用語はあまり使用されない。もっと具体的に，鼻入口部痛，頬部痛，前頭部痛，後頭部痛，眼の奥の痛み，鼻根部の

▶ 表 3-5　鼻出血の分類

分類		原因
症候性	局所性	鼻・副鼻腔局所に原因があるもの。たとえば，外傷・腫瘍など。
	全身性	出血性素因・血液凝固障害をきたす全身性疾患があるもの。
特発性		原因が明らかでないもの。

痛み，というような，三叉神経支配領域（とくにⅠ枝〔眼神経〕，Ⅱ枝〔上顎神経〕）を特定した表現となる。

⑧ 神経症状 neural symptoms

鼻・副鼻腔疾患では，頭痛や頭重感が訴えられることも少なくない。しかし，これらはほかの疾患でも訴えられる症状であるから，どのような痛み方をするのか，どこを中心として痛むかなど，はっきりと問診しなくてはいけない。

鼻呼吸障害が注意力散漫や記憶力減退などの原因になっていると考えられるとき，**鼻性注意不能症**という。

C 口腔・唾液腺・咽頭にあらわれる症状と病態生理

① 咽頭痛 sore throat

症状は乾燥感程度の軽い痛みから，唾液も飲み込めないような激痛まである。とくに口蓋扁桃や扁桃周囲の炎症の場合に痛みが強い。嚥下運動のときに強く感じられるものを**嚥下痛**という。魚の骨のような異物が刺さったときの痛みは一般にはあまり強くなく，ちくちくした不快な痛み程度のことが多い。

放散性耳痛▶　咽頭に原因があっても耳が痛いように感じるのを**放散性耳痛**というが，ほかの部位からも放散性耳痛が感じられることがある。

舌咽神経痛▶　特殊なものとしては**舌咽神経痛**があり，これは耳の奥付近に感ずる発作性の痛みである。

② 呼吸障害 respiratory disturbance

睡眠時無呼吸▶　いびきや**睡眠時無呼吸症候群（SAS）**などが原因で上・中・下咽頭すべての
症候群（SAS）　部位で内腔が狭くなると呼吸障害をおこす可能性がある。

上咽頭に生じた炎症などにより，後鼻孔が狭窄して鼻呼吸障害をきたす。例として，咽頭扁桃の肥大や上咽頭の腫瘍などがある。

③ 嚥下障害 dysphagia

咽頭に関連した嚥下障害は，①中咽頭・下咽頭に腫瘍や腫脹があって，食物

の通過に障害があるとき，②嚥下動作に関連する咽頭筋群を支配している運動神経や中枢に障害があって，嚥下の反射共同運動が円滑に行われないとき，③感覚神経系の障害があって反射開始の合図がうまくいかないとき，④強い痛みがあって嚥下運動が行えないとき，などに訴えられる。

　咽頭腔内に生じた障害物によって食物塊が通りにくくなる場合や，痛みで嚥下できない場合は，まず固形物が通りにくくなって，しだいに水も通らないという状態に進行する。神経系に原因がある場合は，飲水時にむせやすくなり，とろみがあったり，かたまりとなる食物のほうが嚥下しやすい傾向がある。そのような場合は，姿勢や頸部・頭部の位置も関係してくるので，嚥下しやすい体位などを工夫する（▶241 ページ，特論「摂食・嚥下障害患者の看護」）。

④ 知覚異常 sensory disturbance

　知覚が正常に行われない状態には，**知覚過敏** hyperesthesia や**知覚鈍麻** hypoesthesia もあるが，原因不明で異常な感覚を生じてしまうことは咽頭ではよく出現する症状である。**咽喉頭異常感症**（▶154 ページ）とよばれている。

D｜喉頭にあらわれる症状と病態生理

① 音声・言語障害 voice and speech disturbance

嗄声▶　声帯で発せられる音を**喉頭原音**というが，それになんらかの変化を生じた場合を**嗄声**という。

グラバス尺度▶　嗄声を評価するには以下のように分類し，各項目を正常(0)・軽度(1)・中等度(2)・高度(3)の 4 段階で評価する。

- 耳で聞いたときの程度 Grade：声全体としての嗄声の程度
- 粗ぞう性 Rough：声がガラガラした性質
- 気息性 Breathy：息もれのある性質
- 無力性 Asthenic：声に力がなく弱々しい性質
- 努力性 Strained：力んで無理をして発声している感じ

　これはグラバス GRBAS 尺度とよばれる。たとえば $G_1R_1B_1A_0S_0$，$G_2R_0B_2A_2S_2$ などのように記載する。

構音障害▶　声門より上方の母音や子音をつくる部分を**声道**とよぶ。声道は構音器官であるから，声帯に変化はなく，この部分の障害によって生ずる音声の変化は**構音**

障害となる。このいずれの部にも器質的変化がなくて，声が出せない場合は**機能性音声障害**である。

② 呼吸障害 respiratory disturbance

　声門は喉頭のなかで最も狭い部位であり，声帯が腫脹したり，声門の周囲に声門を狭くするような腫脹があったり，声帯運動に支障があって開かなかったりすると，呼吸障害をきたす。聴診器を用いなくても呼吸するときの雑音が聞こえてくる場合を喘鳴（ぜんめい）といい，その原因が喉頭にある場合もある。呼吸障害があって十分な呼吸が営まれず，呼吸するのに努力が必要であったり，苦痛を伴ったりする場合を呼吸困難という。気道が完全に閉塞すると窒息となる。

③ 咳（咳嗽）・喀痰 cough and sputum

　咳（咳嗽）（せき・がいそう）は気道にある受容器が刺激を受けて反射的に発せられる強い呼気である。それには声門の閉鎖と開大がタイミングよく行われなければならない。咳とともに吐き出される気道分泌物のかたまりが痰（たん）である。痰を吐き出すことが喀痰（かくたん）である。声帯運動に支障があって有効な咳ができないと痰も十分に吐き出せなくなる。喉頭以外にも，鼻・副鼻腔疾患に伴う後鼻漏や咽頭炎，呼吸器内科疾患（肺炎・肺がんなど），消化器内科疾患（胃食道逆流症など），心不全，心因性・薬剤性の咳がある。

④ 嚥下障害 dysphagia

　嚥下運動の際に行われる喉頭の反射運動が正常に行われない場合や，喉頭蓋などに欠損を生じた場合には，気道に食物が入ってくる。これを誤嚥（ごえん）といい，肺の炎症の原因となる。

ゼミナール
復習と課題

❶ 耳の構造と機能，症状を組み合わせ，どこがわるくなると，どのような症状がおこるのかをまとめてみよう。

❷ 鼻・咽頭・喉頭の構造と機能，症状を関連づけてみよう。

❸ 本章で述べた主症状以外に，耳鼻咽喉科では，頬部腫脹，眼球突出，視力・視野障害，頭痛・頭重感（以上耳鼻咽喉科領域ではとくに鼻・副鼻腔疾患によるもの），舌の痛み・運動障害，味覚障害，開口障害，口内乾燥，血痰，言語障害，言葉の遅れ，頸部腫脹，耳下腺腫脹など，多岐にわたる症状を鑑別診断する必要がある。それぞれを調べてみよう。

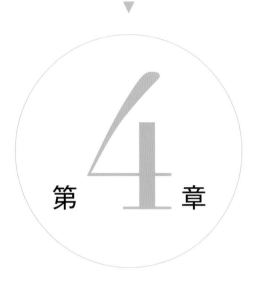

耳鼻咽喉

第4章

検査と治療

| | 本章で学ぶこと | □本章では，どのような検査方法があって，それによりどのような情報が得られるかを理解する。
□一般的な治療法を理解する。 |

A 診察と診断の流れ

全科を通じて診察には，問診，視診，触診，聴診，打診を行うが，耳鼻咽喉科では視診が中心となる。

問診では第 3 章に述べたそれぞれの症状を中心に，それに付随した症状を詳細に患者から聞いたり，問診票に書いてもらう。

視診 ▶ 　耳鼻咽喉科の領域では，問診の次は**視診**を中心とした診察になる。各器官の解剖学的位置から，奥深い所を見なければならないので，照明を奥まで照らすことのできる器具を用いる。外来でも手軽に使用できるように後述する額帯鏡・額帯電灯が用いられることが多い。光源を携帯可能にした携帯耳鏡のようなものもあり，必要に応じて拡大装置を併用することもある。顔面・口腔内や頸部など触診の可能な部位では触診も行う。これらの診察から客観的な所見を得て，必要な検査を選択し，診断に結びつくようにする。

① おもな器材・器具

額帯鏡 ▶ 　**額帯鏡**は中央に孔の開いた直径 8 cm くらいの丸い凹面鏡で，その焦点距離は約 25 cm である（▶図 4-1）。光源を患者の右肩後上方に置き，この凹面鏡で反射させて，光が最も明るくなる 25 cm くらいの所に観察目的物を保つようにして視診を行う。同じ目的のために**直視型携帯耳鏡・額帯電灯**などが用いられることもある（▶図 4-2,3）。詳細な観察のためには拡大鏡や顕微鏡も用いる。

診療用ユニット ▶ 　診療には，診療用ユニットが用いられることが多い。これは日常的な診察や治療が行いやすいように，光源の電灯，噴霧器，吸引器，薬品台，器械台，通気装置，観察用顕微鏡，内視鏡光源，映像装置などを 1 台の器械にまとめたものである（▶図 4-4）。

通常は患者に椅子に腰掛けてもらい診察する。この椅子は上下に動き，回転するようにもなっていて，肘掛けと背もたれがつき，背もたれは必要に応じて傾斜させることもできる。また，任意の位置に頭部を支える装置もついている。患者には深く腰掛けてもらい，最も診察のしやすい位置に高さと角度を調節し，かってに動かないように説明する。

反射光を用いて観察するために，診療室が明るすぎるとかえって深部が見え

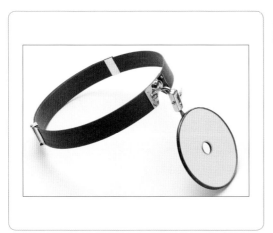

▶ 図 4-1　額帯鏡

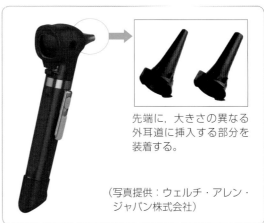

先端に，大きさの異なる
外耳道に挿入する部分を
装着する。

（写真提供：ウェルチ・アレン・
ジャパン株式会社）

▶ 図 4-2　携帯耳鏡

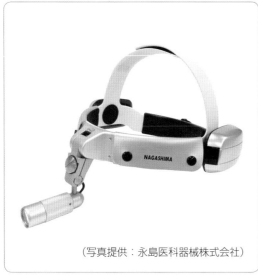

（写真提供：永島医科器械株式会社）

▶ 図 4-3　額帯電灯

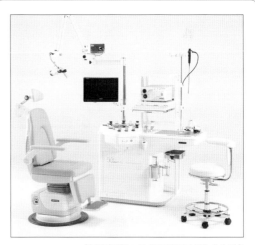

（写真提供：永島医科器械株式会社）

▶ 図 4-4　診療用ユニット

にくいということもおきるので，カーテンやブラインドを用いて部屋の明るさ
を適当に調節する。

小児の固定法▶　かってに動いてしまうような小児では，保護者や看護師など適当な人と一緒
に座ってもらい，診察中は動かないように押さえてもらう。

② 耳の診察

耳介や外耳道入口部付近は外部から見ることもでき，触診することもできる。
しかし，外耳道深部や鼓膜を見るためには，耳鏡[1]を必要とする。**耳鏡**は一側

1）鏡という文字が入っているが，実際の耳鏡と鼻鏡には鏡はついていない。

が細くなっていて，外耳道入口部から挿入することができる円筒状のもので，いろいろな形と太さのものがある（▶図4-5-a）。外耳道の毛を押さえ，光が奥まで達し，深部がよく見えるようにつくられている。拡大鏡をつけて細かい所見まで得られるようにしたものは**ブリューニングス Brünings 拡大耳鏡**といわれる（▶図4-5-b）。外耳道とぴったり合う耳鏡を用いて，付属のゴム球で加圧・減圧を繰り返すと鼓膜の可動性を観察することができる。

　この耳鏡を使った検査を**耳鏡検査**といい，最も基本的な検査である（▶図4-6）。鼓膜には中耳腔や耳管などの変化が反映されるので，その所見が診断に役にたつ。

鼓膜像▶　耳鏡検査の鼓膜像を示す（▶図4-7）。とくに**弛緩部**とよばれる上方の部分は，中耳腔の特殊な病変を反映する。中耳に病変があると鼓膜は穿孔・陥凹・発赤・膨隆・混濁などをきたす。

　鼓膜にみとめられる変化とその意味を**表4-1**に示す。萎縮や石灰沈着は以前に鼓膜に病変があった痕跡である。癒着をおこしたものでは鼓膜の運動性がわるくなっていて，機能障害を伴っている。中耳腔に液体がたまるとそれが透

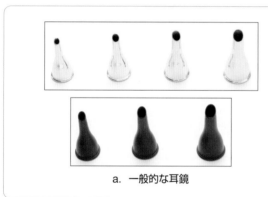
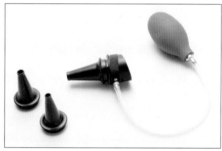

a. 一般的な耳鏡　　　　　　　b. ブリューニングス拡大耳鏡

▶ 図 4-5　さまざまな耳鏡

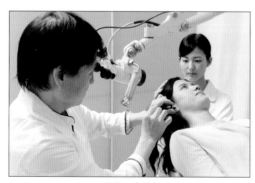
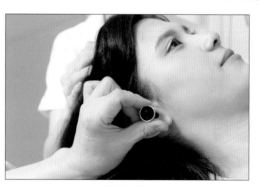

a. 臥位による検査　　　　　　b. 耳鏡の使用法

▶ 図 4-6　耳鏡検査の様子

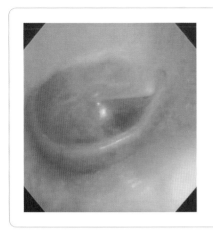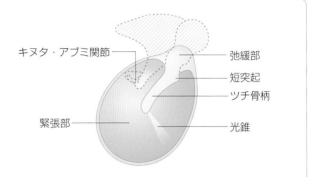

外耳道を通して鼓膜が見えるが，鼓膜を通して耳小骨は一部しか
透見できない。点線上方部分（青斜線）は，骨でおおわれている。

▶ 図4-7　正常鼓膜像（右）

▶ 表4-1　耳鏡検査による鼓膜の変化とその意味

		状態	意味
鼓膜の病的変化	形の変化	穿孔	外傷，あるいは中耳腔の炎症の結果
		萎縮	穿孔の既往
		ツチ骨柄の水平化	鼓膜の内陥
		短突起の突出	
		異常光反射・ヒダ	
		膨隆	中耳腔の炎症による滲出液貯留
	色の変化	黄色	滲出液の貯留
		黒色	血液あるいはコレステリン結晶含有液貯留
		限局性白色	石灰沈着（炎症の既往）
		白色混濁	鼓膜の肥厚（炎症の既往）
		青色	頸静脈球の透視，特殊な滲出液
		赤色（発赤・血管拡張）	急性炎症の存在

けて見えるので，鼓膜の色が白色・黄色・赤色・暗赤色・黒色・青色などを帯
びてくる。

③鼻・上咽頭の診察

　　　　鼻の診察は前方からと後方から行う。それぞれ**前鼻鏡検査，後鼻鏡検査**とい
う（▶79ページ）。単に鼻鏡検査というときは前鼻鏡検査を意味する。外鼻の大
部分は特別な器具を使わないで視診・触診ができる。副鼻腔は直接観察するこ
とができないため，鼻腔にあらわれた変化から推測したり，内視鏡検査や画像
検査を行って判断する。

前鼻鏡検査▶　　前鼻鏡検査は，鼻鏡を用いて鼻腔内を前方から観察する方法である。鼻鏡は
さまざまな構造のものが用いられている（▶図4-8）。先端が開閉するようになっ
ていて，この部分を外鼻孔から挿入して，鼻前庭を拡張し，鼻腔の奥のほうを
観察する。

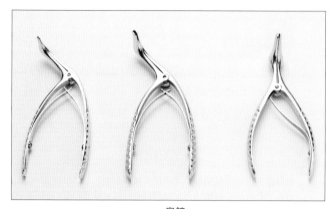

a. 鼻鏡　　　　　　　　　　　　　b. 鼻鏡の使用法

▶図4-8　鼻鏡とその使用法

　　　鼻腔は上下に広いので一度に全部を見ることはできない。頭部をまっすぐにした位置では（**第1頭位**），鼻底・下鼻甲介・下鼻道・鼻中隔下部などが見え，頭を後屈させると（**第2頭位**），鼻腔の上半部，すなわち中鼻甲介・中鼻道・鼻中隔上半部・嗅裂（きゅうれつ）などが見える（▶図4-9）。これらは正面からだけでは見えにくいので，頭を左右に回転させて観察する。前鼻鏡検査では，鼻甲介・鼻道・嗅裂・鼻中隔などの状態，分泌物の性状や付着状態，鼻腔内に腫瘍があるかどうかなどを観察する。

後鼻鏡検査▶　後鼻鏡検査は柄のついた丸い直径約1cmくらいの平面鏡を中咽頭に入れて，この鏡に映った像を観察する方法である（▶図4-10）。後鼻孔から見える鼻腔後部ばかりでなく，上咽頭も同時に診察する。

　　　現在は多くの場合，ファイバースコープによる観察によって代用される。ファイバースコープの見え方の例を**図4-11**に示す。

④ 口腔・中咽頭の診察

　　　歯肉，舌，頬粘膜，口腔底，軟・硬口蓋など口腔内の視診・触診を行う。

舌圧子▶　中咽頭は開口すると奥に見えるところなので，患者に口を大きく開けてもらうか，**舌圧子**（ぜつあっし）を使うことにより診察することができる（▶図4-12-a）。口腔内も同時に観察する。舌圧子には急激に力を加えずに，少しずつ必要なだけ押さえるようにする。患者にもらくな気持ちで口を開けてもらう。口蓋垂・口蓋扁桃・中咽頭後壁などを観察する。

指甲▶　小児などの口腔・咽頭の診察時に，検者の指がかまれないように**指甲**（しこう）を使用することがある（▶図4-12-b）。

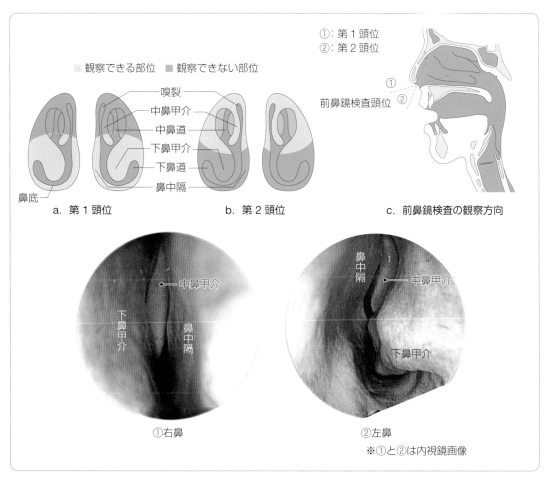

▶ 図4-9　前鼻鏡検査の観察部位

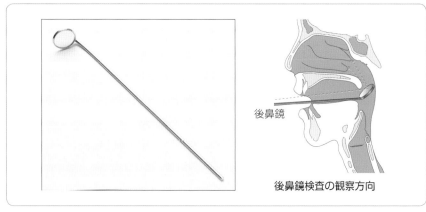

▶ 図4-10　後鼻鏡

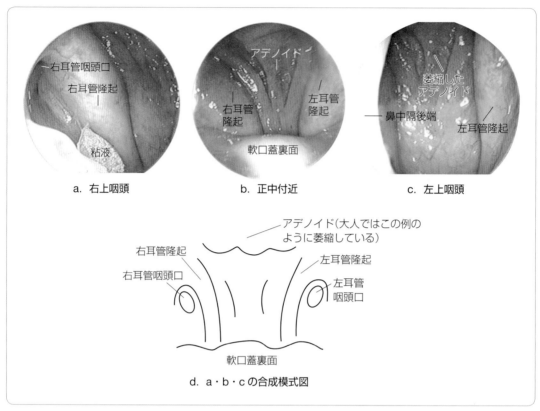

a. 右上咽頭 　　b. 正中付近 　　c. 左上咽頭

d. a・b・cの合成模式図

▶ 図4-11 鼻咽腔（上咽頭）ファイバースコープでの所見

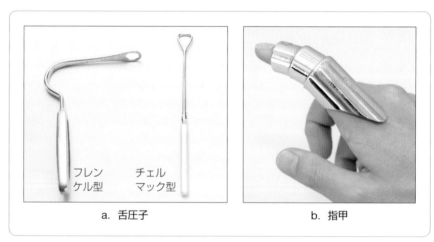

a. 舌圧子 　　b. 指甲

▶ 図4-12 舌圧子と指甲

⑤ 下咽頭・喉頭の診察

喉頭鏡検査▶ 　下咽頭や喉頭を外来診察で簡単に観察する方法が，**間接喉頭鏡検査**である。使用する喉頭鏡は後鼻鏡より大きい丸い平面鏡で，曇らないようにあたためて用いる。しかし，あたためすぎて患者がやけどしないように確かめて用いる（▶

図4-13-a）。

　後鼻鏡検査とは反対方向に，鏡面を下に向けて，これに映った像を観察する。診察する部位が鏡によく映るようにするためには，患者は背中を丸めるようにして前屈し，頸部は伸展して，医師は舌を左手に持ったガーゼで前方に引っぱる（▶図4-13-b）。そのまま「アー」「イー」と発声してもらうと喉頭蓋が立ち上がって，喉頭内部がよく見える（▶図4-14）。発声と吸息を何回か繰り返す。

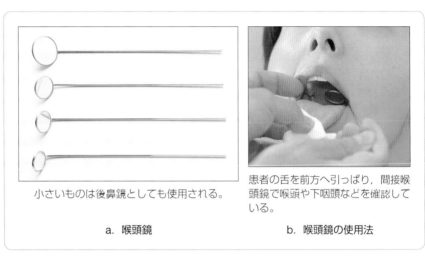

小さいものは後鼻鏡としても使用される。

患者の舌を前方へ引っぱり，間接喉頭鏡で喉頭や下咽頭などを確認している。

a. 喉頭鏡　　　　　　　　b. 喉頭鏡の使用法

▶ 図4-13　喉頭鏡とその使用法

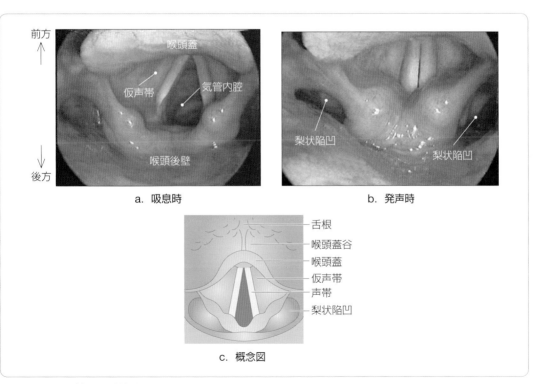

前方　後方

喉頭蓋　仮声帯　気管内腔　喉頭後壁

梨状陥凹　梨状陥凹

a. 吸息時　　　　　　　b. 発声時

舌根　喉頭蓋谷　喉頭蓋　仮声帯　声帯　梨状陥凹

c. 概念図

▶ 図4-14　間接喉頭鏡検査所見

診察時に喉頭鏡の裏面が口蓋垂に接触するのはさしつかえなく，裏面で軟口蓋を持ち上げるような感じになる。患者の緊張は反射を誘発して見えにくくなるので，できるだけ気分をらくに保つように指導する。所見のとりづらい場合や詳細な観察をしたい場合は，ファイバースコープ検査を行う（▶81 ページ）。

喉頭蓋・披裂喉頭蓋ヒダ・舌根・喉頭蓋谷・仮声帯・声帯・声門下腔・梨状陥凹・下咽頭壁などの，炎症や腫瘍の有無を観察する。発声時や呼吸時の声帯運動に異常がないかどうかも観察する[1]。

⑥ 気管・食道・頸部・甲状腺の診察

視診・触診・聴診などを行い，必要に伴い検査を行う。

B｜おもな検査

検査は問診・視診・触診などによって得られた情報では不十分な部分を補ったり，より客観的な証拠を確認して精密な情報としたり，その検査によって治療に必要な情報が得られる可能性の高い場合に行う。したがって，診断の確定，最良の治療方針の選択，治療効果の判定，身体・精神的予後の推測，治療終了後の社会的適応の予測などにとって検査は重要である。また検査は，患者の初回評価ばかりでなく，経過中の再評価による治療方針の修正や，治療法の有用性の評価にも用いられる。

① 聴力検査

検査の目的▶ 耳疾患には難聴を伴うものと，そうでないものとがある。したがって，難聴の有無がわかれば疾患の鑑別に役だつ。また難聴がある場合には，その種類や程度を知ることが診断や治療において大切である。また，検査結果をもとにして難聴者の職業的・社会的適応について助言を与えることもでき，補聴器の適応を調べるのにも役にたつ。

検査は検者の話声や音叉を用いることも，オージオメータを用いて行われることもある。

検査時の注意▶ 聴力検査を受ける者は主として難聴者であるから，難聴者に対する注意が必要なことはいうまでもない（▶187 ページ）。検査上の注意も懇切ていねいに説

---

1) ファイバースコープにより鼻から喉頭を観察する場合は，間接喉頭鏡とは異なり，喉頭像の前後が逆転するので注意が必要である。

明する。また，時間のかかる検査では疲れて注意力が散漫になるので，適当に休憩をとって気分転換をはかるなどの配慮も必要である。

　検査室に 1 人で閉じ込められるのをいやがる者や，気分がわるくなる可能性のある者には，その点も注意する。幼児の聴力検査ではあせらず，ゆっくり時間をかけ，友だちになるくらいの気持ちがなければ，なかなか正確なところはわからないものである。

1 純音聴力検査 pure tone audiometry (PTA), H-P[1]

　純音聴力検査はオージオメータを用いた最も基本的な聴力検査である。オージオメータは電気的に発生した検査音を被検者が認知し，応答することによって検査する装置である（▶図4-15）。標準的なオージオメータは，125，250，500，1,000，2,000，4,000，6,000，8,000 Hz（ヘルツ；▶39ページ）の純音[2]を段階的に出せるようにしたものである。

　オージオメータを用いて気導聴力検査と骨導聴力検査が行われ，どのくらいの音で聞こえはじめるかが測定される（聴覚閾値）。聴力は，その閾値と基準となる音の強さ（0 dB〔デシベル〕）[3]との差であらわされる。これを聴力レベル hearing level（HL）といい，これに差がある場合を閾値が上昇しているという。500，1,000，2,000，4,000 Hz での聴力レベルを，それぞれ a，b，c，d として平均聴力を数値で示す場合は以下のようにあらわす。

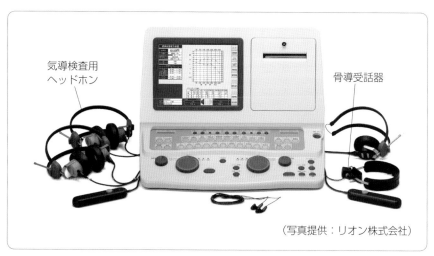

気導検査用
ヘッドホン

骨導受話器

（写真提供：リオン株式会社）

▶図 4-15　オージオメータ

1）H-P：純音聴力検査のドイツ語略。日常臨床で使用されることが多い。
2）純音：1 つの周波数の正弦波からなる音のことである。
3）dB：音の強さをあらわす単位である。

$$3分法：\frac{a+b+c}{3} または \frac{b+c+d}{3}, \quad 4分法：\frac{a+2b+c}{4} または \frac{a+b+c+d}{4},$$

$$6分法：\frac{a+2b+2c+d}{6}$$

難聴の程度も，このdBによって表現・分類されている（▶表4-2）。

気導聴力検査▶　オージオメータは，ヘッドホンをつけると，音波が空気を伝わって鼓膜を振動させ，耳小骨を経て基底板を振動させて音が聞こえてくるしくみになっている。これを利用して，その聞こえ方を調べる検査が気導聴力検査である（▶図4-16）。音をだんだん強くして，聞こえはじめた最小の点（閾値）を右側は○で，左側は×で記し，その間を右側は実線（──○──○──）で，左側は点線（……×……×……）で結ぶ（▶図4-17）。オージオメータの出しえる最強の音を出しても聞こえないときをスケールアウトという。スケールアウトは♀，♀（右：赤色，左：青色）のように記し，この記号は線で結ばない。

骨導聴力検査▶　骨導聴力検査は，振動体（骨導端子）を耳後部にあてて，振動が骨に伝わって内耳に達する音の聞こえ方を調べる検査である（▶図4-18）。最小の強さの音が聞こえる点を右は⌐，左は⌐で記す（▶図4-17）。記号間は線で結ばない。スケールアウトは気導聴力検査と同様に⌐，⌐のように記す。適宜マスキング[1]を行う。

難聴の種類▶　骨導は鼓膜や耳小骨などの伝音器官を介さないので，ここに障害があっても

▶表4-2　難聴の程度

難聴の程度	平均聴力レベル
軽度難聴	25 dB以上40 dB未満
中等度難聴	40 dB以上70 dB未満
高度難聴	70 dB以上90 dB未満
重度難聴	90 dB以上

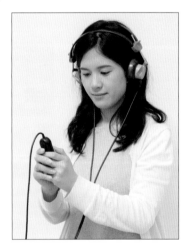

ヘッドホンは右が赤色，左が青色となる。

▶図4-16　気導聴力検査の方法

1）マスキング：両耳の聴力差が大きいときには，難聴耳の聴力測定では健耳へのマスキング（遮蔽）をしないと，交差聴取により反対耳（健側耳）で音を聴取して，聴力が実際よりよい値になってしまう。

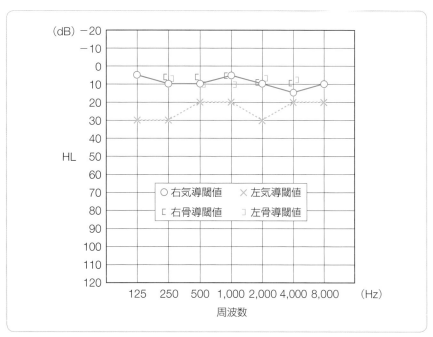

▶図4-17 左伝音難聴のオージオグラム

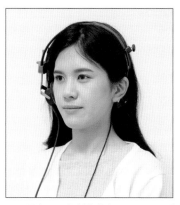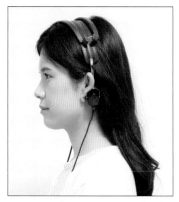

この写真は，左側を施行しており，右側にはマスキング用のヘッドホンが装着されている。左耳後部には骨導端子をあてている。

▶図4-18 骨導聴力検査の方法

聞こえ方には変化を受けない。骨導聴力もわるいときは内耳や神経などに障害があることを意味する。したがって，純音聴力検査の結果から，次のようなことが考えられる（▶表4-3）。

気導骨導差▶ （1）気導閾値の上昇があっても，骨導閾値が正常な場合には，障害は伝音器官，
（A-Bギャップ） 　　すなわち外耳か中耳にある。これは**伝音難聴**と判定する（▶図4-17）。

（2）気導閾値も骨導閾値も同じ程度に上昇しているものは，障害が感音器官，

すなわち内耳か神経系にある。これは**感音難聴**と判定する（▶図4-19）。

(3) 骨導閾値は上昇しているが，気導閾値はさらに上昇していて気導骨導差があるものは，障害が伝音器官と感音器官の両方にあることを意味する。これは**混合性難聴**と判定する（▶図4-20）。

内耳性・▶
後迷路性難聴　純音聴力検査は，閾値上の音を使って感音難聴の障害部位を**内耳性（迷路性）難聴**と**後迷路性難聴**に区別するためにも用いられる。音の強さを周期的に変化させて，どのくらい変化させれば弁別できるかを調べたりする SISI（short increment sensitivity index）テストなどがある。

補充（リクルート▶
メント）現象　小さい変化を弁別できる場合を**補充（リクルートメント）現象陽性**といい，**内耳性（迷路性）難聴**に特徴的である。また，同一音を連続して聞かせ，それがしだいに聞こえなくなっていく現象を調べたり（TTD〔threshold tone decay〕テスト，TTS〔temporary threshold shift〕テスト）する。これは**後迷路性難聴**の際におこりやすい。また，音の強さが被検者のボタン操作で自動的に変化し，

▶表4-3　難聴の種類と閾値の比較

	気導閾値	骨導閾値	気導骨導差*
伝音難聴	上昇	正常	あり
感音難聴	上昇	上昇	なし
混合性難聴	さらに上昇	上昇	あり

＊：気導骨導差：気導 air conduction，骨導 bone conduction の頭文字をとり，A-B gap（エービーギャップ）という。

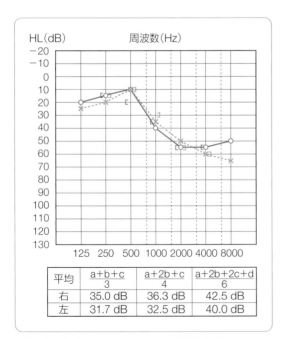

平均	a+b+c/3	a+2b+c/4	a+2b+2c+d/6
右	35.0 dB	36.3 dB	42.5 dB
左	31.7 dB	32.5 dB	40.0 dB

▶図4-19　両側感音難聴のオージオグラム

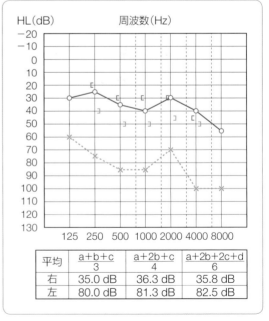

平均	a+b+c/3	a+2b+c/4	a+2b+2c+d/6
右	35.0 dB	36.3 dB	35.8 dB
左	80.0 dB	81.3 dB	82.5 dB

▶図4-20　右感音難聴と左混合性難聴のオージオグラム

周波数も経時的に変化するようにした器械を自記オージオメータ，あるいはベケシー Békésy 型オージオメータという。

耳音響放射▶
(OAE)検査　内耳外有毛細胞機能をみる検査として耳音響放射 oto acoustic emission (OAE)があり，内耳性と後迷路性の鑑別に有用である。とくに歪成分耳音響放射 distortion product otoacoustic emission（DPOAE）が繁用されている。

2 音叉による聴力検査

音叉による検査も純音を使用する検査で，器具が簡単であり，どこでも行えるのでスクリーニングとして用いることが多い（▶図4-21）。c（128 Hz）の音叉を低音検査，fis^4（2,860 Hz）の音叉を高音検査の代表として用いる。気導のほかに骨導も検査する。

ウェーバー法▶　ウェーバー Weber 法は，前額正中に音叉の柄の端をあてて骨導音を聞かせるときに，左右どちらの耳で強く聞こえるかを確認する検査法である。一側のみの伝音難聴では患側にかたより，感音難聴では健側にかたよる。両側が同程度の難聴であれば，左右同じように聞こえる。

リンネ法▶　リンネ Rinne 法では，同一側の気導聴取時間と骨導聴取時間とを比較する。乳様突起部にあてた音叉の音が聞こえなくなったら，ただちに外耳道孔に近づけて，気導で聞こえるかどうかを確かめる。聞こえれば気導＞骨導でリンネ陽性といい，正常または感音難聴である。骨導で聞こえない音が気導でも聞こえなければ気導＜骨導で，リンネ陰性といい，伝音難聴を示す。

3 語音による検査

語音聴力検査▶　言葉の聞きとりの程度を評価する。語音聴力検査は，前もって録音しておいた語をいろいろな強さで再生して聞かせる方法をとる。2から7までの1けたの数字を用いて50％の正解率が得られた閾値を語音聴取閾値という。

また，音の強さと正解率から語音明瞭度を調べる。伝音難聴では音を強くしていけば正解率が100％になるが，感音難聴では音を強くしていっても100％

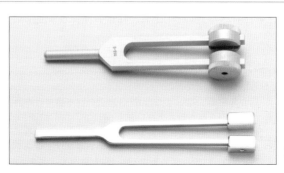

上が c-128 Hz,
下が c-256 Hz

▶図4-21　音叉

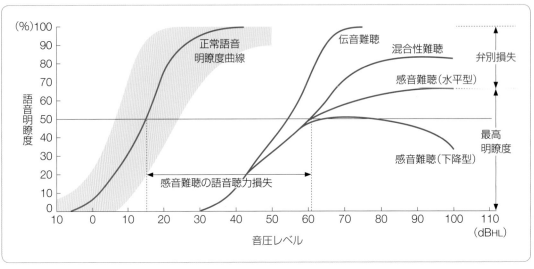

▶ 図4-22 語音オージオグラム（音の強さと語音明瞭度）

にならないことが多い（語音弁別能[1]）（▶図4-22）。音は聞こえるが，なにを言っているのかわからないということで，最高正解率がわるいものでは補聴器の使用に困難があることを示す。

4 インピーダンス-オージオメトリ

音響インピーダンスの変化を測定して，伝音機構やアブミ骨筋反射[2]の状態を調べるものである。

ティンパノ▶
メトリー　　ティンパノメトリーはインピーダンス-オージオメトリの一種で，外耳道内を陽圧から陰圧に変化させながら音を与え，マイクロホンで反射音の音圧を測定して，鼓膜系のコンプライアンスを知る方法である（▶図4-23）。いくつかの型に分類される（▶図4-24）。

5 耳管機能検査

耳管狭窄症や耳管開放症などの疑いに対して，耳管機能検査装置が使用される（▶図4-25）。音響耳管法，耳管鼓室気流動態法，加圧・減圧法などがある。

---

1) 語音弁別能：57-S または 67-S 語表の日本語単音節語表を用いて，音節明瞭度を測定した際に得られた最も大きい値（一般に％ で示す）をいう。感音難聴（内耳性，後迷路性）の診断や，補聴器装用効果の判定などに用いられる。

2) アブミ骨筋反射：耳小骨筋の1つであるアブミ骨筋を支配し，側頭骨内顔面神経より分枝する神経（アブミ骨神経）が，強大音が入ってきたとき内耳への伝わり方を抑制する反射。内耳を強大音からまもる保護作用と考えられ，顔面神経麻痺の部位，予後診断や他覚的聴力検査としても応用される。

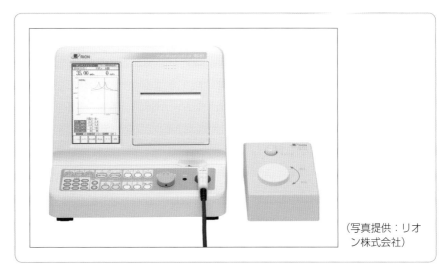

▶ 図 4-23　ティンパノメトリー

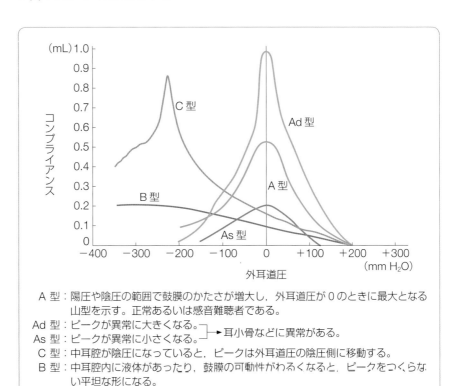

A 型：陽圧や陰圧の範囲で鼓膜のかたさが増大し，外耳道圧が 0 のときに最大となる
　　　 山型を示す。正常あるいは感音難聴者である。
Ad 型：ピークが異常に大きくなる。┐
As 型：ピークが異常に小さくなる。┘→耳小骨などに異常がある。
C 型：中耳腔が陰圧になっていると，ピークは外耳道圧の陰圧側に移動する。
B 型：中耳腔内に液体があったり，鼓膜の可動性がわるくなると，ピークをつくらな
　　　 い平坦な形になる。

▶ 図 4-24　ティンパノグラムの分類

6　幼小児の検査

COR・ABR・ ▶
ASSR

　聞こえているかどうかの応答が得られにくい幼小児に対しては，検査に遊び
を組み込んだ**遊戯聴力検査**や，条件反射を利用した**条件詮索反応聴力検査**

(COR)，脳波による**他覚的聴力検査**(**聴性脳幹反応**〔ABR〕，**聴性定常反応**〔ASSR〕[1])などが用いられている(▶図4-26)。最近では，新生児聴覚スクリーニングに際して，精密検査が必要か否かの判断を，ABRの解析を一定のアルゴリズムに従い自動診断する機器が使用されている(**自動聴性脳幹反応** automated ABR〔AABR〕)。なお，ABRなどの他覚的聴力検査は，幼小児ばかりでなく，意識障害も含めた返答能力のない患者あるいは詐病患者にも広く使用される。

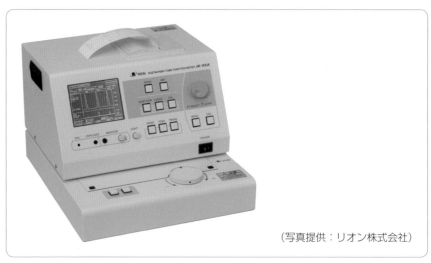

(写真提供：リオン株式会社)

▶図4-25　耳管機能検査装置

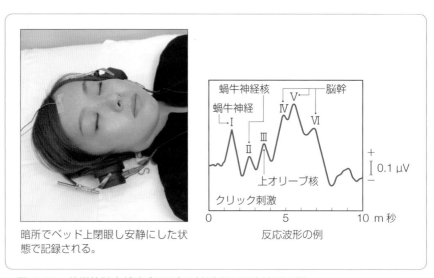

蝸牛神経核
蝸牛神経
脳幹

0.1 μV

上オリーブ核
クリック刺激

0　　　　　　5　　　　　　10 m秒

暗所でベッド上閉眼し安静にした状態で記録される。

反応波形の例

▶図4-26　他覚的聴力検査(ABR)の被験者と反応波形の例

---

1) 聴性定常反応：繰り返し頻度の高い音刺激に対する誘発電位。刺激音の性状から高い周波数特異性を有する反応であり，低音域の聴力レベルを比較的よく反映するといわれる。

② 平衡機能検査

身体の位置や運動を正しく判断し，その迅速な変化にも対処できるのは，平衡機能が正常であることによる。これは内耳のはたらきのみによってなされるのではない。視覚や深部感覚からも情報を受け，大脳・小脳・脳幹などの共同のはたらきによってなされているものである（▶29ページ，図2-11）。

検査の目的▶　内耳からの反射経路には，**前庭動眼反射・前庭脊髄反射・前庭自律神経反射**などがあるが，平衡機能検査は，設定した条件下に生じる身体現象から，これらの反射に異常があるかどうかを調べるものである。眼球運動や身体の偏倚（▶76ページ），身体の立ち直りなどをおもな観察項目とする（▶表4-4）[1]。その成

▶表4-4　平衡機能検査

	名称	概要
眼振検査	頭位眼振検査	懸垂頭位・仰臥位・座位など　　　　　　　　　　（▶図4-27）
	頭位変換眼振検査	頭位，体位の変換　　　　　　　　　　　　　　　（▶図4-27）
	迷路刺激眼振検査	温度眼振（カロリックテスト）：体温より冷たいまたはあたたかい水や空気で外耳道を通して内耳を刺激　（▶図4-28） 回転眼振：回転後または回転中 圧迫眼振：外耳道に陰または陽圧 視運動性眼振（OKN*）：眼の前の線の移動
	追跡眼球運動検査	指標を追跡させて眼球運動の角速度をみる
	注視眼振検査	注視方向を上下左右に変化させる（▶76ページ，図4-30）
偏倚検査	指示検査 遮眼書字法 歩行検査 足踏み検査	閉眼して手で決められた正面位を指す 閉眼して縦に字を書く 閉眼して6mの距離を前進または後退 閉眼して同一場所で足踏み　　　　（▶77ページ，図4-32）
立ち直り検査	両足直立検査 単脚直立検査 斜面台検査 重心動揺検査	ロンベルグ検査，マン検査（開・閉眼） 片脚（開・閉眼） 両足直立で台を傾斜させる（開・閉眼） 重心の動揺を自動的に記録
前庭頸反射検査	前庭誘発筋電位（cVEMP**）	音響で耳石器を刺激

＊　OKN：optokinetic nystagmus の略。走行中の電車の車窓から景色を見ているときのように，眼前を相ついで移動する対象物を見ていると出現する眼振（視運動性眼振）の性状・頻度などをチェックすることにより，脳幹や小脳などの異常を検知できる検査。

＊＊　cVEMP：cervical vestibular evoked myogenic potential の略。耳石器（とくに球形嚢）は，直線加速度以外に大きな音にも反応することが知られており，この特徴を利用して前庭脊髄反射の1つである耳石器-胸鎖乳突筋経路の神経反射を音響刺激を用いて評価する。

1）前庭動眼反射の検査には眼振検査，前庭脊髄反射の検査には偏倚検査，立ち直り検査がある（▶表4-4）。また，前庭自律神経反射に対する検査には，シェロング試験（▶76ページ）などがある。

績から前庭性と非前庭性を区別し，前庭性であればそれが中枢性か末梢性かを鑑別する。

検査時の注意▶ このような平衡機能検査は，内耳に刺激を加えたり，身体のバランスのくずれを観察したりするので，気分がわるくなったり，冷汗が出たり，倒れたりすることがある。そのため検査前に，目的・手順，検査時におこりうる身体の状況などを説明して，理解してもらい，検査室や器具も前もって点検し，要員の配置にも心を配り，危険のないように細心の注意をはらう。

1 眼球運動の変化

眼振（眼球振盪）▶ 眼筋に対する左右の緊張のバランスがくずれると，眼球は徐々に一方向に引かれ，ある点に達するともとの位置に戻そうとする力がはたらき，眼球が急速に復位する。この現象を**眼振（眼球振盪）**という。

徐々に動いている時期は**緩徐相**，復位する時期は**急速相**で，眼振の方向は左向き，右向きなど急速相の方向で表現する。

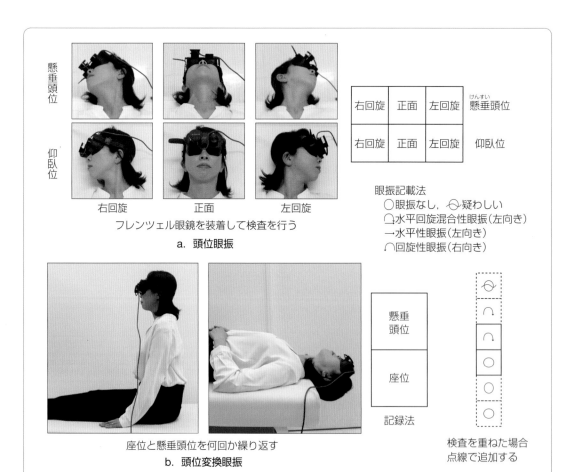

▶ 図4-27 頭位眼振・頭位変換眼振と記録法

眼振の種類と▶
記録法　　　自然の状態でみられる眼振は**自発眼振**といい，つねに病的であるが，眼の位置，頭の位置，体位の変換などによってもおきやすくなるので（**誘発眼振**），これらの状態を負荷して検査を行う（▶図4-27）。

　外耳道に冷水を注入すると反対側に向かう眼振が生じる（**温度刺激検査，カロリックテスト**）（▶図4-28）。しかし，内耳に異常がある場合は，眼振の持続時間が短かったり，まったく出現しない場合もある。

　外耳道からポリツェル球（▶78ページ，図4-33）などを用い，陰圧あるいは陽圧の刺激で眼振がおこる場合は異常で，**瘻孔症状**という。この状態は，内耳を囲んでいる骨が軟化，あるいは中耳真珠腫などで破壊されていることを示唆している。

　眼振は，**フレンツェルFrenzel眼鏡**（▶図4-29-a）を用いて方向・頻度・振幅などを記録する（▶図4-30）。これは20ジオプトリー（D）程度の強い凸レンズの眼鏡で，内部に電灯がつくようにした器具である。検者には被検者の眼の動きがよく見えるが，被検者は外部をほとんど見ることができない。最近では電荷結合素子 charge-coupled device（CCD）つきの赤外線カメラを使用した赤外

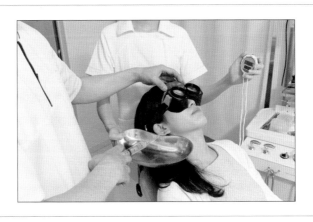

▶図4-28　温度眼振の検査（カロリックテスト）

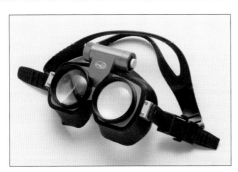

a. フレンツェル眼鏡

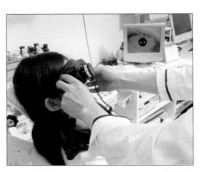

b. 赤外線カメラつきフレンツェル眼鏡

▶図4-29　フレンツェル眼鏡

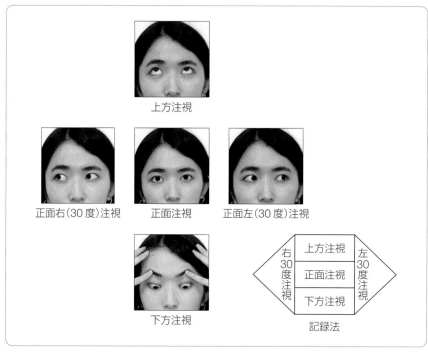

上方注視

正面右(30度)注視　　正面注視　　正面左(30度)注視

下方注視

記録法

右30度注視
上方注視
正面注視
下方注視
左30度注視

▶ 図4-30　注視眼振検査と記録法

線カメラつきフレンツェルで，眼振などのチェックをすることが多い(▶図4-29-b)。また，**電気眼振計** electronystagmograph(**ENG**)が用いられることもある。これは眼球の運動に伴う角膜網膜電位の変化を記録する装置で，眼振の回数・速さ・振幅・方向などを検討するのに都合がよい(▶図4-31)。

2 偏倚現象の検査

前庭脊髄反射のバランスの乱れを観察する検査で，前後左右どちらかにかたよっていく状態(偏倚現象)を調べるものである。開眼していれば視覚によって代償される。開眼と閉眼で行う。代表的な検査法に**足踏み検査**がある(▶図4-32)。

3 立ち直り検査

平衡機能障害では身体の動揺の程度が大きくなるが，末梢前庭障害では視覚によって代償されるので，開眼と閉眼との差が大きくなる傾向がある。

ロンベルグ検査・▶　**ロンベルグ** Romberg **検査**では両足をそろえて直立させるが，**マン** Mann **検**
マン検査　　　**査**では両足を一直線上に置かせる。

4 シェロング試験

臥位から立位に体位変換させたときの血圧や脈拍の変化を測定し，自律神経機能を評価する。

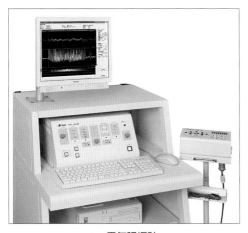
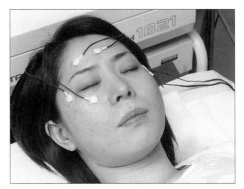

a. 電気眼振計　　　　　　　　　　b. 検査の様子

（写真 a 提供：リオン株式会社）

▶ 図 4-31　電気眼振計による記録

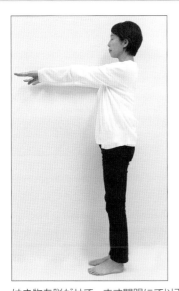
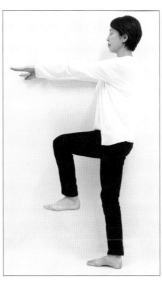
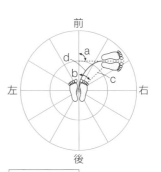

はき物を脱がせて，まず開眼にて以下と同様の状態で練習後，閉眼（遮眼）して，両上肢を水平に前にのばし，手掌を下に向け，足をそろえて立ったあと大腿を水平位まで高く上げ，普通歩行の速さで，50 歩あるいは 100 歩足踏みをする。身体動揺の有無，足踏み軌跡，偏倚と最後の停止位置，回転角度などを測定する。50 歩で 30 度，100 歩で 45 度以内の回転角度は正常範囲である。照明・騒音などにかたよりのない場所で行う。床は，平坦なかたい（敷物のない）場所とする。

▶ 図 4-32　足踏み検査

③ 耳管通気検査

　　　耳管の通気がわるいと圧の調節機能が失われるので，それに伴う疾患がおこる。通気性がわるいと，鼓室内は陰圧化して鼓膜を内陥させ，ときには鼓室内

に液体がたまることもあるので，耳鏡検査からも耳管通気度のわるいことは推定できる。正確に知るには，耳管咽頭口から実際に空気の通る音をオトスコープで聞いて確認する。

バルサルバ法▶　鼻をつまんで息を吐き出す努力を行わせると，上咽頭圧は上昇して耳管に空気が入る。そのときの通気音を聞く。

ポリツェル法▶　片方の鼻孔は指で押さえ，検査側のもう一方の鼻孔にポリツェル球（▶図4-33）の先端をあてがって発声（「ハ[・]ック」「ガ[・]ッコウ」など）あるいは嚥下運動をさせ，それと同時に空気を送る。これらにより軟口蓋は挙上し，上咽頭は下部から遮断されて耳管が開くので，空気が耳管に入ることになる。この方法は小児の通気治療法として用いられることが多い。

カテーテル通気法▶　カテーテルの先端を耳管咽頭口に挿入し，カテーテルを通じて送気を行う最も確実な通気法である（▶図4-34）。通気は検査として行われるばかりでなく，耳管に狭窄のある患者の治療法としても用いられる（耳管通気法〔LD〕[1]）。

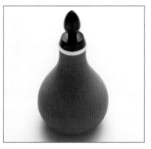

小児用だが，プレッツ置換法で使用されることもある。

▶ 図4-33　耳管通気用ポリツェル球

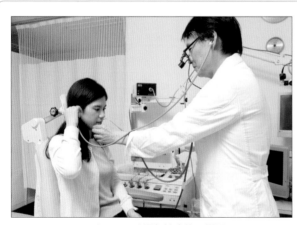

a. カテーテル通気法実施の様子

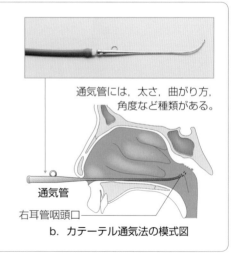

通気管には，太さ，曲がり方，角度など種類がある。

通気管

右耳管咽頭口

b. カテーテル通気法の模式図

▶ 図4-34　カテーテル通気法

1）LD：Luft Douche 耳管通気（法）のドイツ語略。

検査時の注意▶　通気の前処置として，鼻粘膜を麻酔して腫脹を取り去り，分泌物も吸引除去しておく。鼻腔内を処置することになるので，はじめて通気を受ける患者はいやがることがあるが，心配のないことを説明する。また嚥下運動時の耳管の開放を利用することもあるので，指示があったら唾液を飲み込むように説明する。

④顔面神経機能検査

顔面神経は，顔面表情筋の運動神経である狭義の顔面神経と，中間神経（副交感神経線維と味覚線維）から構成される。これらは内耳道内の膝神経節で合流する（▶130ページ．図5-27）。膝神経節で大錐体神経，鼓室部でアブミ骨神経，乳突部で鼓索神経を分枝する。それぞれの神経がつかさどる機能を流涙検査（Schirmer法），アブミ骨筋反射検査，顎下腺分泌能検査，さらには大錐体神経と鼓索神経の双方の機能を測定できる味覚機能検査により，障害部位診断と一部予後判定ができる。そのほか，顔面神経麻痺の障害程度と予後診断目的で以下の検査が行われる。

1　神経興奮性検査　nerve excitability test (NET)

0.3ミリ秒の電流を用いて，顔面神経を経皮的に刺激し，表情筋の収縮を視認できる最小の電流閾値を確認する検査。左右の閾値差が3.5 mA未満の場合は神経変性が少なく治癒率が高いといわれる。

2　誘発筋電図検査　electroneurography (ENoG)

表面電極を用いて顔面神経を刺激し，筋電図として記録して左右を比較する。神経変性を免れた神経の割合を定量的にとらえることができる信頼性の高い予後診断法である。

⑤鼻・副鼻腔検査

副鼻腔は鼻腔とは異なり，前鼻鏡検査のときに内部の変化を実際に見ることはできない。副鼻腔内の変化は，膿汁の付着部位や粘膜の浮腫性変化などの鼻腔にあらわれた変化から推測する，または洞の穿刺・洗浄・X線検査・内視鏡検査などによって調べる。

1　前鼻鏡検査・後鼻鏡検査

前鼻鏡検査（鼻内所見）により，鼻粘膜の色調（赤い場合は急性炎症，蒼白の場合はアレルギー性鼻炎など），腫脹，鼻汁の性状などを見る。副鼻腔と鼻腔とはつながっているので，洞内に炎症などがあって分泌液の排泄があれば，鼻腔内への排泄状況を見て罹患した洞を推定することができる。中鼻道に自然口

のある前頭洞・前部篩骨洞・上顎洞に変化があれば，中鼻道の膿汁付着や，中鼻道・中鼻甲介粘膜の浮腫性変化あるいはポリープ形成などが考えられる。蝶形骨洞や後部篩骨洞の変化では，前鼻鏡的には嗅裂に，後鼻鏡的には上鼻道に変化がある。

2 上顎洞穿刺・洗浄

　　上顎洞内側壁は鼻腔からいえば鼻腔外側壁になる。とくに下鼻道に相当した部分では骨壁も薄いために，ここから穿刺を行うことは比較的容易で診断価値も高く，治療にもなる。

上顎洞穿刺・▶
上顎洞洗浄　　　表面麻酔薬・血管収縮薬に浸したガーゼを前もって下鼻道に挿入し，粘膜を十分に麻酔して腫脹を除いてから**上顎洞穿刺針**を用いて穿刺（PPM[1]）する（▶図4-35）。穿刺液が得られればその検査を行い，洗浄管につなぎかえて洞内を洗浄する。洗浄液は体温程度にあたためた生理食塩水などを用いる。洗浄はふつう鼻洗浄と同じような方法で行い，自然口から出た洗浄液が外鼻孔から流れ出るようにするが，送水用ゴム球の力の入れぐあいは，洞内の貯留物の性状，腫瘍・ポリープなどの存在，粘膜腫脹の程度や自然口の閉塞程度などを知る手がかりとなる重要な所見である。

薬液注入▶　　　膿盆中に流れ出した洗浄液が膿によって黄色くにごったり，洗浄液中に膿性や粘液性のかたまりが浮遊したりするのも，大切な所見である。洗浄後は，再び洗浄管を外して造影剤を注入したり，治療用薬剤を注入したりする。

検査時の注意▶　　検査は座位で行われるために，患者によっては脳貧血をおこしたり，検査後に出血することもあるので一般状態や顔色に注意する。出血に備えてしばらく

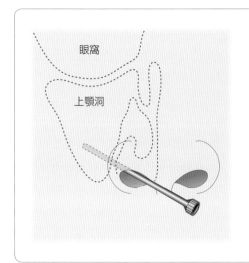

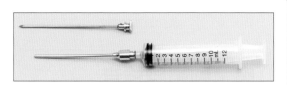

上顎洞穿刺針とディスポーザブル注射器

外筒（下）は中空になっており，内腔に穿刺針（上）が挿入される構造となっている。

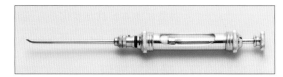

シュミット探膿針

▶ 図4-35　上顎洞穿刺針部位と穿刺器具

1）PPM：上顎洞穿刺・洗浄のドイツ語略。

の間は安静にしてもらい，当日の入浴は禁止する。空気塞栓症・眼球突出など
の偶発症も報告されているので注意が必要である。

3 自然口洗浄による判断

自然口（鼻腔と副鼻腔との交通路）を利用して洗浄を行い，その洗浄液の性
状から膿の貯留を判断し，洗浄管から造影剤や薬物を注入する方法である。上
顎洞・前頭洞・蝶形骨洞がその対象となる。消息子（ゾンデ）を用いて自然口
を確かめ，洗浄管を挿入して洗浄する。

方法や注意は前述の「②上顎洞穿刺・洗浄」に準じる。

4 鼻腔通気度検査

鼻疾患の術前・術後の評価や，心因性鼻閉の患者，OSAS が疑われる患者な
どを対象に，鼻呼吸の状態を鼻腔抵抗で評価する鼻閉の客観的指標検査である。

5 アレルギー検査

アレルギー性鼻炎診断のためには，前鼻鏡検査や抗原の検査（皮内テスト，
スクラッチテスト，血清特異的 IgE 抗体検査，鼻誘発テスト）のほか，鼻汁中
好酸球検査を行うことが多い。鼻汁中好酸球検査は，鼻汁をスライドガラス上
に塗布し，染色（ハンセル染色という）後，顕微鏡で好酸球の有無や程度を調
べる検査法である。

⑥ 内視鏡検査

耳鼻咽喉領域では，外来診療時でもさまざまな器械を用いて奥深い所に光を
到達させて所見を得ている。最近では内視鏡を用いる場合が多い。喉頭鏡・気
管支鏡・食道鏡など昔から使用されてきたもののほかに，**上咽頭鏡**や，声帯の
観察に適した**声帯鏡**，鼓室内や鼻腔内の狭い所が見られる**針状鏡**，見える角度
によって区別される**直視鏡**や**斜視鏡**などがある。内視鏡の形・径・長さはそれ
ぞれ目的によってさまざまなものがある。

ファイバースコープは，光源からの光をグラスファイバーを通して導くよう
になっている（▶図 4-36）。硬性あるいは軟性のものがある。視野も明るく，盛
んに利用されている。この方法を**ファイバースコピー**という（▶62 ページ，図
4-11）。電子内視鏡も使用されることが多い。

この検査は全身麻酔下にも局所麻酔下にも行われ，炎症性あるいは腫瘍性疾
患などの視診，鑑別診断，部位の確認，検査用組織片の採取，局所的な治療，
異物除去などに行われる。

検査前の準備，検査中の介助，検査後の観察などは手術患者に準じて行う。

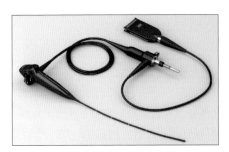
a. 軟性鏡（鼻・副鼻腔用）

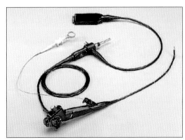
b. 軟性鏡（咽頭・喉頭異物用）

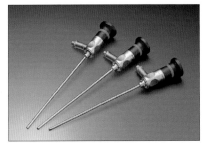
c. 硬性鏡（鼻・鼻咽腔用）

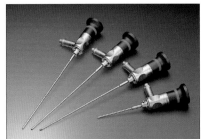
d. 硬性鏡（鼓膜鏡）

（写真提供：オリンパス株式会社）

▶ 図4-36　ファイバースコープ

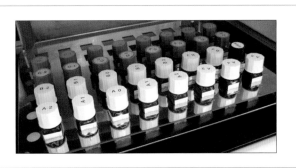

▶ 図4-37　T&T オルファクトメトリ

⑦ 嗅覚検査 olfactometry

基準嗅力検査▶　いろいろなにおいのする物質を，10倍希釈法で薄めて種々の濃度の液をつくっておき，それを細長い紙（5×150 mm）につけ，鼻孔部に近づけて判定させる方法を **T&T オルファクトメトリ**とよび，わが国で保険請求が可能な**基準嗅力検査**である（▶図4-37）。なにかのにおいがすると答えたところを**検知閾値**といい，なんのにおいかわかったときを**認知閾値**という。検知閾値は○，認知閾値は×で示される。用いる検査液は，花香・果実臭・汗臭・焦臭・糞臭を5基準臭とする。

静脈性嗅覚検査▶ このほかに，アリナミン®を静脈内に注射して，においがしはじめた時間や持続時間をはかる**静脈性嗅覚検査**[1]という方法もある。

⑧ 味覚検査

電気味覚検査▶ **電気味覚検査**は，電気味覚計を用いて行われる（▶図4-38）。舌や軟口蓋に弱い電流（1〜300 μA）を流すと，金属をなめたような味がすることを利用したものであり，定量性にすぐれている。

濾紙ディスク味覚
検査▶ **濾紙ディスク味覚検査**は，5基本味のうちの4つ（甘味・塩味・酸味・苦味）が5段階の希釈系列になっており，定性的検査である（▶図4-39）。

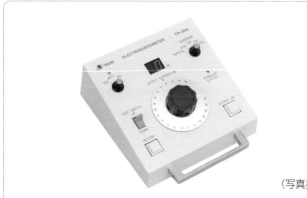

（写真提供：リオン株式会社）

▶図4-38 電気味覚計

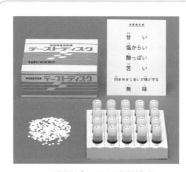

a. 濾紙ディスク味覚検査

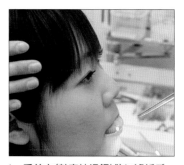

b. 舌前方（鼓索神経領域）に濾紙ディスクを置く

（写真a提供：株式会社三和化学研究所）

▶図4-39 濾紙ディスク味覚検査実施の様子

1）静脈性嗅覚検査：アリナミン®注射液10 mg（2 mL）を等速度で左肘正中静脈より20秒かけて静脈内注射する。肺で気化して呼気に入ったアリナミン®（ニンニク）臭が，呼息時に後鼻孔より嗅粘膜に到達し，においを感じることを利用した検査である。正常では潜伏時間7〜10秒，持続時間1〜2分である。

⑨ 画像検査

視診や触診だけでは構造上の変化についての情報が十分得られない場合，画像検査が有用である。X線を用いるCT，MRI，シンチグラフィー，エコーグラフィーなどがある。

1 CT

コンピュータ断層法 computed tomography（CT）は耳・鼻・咽喉頭，いずれの部位の検査にも頻繁に用いられる（▶図4-40, 41）。副鼻腔や中耳など，骨で構成された部分の病変の描出にはCTは欠かせない。CTから作成した三次元表示の立体像の例を示す（▶図4-42）。微細な構造変化を解明したり，骨折部位や程度の確認に利用されている。腫瘍の鑑別には造影剤を併用する。

2 MRI

磁気共鳴画像 magnetic resonance imaging（MRI）は耳鼻咽喉科・頭頸部外科領域でも，めまいの鑑別診断や頭頸部腫瘍の診断などに欠かせないものとなっている（▶図4-43）。後頭蓋窩（小脳や脳幹）の病変を描出するには，CTでは不十分な場合が多い。また，腫瘍の性状の鑑別のために，ガドリニウム造影剤を併用する場合もある。

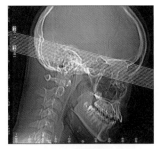

a. 軸位断面

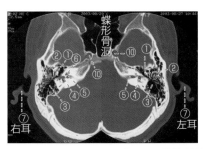

b. 上鼓室のツチ骨頭とキヌタ骨体を通る軸位断（水平断）

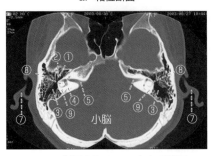

c. bの断面より2mm上方の断面

①ツチ骨
②キヌタ骨
③乳突洞
④前庭
⑤内耳道
⑥蝸牛
⑦耳介
⑧外側半規管
⑨後半規管
⑩内頸動脈

▶ 図4-40　正常中耳CT像

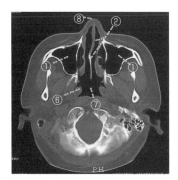
a. 上顎洞レベルの軸位断（水平断）

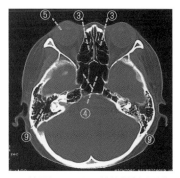
b. 篩骨洞レベルの軸位断（水平断）

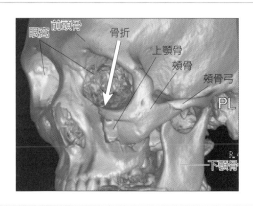
c. 冠状断

①上顎洞
②鼻中隔
③篩骨蜂巣
④蝶形骨洞
⑤眼球
⑥耳管隆起
⑦上咽頭
⑧鼻背
⑨中耳
⑩下鼻甲介
⑪中鼻甲介

▶図 4-41　正常副鼻腔 CT 像

▶図 4-42　顔面の 3D（三次元）CT 表示

⑩ 喉頭ストロボスコピー

　発声時に振動している声帯に，ストロボ放電管から周期を調節した点滅光を投射すると，声帯の運動をゆっくりした状態で観察することができる（▶図 4-44）。この検査を行うと，病変の広がり方・程度などの詳細までわかるので，精密な診断や治療方針の決定に用いられる。このほか，音声障害に対しては，音響分析検査，発声機能検査なども行う。

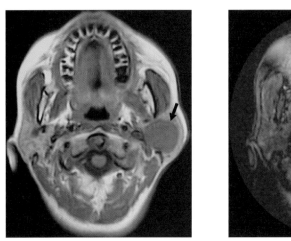 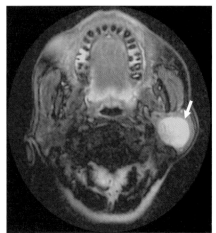

a. T1 強調　　　　　　　　　　　　b. T2 強調

左側に耳下腺腫瘍をみとめる（矢印）。

▶ 図 4-43　頭部の MRI（水平断）

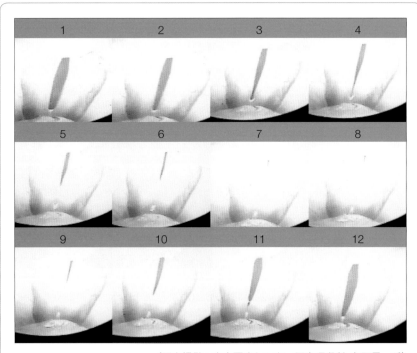

（写真提供：東京医療センター耳鼻咽喉科　角田晃一氏）

▶ 図 4-44　喉頭ストロボスコピーによる正常な声帯の動き

C おもな治療

耳鼻咽喉科では薬剤投与のような全身的な治療のほかに，耳・鼻・咽喉という局所に的をしぼった治療方法もよく用いられ，これを局所療法という。疾患自体や治療・処置の方法に関する説明，療養指導，生活指導などを，患者自身や家族に対して行う。次に代表的な処置および手術の概略を述べる。

① 耳の処置

外耳道深部や鼓膜は感覚が鋭敏で，痛みを感じやすいので，処置をする部位をよく見ながら，むだな接触刺激を与えないようにする。治療中の患者が急に動くと，いくら注意していても器具が接触してしまうことがあるので，動かないように指示したり，動かないような工夫もする。とくに幼小児では注意する。

耳用ピンセット▶　耳の処置に用いる器具には，角度や段がつけてあり（バヨネット[1]状），器具を持つ手によって視線がさえぎられることを防ぐようになっている。その例として**耳用ピンセット（鑷子）**がある（▶図4-45）。

めまいの訴えがあれば，目を閉じてもらい，頭を診療用ユニットの椅子の枕にもたれさせて，しばらくじっとしているように指示する。さらにめまいが持続するような場合には，椅子の背を倒したり，横臥させたりする。

1 清拭・吸引・塗布

外耳道や鼓膜がよごれていたり，分泌物がたまっている場合には，これをふきとったり吸い取ったりしてきれいにし，必要な薬物を塗る。

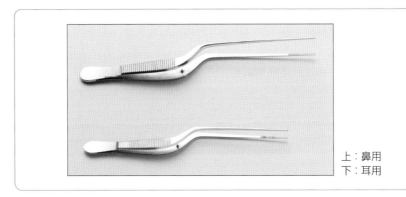

上：鼻用
下：耳用

▶ 図4-45　耳鼻咽喉科用ピンセット（ルーツェ型）

---

1) バヨネット bayonet：銃剣（銃の先のほうに剣をつけたもの）のことをいう。

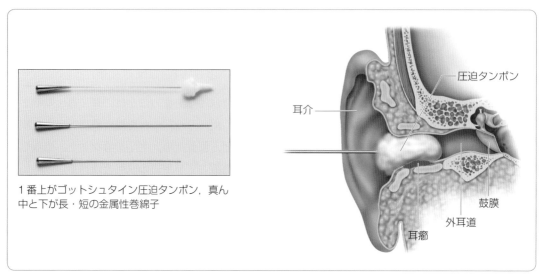

1番上がゴットシュタイン圧迫タンポン，真ん中と下が長・短の金属性巻綿子

▶図4-46　金属性巻綿子（長・短）とゴットシュタイン圧迫タンポン

清拭▶　清拭はピンセットで小ガーゼ片や脱脂綿をはさんで行うこともあるが，多くは巻綿子を用いる。細かい所をふきとるため，綿のかたまりでなにも見えなくなるようでは困る。**耳用巻綿子**は一般に細く巻いておいて，医師が耳から目を離さずにつぎつぎと用いられるタイプを使用する。

耳用巻綿子▶　耳用巻綿子は鼻用のものよりやや短く，約12 cm の長さのものを使用するが，使用中に綿が抜け落ちたり，先端が露出したりすることがないよう細心の注意が必要である。巻いた直後にはしっかりしていても，しばらくたつとゆるむので，使用直前に2〜3回巻き返して，先端を指で触れて露出していないことを確かめてから使用すれば確実である。

吸引▶　吸引には細い吸引嘴管を用いる。非常に細かい所は顕微鏡をのぞきながら吸引することもある。

塗布▶　軟膏や液剤の塗布には巻綿子を用いる。分泌液のドレナージも兼ねて，薬液に浸したガーゼ片を外耳道に留置することもある。

ゴットシュタイン▶　**ゴットシュタイン Gottstein 圧迫タンポン**は塗布の特別なかたちで，外耳炎
圧迫タンポン　に対して薬物塗布と圧迫のために綿球留置を行う方法である（▶図4-46）。円形にのばした脱脂綿に巻綿子の軸を回転させるようにして巻きつけると，円錐形になるので，これに軟膏をつけて外耳道に挿入し，反対方向にまわすと軸だけが抜けてきて，脱脂綿はそのまま外耳道に残る。

2 耳洗浄

耳洗浄は外耳道内の異物や，耳垢などを洗い流すために外耳道を洗浄することをいう。患者の衣服をぬらさないように防水布をかけ，耳下部に受水用膿盆をあて，洗耳用水銃で外耳道後壁に向けて勢いよく注入する（▶図4-47）。洗浄

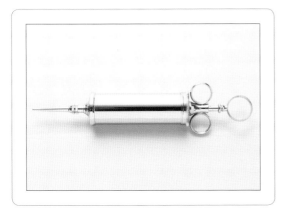

▶図4-47　洗耳用水銃

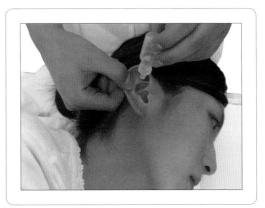

▶図4-48　点耳の方法

液はとくになにを使わなければならないという制限はないが，温度を体温程度（37℃）にする。洗浄液が体温と異なると温度刺激となってめまいをおこすので，厳重にまもらなければならない。洗浄後は巻綿子や吸引を用いて付着した液をできるだけ除去する。

3　点耳

　点耳とは，外耳道に薬液を滴下することである。外耳炎や中耳炎に対して抗菌薬やステロイド薬が用いられる。鼓膜に穿孔のある場合には，耳毒性の薬液を使用しないようにする。

　患耳を上にして側臥位とする，あるいは座位では患耳が上になるように頭を傾けてもらい，液が後壁を伝わって静かに入るように滴下する（▶図4-48）。液を滴下したら，しばらくそのままの姿勢を保ってもらう。スポイトの先端が外耳に触れると，びんのなかの薬液まで汚染してしまうので，触れないように滴下すること，注入ではないので勢いよく入れないことなどに注意する。耳垢が外耳道でかたまって取れないときに，**耳垢水**[1]を滴下する場合にもこの方法が用いられる。自宅で点耳してもらうこともあるので，その際には使用方法を十分に指導する。

4　鼓膜切開術 paracentesis

鼓膜切開術 ▶　鼓室内に液体がたまったときに，それを排除するために鼓膜を切開する方法を鼓膜切開術[2]とよび，手術に属する（▶図4-49）。切開刀に段がついているのは，視線をさえぎらないためである。全身麻酔でも行われる。局所麻酔では鼓膜麻

1）耳垢水：かたい耳垢を軟化させ，除去しやすくするための液体。炭酸水素ナトリウム10 g，グリセリン50 mLに精製水を加えて全量200 mLとして調合する。
2）鼓膜切開術を略してパラセン（穿刺を意味するparacentesisから）ということが多い。

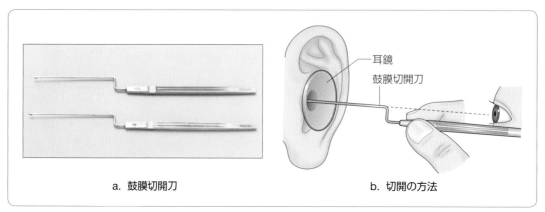

a. 鼓膜切開刀

b. 切開の方法

耳鏡
鼓膜切開刀

▶ 図4-49 鼓膜切開術

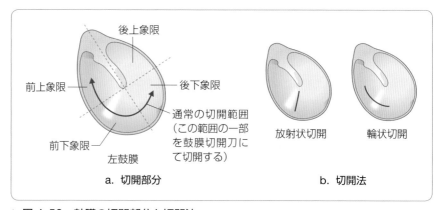

後上象限

前上象限

後下象限

前下象限

通常の切開範囲
（この範囲の一部
を鼓膜切開刀に
て切開する）

左鼓膜

a. 切開部分

放射状切開

輪状切開

b. 切開法

▶ 図4-50 鼓膜の切開部分と切開法

酔薬に浸したガーゼか小綿球をしばらく鼓膜にあてたり，**イオントフォレーゼ
麻酔**[1]を用いたりする。外耳道は消毒液で消毒する。麻酔用ガーゼを除去し，
耳鏡を用いて鼓膜が十分に見えるようにしておく。通常は，後上 象 限以外の
部分（多くは前上・下象限）の一部を鼓膜切開刀で一気に切開する（▶図4-50）。

　切開後流出してくる分泌液は吸引嘴管を用いて吸引する。外耳道にドレナー
ジを兼ねたガーゼ片を挿入しておくこともある。

実施時の注意▶　局所麻酔で行う切開では前もって動かないように注意し，同時に診療用ユ
ニットの椅子の支頭部を利用して頭部をしっかりと支えるようにする。痛みを
恐れるばかりに，必要な鼓膜切開を拒否するようでは病気の治癒を遅らせ，分
泌液の器質化による癒着などによって治りにくい難聴が残ることもある。その
必要性をよく説明して手術を受けてもらう。なお急性中耳炎では，鼓膜切開に
よってたまっていた液の排泄が始まると，痛みも急速になくなる。

---

1) イオントフォレーゼ麻酔：麻酔液（4% リドカイン液など）を外耳道に注入し，外耳道内
　とその他の部位（腕など）に電極を置き，1 mA で5～10分通電して局所麻酔液をイオン
　化させることで麻酔効果を上げる。

② 鼻の処置

　　鼻の処置は，鼻腔ならびに副鼻腔に対する効果を期待したものである。副鼻腔への効果は自然口を介してのものであるから，上顎洞など自然口のある中鼻道付近の粘膜変化やポリープの存在などにはとくに注意をはらう。

実施時の注意▶　鼻の治療のときにも患者がかってに動くと危険を伴い，治療も行いにくいので注意しておく。分泌液の性状や付着状態は大切な所見となるので，診察前には鼻をかまないように指示する。

　　自宅においても，じょうずな鼻のかみ方を指導することも大切である。鼻をかむまえに大きく息を吸って片側ずつかむ。力を入れすぎると耳に響くことがあるので，そのようにならない程度に力を入れ，何度も時間をかけてたまった分泌物をかみ出すようにする。

1 噴霧・塗布・吸引

目的▶　鼻疾患患者の局所治療では，粘膜の腫脹をとり，鼻腔内にたまった分泌液や痂皮（かひ）を排除して排泄が円滑に行われるようにし，あわせて局所粘膜の炎症をしずめることを目標とする。

噴霧▶　診療用ユニットには表面麻酔薬や血管収縮薬・収斂薬（しゅうれん）などを噴霧できる装置が取り付けてあり，それらを使って治療を行う（▶図4-51-a）。とくに限局した部位に薬液を作用させたい場合や，噴霧では深部まで達するのが不十分と考えられる場合には，巻綿子による塗布や薬液に浸した小ガーゼ片の留置も行う。

鼻用巻綿子▶　**鼻用巻綿子**は約15cmの長さで，一般に耳用の場合よりやや太めに脱脂綿を巻きつけたものを使用する。副鼻腔の自然口開大処置などにも使用される。最近では，耳用も含めディスポーザブルのものを使用することが多い（▶図4-51-b）。

吸引▶　吸引は粘膜の腫脹がとれて鼻腔内がよく見えるようになってから行う。吸引嘴管は耳用のものより太く，先がまっすぐなものと曲がっていて切口が斜めのものとがあり，用途によって使い分けられる（▶図4-51-c）。鼻腔内だけの吸引であればまっすぐなもので十分であるが，中鼻道を通して副鼻腔内の分泌物を吸引したり，上咽頭にまわった鼻汁を吸引するには，先端が屈曲したもののほうが使いやすい。

　　このような操作は鼻腔内を観察しながら行われるので，医師の両手は鼻鏡（左手）と，巻綿子・噴霧器・吸引嘴管（しかん）（右手）などでふさがっている。また，患部から目を離さないまま次の操作に移らなければならないこともあるので，介助時の器具の手渡しに注意する。

　　患者の頭位を前後左右に動かさなければならない場合は，指示どおり動かすよう患者に協力を求め，治療中はかってに動かないよう注意する。鼻出血患者の止血操作のときには，とくに注意する。

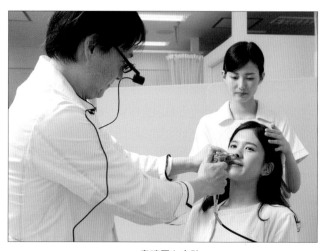

b. ディスポーザブル綿棒

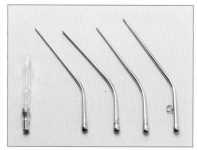

a. 鼻噴霧と介助

医師は眼鏡にLEDヘッドライト(日本ライト[株]社製)を装着している

c. 鼻用吸引嘴管(ガラス製は小児用)

▶ 図4-51 鼻の処置

鼻用クリームの塗布や鼻前庭への軟膏剤塗布には巻綿子を用い，吸引で取りきれない痂皮の除去，鼻内へのガーゼの挿入などには**鼻用ピンセット(鑷子)**を用いる(▶87ページ，図4-45)。

2 鼻腔洗浄

分泌物が濃厚であったり，痂皮が付着していて吸引では取りきれない場合には，洗浄によって洗い流すことがある。患者に防水布をつけて頭を前屈してもらい，受水用膿盆を顎の下にあてる。呼吸は口で行い，洗浄中は「アー」と発声を続けてもらう。片側の外鼻孔に洗浄用嘴管をあて，ポンプで洗浄液を送ると他側の鼻孔から出てくる。一呼吸終わったら間合いをとって何回か繰り返す。洗浄液としては生理食塩水を体温程度にあたためて用いる。検査の項で述べた穿刺・洗浄(▶80ページ)を治療の目的で用いる場合もある。

洗浄中は嚥下運動をしないようにあらかじめ注意をしておく。洗浄液が耳管内に流入して中耳炎をおこすのを防ぐためである。同じ理由から，急性上気道炎があるときにも鼻腔洗浄は行わない。

3 点鼻

外鼻孔から点鼻びんやスポイトを用いて薬液を鼻腔内に静かに滴下する方法である。使用方法を指導し，自宅で行ってもらうこともある。

懸垂頭位による▶
点鼻療法
嗅覚障害では，嗅裂部位に薬液(とくにステロイド薬)が到達するように懸垂頭位で点鼻液を使用することもある。

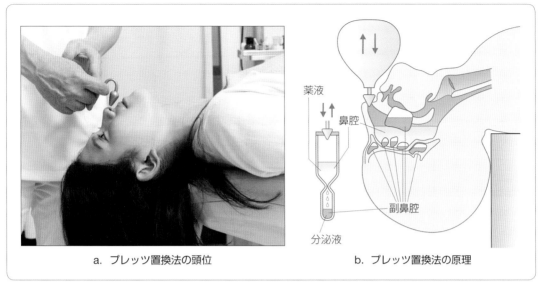

a. プレッツ置換法の頭位　　　　b. プレッツ置換法の原理

▶ 図 4-52　プレッツ置換法

4　上顎洞穿刺・洗浄

　　上顎洞の穿刺ならびに洗浄については，副鼻腔検査で述べた（▶80 ページ）。

プレッツ置換法 ▶　穿刺針や洗浄管などは用いずに，鼻腔内に陰圧をかけて副鼻腔に薬液を注入し，分泌液を排除する方法をプレッツ Pröetz 置換法という（▶図 4-52）。患者を懸垂頭位として，微温の生理食塩液か薬液を鼻孔より鼻腔内に注入する。対側の外鼻孔を指で閉鎖して，発声させながらポリツェル球（▶78 ページ）などで陰圧を加えると，副鼻腔内が相対的に陽圧となり，内容物が鼻腔に出て薬液と置換される。

5　エアロゾル療法（ネブライザー療法）

　　霧状にした薬液を副鼻腔内にまで散布することを目的にした吸入治療法である（▶図 4-53）。自然口を介して鼻腔と副鼻腔とのつながりが保たれていることが条件である。ネブライザー療法前には鼻腔，とくに中鼻道の治療を十分にしておく。薬液には，抗菌薬・粘液溶解薬・ステロイド薬などが用いられる。

③ 口腔・咽喉頭の処置

　　舌を含めた口腔は見やすい部位ではあるが，処置の際は患者の頭を固定し，動かさないようにする。また，咽喉頭の処置は，見えにくく到達しにくい部位が対象となるので，それなりの工夫が必要である。大切なことは，患者の余計な緊張を取り除いて，気分をらくにするよう誘導することである。

　　口を開いただけで絞扼反射がおこるような状態では，十分な治療は行えない。

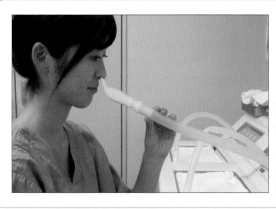

抗菌薬・ステロイド薬・去痰薬などの混合液を霧状にして鼻内に投与する。患者には，浅く速く呼吸をし，鼻から吸って口から吐き出すこと，ときどき嚥下運動をして鼻腔の圧を上昇させるようにすることを指導する。小児などでむずかしい場合は，鼻で呼吸せずに，口で呼吸するよう指導し，自然に鼻内へ吸入液が入るようにする。

▶図4-53　ネブライザー療法の様子

　　　　十分な注意をはらってもときには嘔吐する者もいるので，膿盆はいつでも使えるように用意しておく。

含嗽▶　　含嗽（うがい）はどこでも簡単に行える治療法で，口腔・咽頭内を清潔にして消炎作用をもつ。2% 炭酸水素ナトリウム（重曹）液，1% 食塩水，ポビドンヨード溶液などが用いられる。

1 塗布・噴霧

　　　　咽喉頭の一般治療は，塗布あるいは噴霧によって消炎 収 斂薬などの薬液を粘膜に作用させることである。舌圧子を用いて舌を圧し，咽頭を見ながら塗布や噴霧が行われる。

咽頭巻綿子▶　　塗布には咽頭巻綿子を用いることが多い（▶図4-54）。またアフタ性口内炎の腐食などのように，狭い局所だけに薬液の塗布を行いたい場合は鼻用巻綿子も用いる。舌圧子や巻綿子の操作は乱暴に行うと絞扼反射を誘発するので，押しあてるようにして手ばやく塗布する。

　　　　喉頭の噴霧は先端が彎曲している噴霧器を用い，彎曲が咽頭巻綿子より大きく，かつ長い喉頭巻綿子を用いる（▶図4-54）。

2 エアロゾル療法（ネブライザー療法）

　　　　口から吸入する。薬液の微粒子は気道の奥深くまで到達する。

3 蒸気吸入法

　　　　蒸気吸入法は，蒸気の作用で薬液を吸い上げて，霧状にして噴霧する方法である。

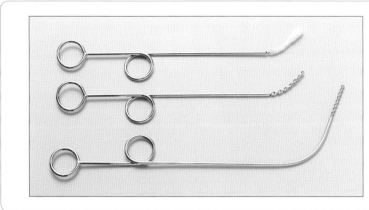

上：綿花を巻いた咽頭巻綿子
中：咽頭巻綿子
下：喉頭巻綿子

▶図4-54　咽頭巻綿子と喉頭巻綿子

④ 気管・食道疾患・頸部疾患の処置

気道熱傷や食道外傷・頸部外傷などに際しては，内科・外科，皮膚科，その他の科とともに協力して治療を行う。

気管切開 tracheostomy

適応 ▶ (1) 気道閉塞（気管より上方の閉塞）
(2) 下気道（気管・気管支）の保護
(3) 長期挿管（経口）呼吸不全に対するもの
(4) 全身麻酔下手術で経口経鼻気管挿管が不可能な症例や上気道手術などで術後の呼吸困難が予想される症例

術式 ▶ 　上，中，下気管切開がある（▶図4-55）。患者の年齢，甲状腺峡部の高さなどにより決定する。気管切開を行う余裕のない急性の上気道閉塞の場合は，喉頭の輪状軟骨と甲状軟骨の間にある輪状甲状靱帯（膜）を切開する（**輪状甲状靱帯〔膜〕切開術**，▶図4-55）。この場合は気道確保のあと，あらためて気管切開を施行する。気管切開術施行に際しては，輪状軟骨を損傷しないよう注意する（気管カニューレ抜去困難症）

また，気管に挿入するカニューレには種々のものがある（▶図4-56）。

術後管理 ▶ 　鼻の機能がなくなった吸気を吸入するため，吸気の加湿・加温を行う。気管カニューレが十分に気管内に挿入されているか，反対に深く挿入されすぎていないか，先端が気管壁にあたっていないか，などの位置の確認，その内腔が分泌物などで詰まっていないかなどの確認を行う。

気管切開孔の閉鎖は，カニューレ挿入期間が数週間以内であれば，カニューレを抜去し，孔をテープなどで固定すれば自然閉鎖することが多い。長期の場合は，試験的にカニューレの穴をふさいだりして閉鎖による呼吸状態の変化などがないかなどを確認して閉鎖術を行う。

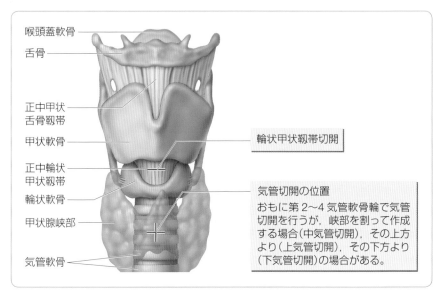

喉頭蓋軟骨
舌骨
正中甲状舌骨靱帯
甲状軟骨
正中輪状甲状靱帯
輪状軟骨
甲状腺峡部
気管軟骨

輪状甲状靱帯切開

気管切開の位置
おもに第2～4気管軟骨輪で気管切開を行うが，峡部を割って作成する場合（中気管切開），その上方より（上気管切開），その下方より（下気管切開）の場合がある。

▶ 図4-55　気管切開術と輪状甲状靱帯切開術の位置

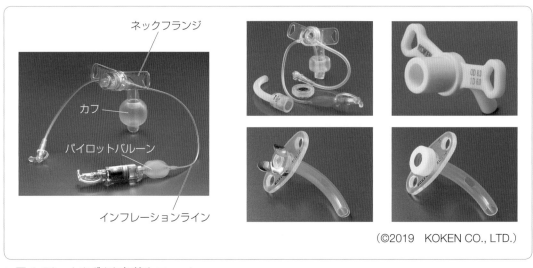

ネックフランジ
カフ
パイロットバルーン
インフレーションライン

（©2019　KOKEN CO., LTD.）

▶ 図4-56　さまざまな気管カニューレ

⑤ 手術療法

　　　手術は，皮膚や粘膜を切開して目標部位に到達し，病的部分や過剰部分を除去して，それによって生じた創を閉鎖する治療手技である。機能障害が残らないよう，あるいは疾患による機能障害を手術によってもとに戻すことを目標とする。また，悪性腫瘍などのように大きい部位の切除による機能障害が避けられない場合でも，障害部位ができるだけ少なくなるよう，そして代償あるいは再建されるように努力する。

手術時の注意▶　生まれてはじめて手術を受ける患者が大多数であるうえ，そうでなくても手

術に対する恐怖を感じていることが多い。本人が進んで手術を受ける気持ちになるよう家族にも応援を求める。その病気を治すためには手術が最良の治療法であることを患者にも家族にも納得してもらう。疾患や手術法，術中・術後におこるかもしれない合併症とその頻度などについて説明し，本人や家族が十分に理解できるまで話し合っておき，インフォームドコンセントを行っておく。

手術器械は，術者によっても医療機関によっても異なり，新しく精密な器械もつぎつぎと開発されているので，使用する器械の取り扱いを熟知しておかなければならない。レーザー装置や，内視鏡・顕微鏡・モニターテレビなどの光学機器，心肺機能監視装置，輸液・輸血装置，麻酔装置などが使用されることも少なくない。おおぜいの人の共同作業によって手術が行われることをわきまえて，過誤のない，手ぎわよい，むだのない医療チーム全員の作業が望まれている。

耳鼻咽喉科に限らず，すべての科の手術において，術中出血をいかに少なくコントロールできるかが手術をうまく導く1つの重要な要素である。耳および喉頭の顕微鏡下の手術では，ほんの少量の出血でも手術野の操作の妨げとなる。このため，手術室の看護師はとくにこの点を理解し，術者の出血手技をすばやく介助できるよう，つねに心がける。

1 耳の手術

耳の手術の一般的な順序は，①麻酔，②皮膚切開，③骨面露出，④骨削除，⑤粘膜・耳小骨などに対する操作，⑥移植弁・自家骨・人工骨などの操作，⑦パッキング，⑧縫合である。

この間の出血に対しては止血操作が適宜行われる。骨削除にはノミでけずる場合とドリルを使用する場合とがある。

マイクロ▶
サージャリー
細かく複雑な部位の操作には多くは顕微鏡を用い，鉗子や剝離子などもきわめて小さく，また種類も多い。粗雑に取り扱うとこわれてしまうので細心の注意が必要である。手術中に顔面神経麻痺やめまいがおこることもあるので，この点にも注意する。

2 鼻の手術

鼻の手術は，鼻腔内から行う方法や，口腔前庭から上顎洞や篩骨洞に達する方法などがある。いずれの場合でも一般的な順序は，①麻酔，②皮膚あるいは粘膜切開，③骨面露出，④骨削除・軟骨鉗除，⑤粘膜・骨に対する操作，⑥パッキング，⑦縫合である。

内視鏡下の手術が主流である。粘膜や骨に対する操作を行うためにさまざまな器械が工夫されている（▶図4-57）。副鼻腔に対するものは内視鏡下副鼻腔手術 endoscopic sinus surgery（ESS）とよばれる。

鼻の手術では骨に対する操作が多く，しかも形態が複雑なために止血が困難となって，出血量が意外に多くなることがある。5,000倍のアドレナリン液に

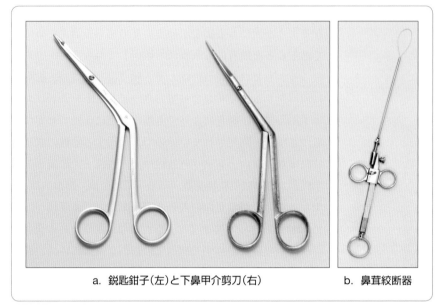

a. 鋭匙鉗子(左)と下鼻甲介剪刀(右)　　b. 鼻茸絞断器

▶図4-57　鼻手術用器械

浸した小ガーゼ片などで圧迫止血をしながら手術することが多いので，手術室の看護師はガーゼの手渡しも，どうしたら術者が手術をしやすいかを考えて行う必要がある。咽頭にまわった血液は吸引嘴管で吸引して除去するが，局所麻酔下の手術では飲み込まないよう指示しておく。

3　扁桃の手術

扁摘▶　扁桃の手術も耳鼻咽喉領域ではよく行われる手術である。摘出術(扁摘[1])が主として行われる。この部位には骨はないので，耳や鼻のような骨に対する器械は必要としない。止血は圧迫だけでなく結紮も可能である。しかし，場所の関係上思うようにいかないこともあるので，結紮器械や摘出器械には特殊な工夫がされている(▶図4-58)。手術の順序は，①麻酔，②粘膜切開，③剝離，④絞断あるいは切除，⑤結紮・止血である。この手術は小児に行われることが多いので，手術後の訴えが十分でないこともあり，それだけに注意深い観察がとくに必要である。

4　口腔・咽頭・唾液腺の手術

舌を含めた口腔，咽頭，唾液腺にも手術対象となる良性および悪性の腫瘍が発生しうる。いずれの手術でも重要な血管や神経(顔面神経，舌咽神経，副神経，舌下神経など)が近接するため十分に術者の視野が確保できるように止血を素

---

1) 扁摘：扁桃摘出術の略。通常は口蓋扁桃摘出術をさしていう。咽頭扁桃(アデノイド)の手術は，すべて取り除くことは通常できないのでアデノイド切除術という。

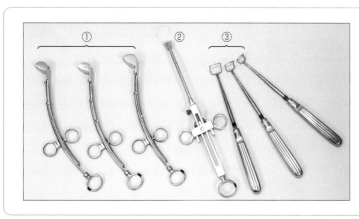

①ラフォース型咽頭扁桃切除器
②口蓋扁桃絞断器
③ベックマン型咽頭扁桃用輪状刀

▶ 図 4-58 扁桃手術用器械

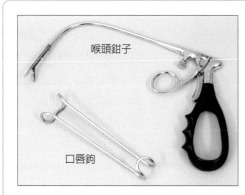

喉頭鉗子

口唇鉤

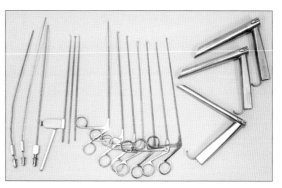

▶ 図 4-59 喉頭手術器械

早くするなどの介助とともに，器具を適切に渡すことなども重要である。

5 喉頭の手術

喉頭の手術には，喉頭腔内から行う方法と皮膚切開を加えて外側から喉頭に達する方法とがある。腔内からの手術は座位で間接喉頭鏡や内視鏡下に行う場合と，直達鏡下に行う場合とがあり，前者ではとくに患者の協力を必要とする。腔内から手術を行う際の器械を**図 4-59** に示す。

喉頭微細手術 ▶ 直達鏡下の場合は顕微鏡を使用することも多い（ラリンゴマイクロサージャリー〔LMS〕，▶164 ページ，図 5-58）。皮膚切開によって喉頭に達するときには，気管切開をして気道を確保しておく。喉頭の全摘出や部分切除などがこれに含まれる。気道の手術なので手術後の呼吸管理にはとくに注意する。

6 甲状腺・頸部の手術

炎症性疾患では，抗菌薬による加療などを行うが，深頸部膿瘍（▶170 ページ）では積極的な切開排膿手術を行う。症状のない良性腫瘍の場合は経過観察する

　　　　　ことが多いが，悪性腫瘍の場合は頸部郭清術[1]を行うかどうかも検討される。

7 気管・食道疾患と音声言語疾患の手術

　　　　　食道異物に対する手術は軟性ファイバースコープを使用することが増えてき
ているが，義歯などの異物は管腔内におさめて摘出できるので，硬性内視鏡（▶
82ページ，図4-36)を使用することがある。気管・気管支異物はテレスコープ
型換気型気管支鏡を使用する。音声外科の手術法には喉頭微細手術（ラリンゴ
マイクロサージャリー〔LMS〕）や喉頭枠組み手術（甲状軟骨形成術）がある。

▉ ゼミナール
復習と課題

❶
```
        ┌ 蝸牛：聴覚
  内耳 ┤                ┌ 三半規管：回転加速度の感受 ─────────┐
        └ 前庭 ┤                        ┌ 球形囊：垂直方向 ┐                        ├ 平衡覚
                  └ 耳石器 ┤                    ├ 重力と直線加速度を感受 ┘
                            └ 卵形囊：水平方向 ┘
```

❷
```
        ┌ 伝音難聴：A-Bギャップ（＋），骨導正常
  内耳 ┤                                            ┌ 内耳性：リクルートメント現象陽性
        ├ 感音難聴：A-Bギャップ（－）┤
        │                                            └ 後迷路性
        └ 混合難聴：A-Bギャップ（＋），骨導も低下
```
以上の鑑別をオージオメトリーなどによって行う。
伝音難聴：中耳炎など中耳疾患
感音難聴：突発性難聴，メニエール病
混合性難聴：中耳炎の進行により内耳炎の併発したものなど

❸ 診察（検査）：耳は顕微鏡，鼻・咽頭・喉頭は内視鏡を用いることが多い。診察
（検査）に際しては，患者の不安をやわらげるように努め，頭部などが動かない
ように指示および介助する。

❹ 手術介助に際しては，術者の止血手技などをすばやく介助できるよう，手順，
器具，使用法その他を十分に熟知する。

---

1) 頸部郭清術：頸部の転移リンパ節を脂肪組織とともに摘出する術式で，転移リンパ節に
　　対する有効な治療法として確立されている。頸動脈，迷走・舌下・横隔神経，腕神経叢
　　などは保存される。頸静脈も含めて前・側頸部のリンパ節を周囲の軟部組織とともに摘
　　出する。根治的頸部郭清術では副神経も同時に摘出する。

第 5 章

疾患の理解

> 本章で学ぶこと | □本章では，耳鼻咽喉・頭頸部領域（気管・食道異物，音声障害を含む）には，どのような疾患があって，どのように診察・治療されるかを理解することを目標とする。

A 耳疾患

　耳の疾患は機能障害を伴う場合が多く，そのような場合には本人の日常生活上の指導ばかりでなく，家族や周囲の人々の注意事項にも気を配る必要がある。

① 外耳疾患

　外耳疾患は一般に皮膚の疾患で，機能障害を伴うことは少なく，疼痛・かゆみなどが主訴となることが多い。難聴をきたす場合は外耳道が閉塞されたときである。

1 外耳奇形 malformation of the external ear

病因▶　外耳は鰓弓[1]や鰓溝[2]から発生する器官なので，発生途上で発育・癒合不全がおこると先天的な形態異常が生じる。おもなものは，耳介の形に異常がある**耳介奇形**（無耳症 anotia，小耳症 microtia〔▶図5-1〕，大耳症 macrotia，副耳[3] auricular appendage，袋耳 pocket ear など）と，外耳道が閉塞している**外耳道閉鎖症** atresia of the canal であり，両者は合併しておこることがある。

症状▶　外耳道閉鎖症では音波の伝達が障害されるので，高度の伝音難聴をきたす。視診により形態の異常から診断するが，CTなどにより閉塞部位範囲を確認する。

治療▶　形成手術が行われる。形だけを問題にするのであれば義耳を装着する方法がある。

2 先天性耳瘻孔 congenital aural fistula

病因▶　胎生期の発生異常による先天疾患で，扁平上皮におおわれた盲管である。

症状▶　片側性・両側性の場合があり，まったく気づかれずに過ごすことが多い。東

---

1) 鰓弓：胎生第4週の終わりごろ，咽頭側壁に背腹方向にできる陥凹（咽頭囊）に対応して体表に弓状に突出する4対の隆起。
2) 鰓溝：胎生期の鰓弓間にできた陥凹部をいい，体表側の外胚葉上皮と咽頭側の内胚葉上皮とが近接する4つに分かれる。
3) 副耳：耳珠と口角を結ぶ線上に発生する皮膚の先天性小隆起。内部に軟骨を含むことがほとんどで，その数は1〜2個が多い。出生直後には基部を結紮し，壊死を期待する治療が行われることもある。

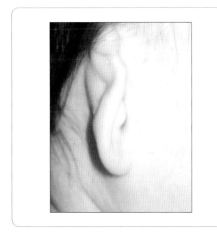

▶図5-1　小耳症

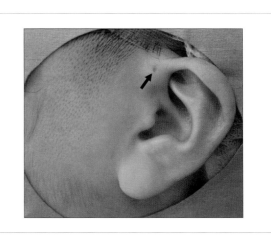

▶図5-2　先天性耳瘻孔

洋人に多い。多くは耳輪起始部（耳前部）に小さい孔をみとめる（▶図5-2）。開口部により7型に分類されている。感染がおこると化膿性炎症となって耳前部の発赤・腫脹・疼痛があらわれる。

治療▶　瘻孔の急性炎症時には抗菌薬を用いる。切開・排膿が必要となる場合もある。炎症を反復する場合などは瘻管の完全摘出を行う。

3　外耳道炎 otitis externa

病因▶　炎症が限局している場合には耳癤，外耳道全体の炎症の場合をびまん性外耳道炎という。黄色ブドウ球菌が起炎菌であることが多い。最近は，メチシリン耐性黄色ブドウ球菌（MRSA）などの耐性菌が原因のことも少なくない。耳垢の除去や水泳時のプールの消毒剤などが誘因となる。また外耳道湿疹に合併しておこることもある。

症状▶　耳痛が主症状である。耳珠圧痛があり，耳介を他動的に動かすと痛みが増強する（耳介牽引痛）。発赤や腫脹が強く，分泌物が外耳道をふさいでいると難聴や耳閉塞感も伴う。ときに耳下部や耳前部のリンパ節炎を合併する。

　　　外耳道腫脹のために鼓膜所見が得られないものでは，中耳真珠腫や乳様突起炎との鑑別が困難なことがある。上気道感染の有無や，難聴の状態，分泌液の性状，CT検査所見などにより鑑別する。また，難治性のものに際しては，外耳道悪性腫瘍の可能性も考慮する必要がある。

治療▶　局所を清掃し，抗菌薬の局所（軟膏塗布・点耳，▶88～89ページ）および全身投与を行う。自潰を促進するよう治療する。温罨法や赤外線照射，ゴットシュタイン圧迫タンポンは，この目的のために行われる（▶88ページ）。疼痛の強いものには鎮痛薬も投与する。マッチ棒や耳かきによる耳掃除をやめるよう，また治療中はイヤフォンや補聴器などの使用を控えるよう指導する。

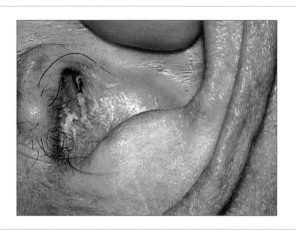

▶図5-3　左外耳道湿疹

4　外耳道・耳介湿疹 eczema of the external canal and auricle, 外耳瘙痒症 pruritus of the external ear

病因▶　頻回の耳掃除の習慣が誘因や原因となることも多い。慢性中耳炎の分泌物による刺激や，体質などが関係して生じる。外耳瘙痒症だけが単独におこることもあるが，頭部や顔面の湿疹に随伴しておこることもある（▶図5-3）。

症状▶　瘙痒感（かゆみ）・熱感，軽い疼痛，漿液性の耳漏などを訴える。かゆみをがまんできずにかいて感染が加わると耳痛も生じる。耳以外に湿疹があるかどうかも検査し，また原因となる中耳炎の有無，外耳炎の合併などにも注意する。

治療▶　原因となる疾患があればその治療を第一とする。湿疹に対しては外耳道や耳介をよく清拭し，ステロイドの軟膏塗布か，点耳薬の滴下あるいは油剤（ホウ酸軟膏・亜鉛華オリブ油など）を使用する。抗ヒスタミン薬の内服を併用することもある。成人では自分で耳をいじらないよう，とくにマッチ棒やヘアピンのようにかたいものは絶対に用いないように指導する。小児では，無意識にかきむしることのないよう，爪を短く切っておく。糖尿病の有無や，補聴器・耳栓の使用なども確認する必要がある。

5　外耳道真菌症 otomycosis

病因▶　アスペルギルス属などの真菌の外耳道内寄生による。耳かき癖，あるいは補聴器やイヤホンの装用など慢性の刺激による外耳道壁からの分泌物などで，外耳道内が湿っている状態のときにおこりやすい。

症状▶　強いかゆみが特徴である。菌塊が広がって鼓膜をおおってしまうと，難聴や耳閉塞感も伴うようになる。外耳道内を見ると，全体が膜様の菌塊でおおわれ，ところどころ胞子が白い粉をまいたように見える（▶図5-4）。菌塊を取り出して顕微鏡で菌体をみとめれば確定診断となる。

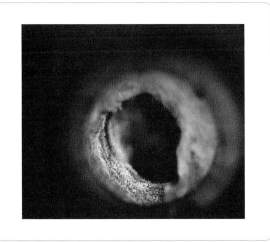

▶ 図 5-4　右外耳道真菌症

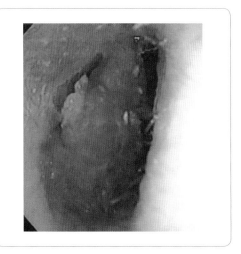

▶ 図 5-5　耳垢栓塞

治療▶　ピオクタニン溶液や抗真菌薬溶液が有効である。菌塊を除去してこれらの点耳を，1日2〜3回繰り返す。しかし，鼓膜穿孔のある場合は，上記の溶液は内耳毒性があるため，塗布するのみなど慎重に対処が必要である。難治性深在性真菌症の場合，抗真菌薬の投与を行うことがある。

6　耳垢栓塞　ceruminal plugs

病因▶　耳垢は外耳道の軟骨部にある皮脂腺・耳垢腺などからの分泌物と脱落上皮・毛・塵埃などのまざり合ったものである。耳垢には乾性と湿性があり，湿性は塞栓化しやすい。耳垢が外耳道を閉塞してしまったときを**耳垢栓塞**という（▶図 5-5）。

症状▶　患者自身による頻回の不適切な耳掃除が原因となることが多い。水泳・入浴・洗髪などが契機となって外耳道をぴったりふさいでしまうと，難聴・耳閉塞感があらわれる。鼓膜に接していると体動時の雑音を訴えることもある。

治療▶　麦粒鉗子・耳垢鉗子・異物鉤・吸引・巻綿子などを用いて機械的に除去するか（▶図 5-6），あるいは耳洗浄を行って取り除く。硬化した場合などは耳垢水（▶89 ページ）の点耳を十分に行い，耳垢をやわらかくしておく。除去のときには，医師は耳から目を離さずにつぎつぎと操作を続けなければならないため，患者が頭を急に動かしたりしないような注意も必要である（▶87 ページ）。

7　外耳道異物　foreign bodies in the canal

病因▶　昆虫などの生物が外耳道に飛び込んでくる場合（有生異物）と，小児が遊んでいて，あるいは成人でもなにかのはずみに，ビーズなどのおもちゃ・小石・粘土・種子などが入った場合（無生異物）にみられる。

症状▶　**有生異物**では騒音と疼痛を訴える。とくにコガネムシのような甲虫類による痛みは激烈である。

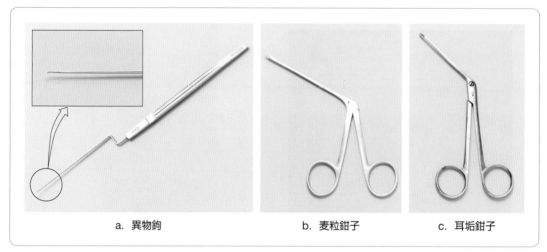

a. 異物鉤   b. 麦粒鉗子   c. 耳垢鉗子

▶ 図5-6　異物鉤，麦粒鉗子，耳垢鉗子

　　　　無生異物では一般的に症状は軽いが，取り出そうとして押し込んでしまった
　　　ものや，マメ類などで，膨化して外耳道壁を圧迫したものでは，疼痛や耳閉塞
　　　感も伴う。

治療▶　有生異物では，オリブ油・グリセリンなどを点耳し，生物を殺してから取り
　　　出す。除去方法は，耳垢栓塞の場合と同様である。

8 耳介軟骨膜炎

病因▶　耳介軟骨膜におこる炎症は，外傷からの細菌感染，昆虫刺傷，ヘルペスウイ
　　　ルス感染，自己免疫疾患などがある。

症状▶　耳介の痛みのほか，炎症の程度に応じて発赤や腫脹をみとめる。再発性多発
　　　性軟骨炎 relapsing polychondritis（RP）を疑う場合は，Ⅱ型コラーゲン抗体の測
　　　定を行う。

治療▶　原因に対応した治療を行う。RP は，眼や気管の炎症を合併し，気管軟骨炎
　　　では呼吸困難などの緊急の気道合併症をきたすこともあるので注意を要する。

② 中耳疾患

　　　　中耳疾患では多かれ少なかれ伝音機構の障害を受けるので，伝音難聴を伴う。
　　　耳痛は急性疾患（炎症・外傷など）にみられる。粘性耳漏は鼓膜に穿孔のある
　　　ことを示唆する。

1 鼓膜損傷 injuries of the ear drum

病因▶　耳かきなどで耳をさわっているときに，急に押されたりして誤って傷つけて
　　　おこる場合を直達性の外傷という。また，急激な圧の変化，たとえば平手打ち・

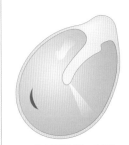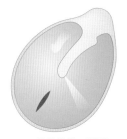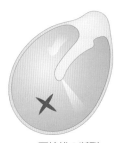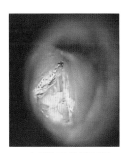

a. 放射状線維の断裂　　　b. 輪状線維の断裂　　　c. 両線維の断裂　　　d. 左外傷性鼓膜損傷
　　　　　　　　　　　　　　　　　　　　　　　　　　　　　　　　　　　　　平手で殴られ受傷

▶図5-7　鼓膜損傷

　　爆発・潜水などで鼓膜の損傷がおこることがあり，これを**介達性の損傷**という。
　　鼓膜の線維は輪状と放射状に走っている。炎症によるものと異なり，外傷性の穿孔は角ばっており，穿孔縁に血痂がついていることもある（▶図5-7）。

症状▶　耳閉塞感，ガーンとした感じ，耳鳴・難聴などがおこる。直達性のものでは激しい耳痛と前庭症状を伴うこともあり，損傷が深部に達すると内耳損傷をきたして前庭症状や，さらに深部に影響があると髄液漏がおこることもある。

治療▶　中耳炎の予防を第一とする。受傷後，日がたっていないものは原則として鼓膜には触れず，感染予防のために抗菌薬を全身的に用いる。多くは2〜3週間ぐらいで穿孔はふさがるが，それ以上たってもふさがらないものには，穿孔縁を腐食させることによって上皮再生を促進させたり，鼓膜再生の足場となる薄い紙などを穿孔面にはっておこう。

　　それでも治癒しない場合には，鼓膜形成術が行われることもある。不注意に洗髪して水を入れたり，鼻を強くかんだりするのは，いずれも治療を妨げる要因となる。

2 耳管狭窄症 stenosis of the eustachian tube

　　耳管狭窄症・耳管開放症・耳管閉鎖不全などを総称して耳管機能低下症という。

病因▶　耳管の炎症性腫脹（耳管炎），周囲組織による圧迫（アデノイドや上咽頭腫瘍），筋性あるいは神経性の原因による耳管開閉機能の障害などが原因となる（▶図5-8）。耳管の通気性がわるくなると，鼓室内の陰圧化がおこり，いろいろな障害が生じる。鼓膜は内陥し，液体が鼓室内にたまることもある。

症状▶　耳閉塞感や，軽い耳痛，難聴・耳鳴，自声強聴 autophonia（▶46ページ）などを訴える。これらは高い山に登ったり，エレベータで急速に昇降したり，トンネルの中に入ったとき，健常者でも一過性に感じる症状である。

　　耳管の狭窄の程度は耳管通気検査によって確かめられる（通気度は不良）（▶

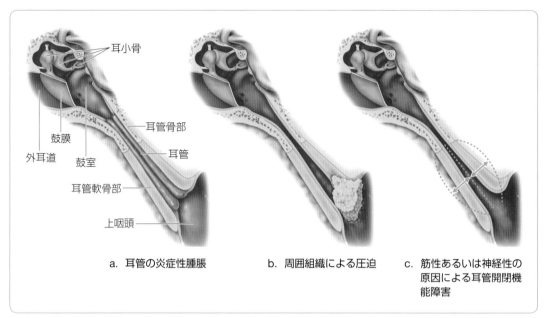

　a. 耳管の炎症性腫脹　　　b. 周囲組織による圧迫　　　c. 筋性あるいは神経性の
　　　　　　　　　　　　　　　　　　　　　　　　　　　　原因による耳管開閉機
　　　　　　　　　　　　　　　　　　　　　　　　　　　　能障害

▶ 図5-8　耳管狭窄のおこり方

77ページ）。ティンパノグラムはC型となる。難聴の型は伝音性である。アデ
ノイドや上咽頭腫瘍が耳管狭窄の原因となっていることもあるので，上咽頭の
確認も行う。

治療▶　通気法によって空気を送り，通気性の回復をはかる。一般的には原因となる
疾患の精査・加療を行う。耳管炎には抗菌薬や抗アレルギー薬などを使用する。
　　　　50歳代以上の中高年ではとくに上咽頭腫瘍の有無に注意する。幼小児では
とくに，アデノイド（増殖症）などリンパ組織の増殖による圧迫，鼻炎・副鼻
腔炎からの耳管周囲への炎症の波及のような原因疾患があるものでは，その治
療が重要である。

3　耳管開放症　patulous eustachian tube

病因▶　急激な体重減少による耳管周囲の支持組織（とくに脂肪）の減少・硬化や，
血液循環障害などが原因と考えられている。

症状▶　安静時に閉じている耳管が開いたままの状態となり，自声強聴，耳閉感，呼
吸音聴取（スースー，ゴーゴー）などの症状がある。立位や座位の状態で出現
していた症状が，臥位や前屈位をとるとすみやかに軽快・消失するといった，
体位による症状の変化が重要な診断ポイントである。女性に多い。鼓膜所見や
耳管機能検査により診断する。重症例は鼻からの深呼吸で鼓膜が動揺する。

治療▶　内服（漢方，アデノシン三リン酸二ナトリウム水和物製剤），局所処置（生理
食塩水点鼻療法やルゴール液など耳管内への投与），手術療法（耳管ピン挿入術，
耳管内粘膜下自家脂肪注入移植術）などを行う。

4 滲出性中耳炎 serous or exudative otitis media, otitis media with effusion (OME)

病因 ▶ 鼓膜に穿孔がなく，中耳腔に液体が貯留する疾患である。耳痛や発熱などの急性炎症症状はない。原因としては耳管機能障害，急性中耳炎の不完全な治療，アレルギーの関与，局所免疫防御機構の異常などがある。

症状 ▶ 難聴が主たる症状であるが，幼小児に多くみられるために，学校健診で難聴を指摘されるまで気づかなかったり，応答がわるいとか，テレビの音を大きくするという保護者からの訴えからわかることもある。鼓膜は内陥し，暗赤色や黄色をおびることが多い（▶図5-9）。

　ティンパノメトリーはB型あるいはC型が多い（▶71ページ）。年長児以降では聴力検査も行い，聴力低下の程度の確認を行う。副鼻腔炎やアデノイドが関与していると思われる場合は，それらに対する画像診断も行う。成人の場合は上咽頭腫瘍の初期症状のこともあるため，ファイバースコープにより上咽頭の確認を行う。

治療 ▶ 液体を排除し，再びたまることを防ぐことが基本である。鼻炎・副鼻腔炎（上咽頭炎），アレルギー性鼻炎が発症および遷延化に影響するため，鼻吸引処置と鼻ネブライザー，それぞれに対する薬剤投与，換気およびドレナージの目的で耳管通気を行う。難治性のもの，鼓膜所見の高度の悪化（癒着など），口蓋裂（こうがい）（▶172ページ）児，ダウン症児などには，鼓膜を切開して，そこにポリエチレンやテフロンなどのチューブを留置しておく（鼓膜換気チューブ留置術：▶図5-10）。アデノイド（増殖症）の関与が疑われる3歳以上の児に対しては，アデノイド切除も併用することが多い。

　幼小児の場合は，言語発達の遅延，永続性難聴や真珠腫中耳炎への移行などをきたす可能性もあるので，注意が必要である。

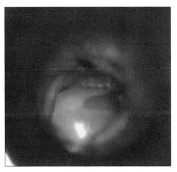 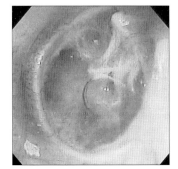

a. 右滲出性中耳炎（小児）
短突起の突出・ツチ骨柄の水平化・貯留液のラインをみとめる。

b. 左滲出性中耳炎（成人）
中耳腔内液体貯留と気泡

▶ 図5-9　滲出性中耳炎の鼓膜所見

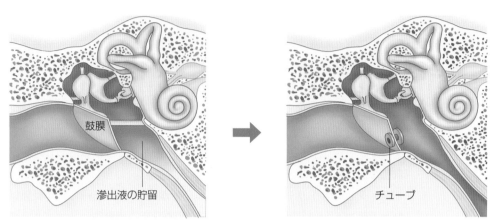

a. チューブ留置の概要

鼓膜

滲出液の貯留

チューブ

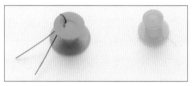

b. 換気チューブ

左はヒモつき長期留置型で，おもに成人に使用される。右は短期留置型でおもに小児に使用される。

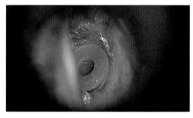

c. 左鼓膜換気チューブ留置術後

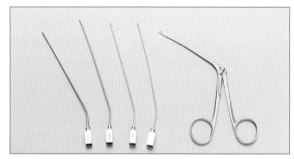

d. ローゼン氏(型)吸引嘴管と耳用鉗子

鼓膜切開後に貯留液を吸引する種々の太さのローゼン氏(型)吸引嘴管(左側の4つ)とチューブ挿入に用いる耳用鉗子

▶ 図 5-10　鼓膜換気チューブ留置術

5　急性中耳炎 acute otitis media

病因▶　インフルエンザ菌・肺炎球菌などの細菌や，RS ウイルスなどのウイルスの感染によっておこる炎症である。耳管を経て感染することが大部分であり，したがって，罹患する前に，かぜをひいている場合が多い(ウイルス性，細菌性，混合性)。

　　　経過は典型的には，カタル期[1]→化膿期→骨破壊期→吸収期である。乳児は，耳管機能の未熟性に加え，耳管角度が水平に近く，太さが成人に比べて太いこ

---

1) カタル catarrh とは，血管透過性亢進による浮腫が主となる粘膜炎症の初期をさす。

となどから中耳炎を発症しやすい解剖学的要因をもつ。寝たままの授乳や，授乳後に十分な排気をしないまま寝かせることは，中耳炎の誘因となる。幼児以降では，鼻炎・副鼻腔炎，アデノイド，扁桃炎などが要因となり，年齢が上がると感冒時の鼻すすりや強い鼻かみによって中耳炎をおこすことがある[1]。

症状▶　数日来のかぜの前駆症状があっておこる耳痛は，中耳炎による場合が多い。乳児では不きげんや耳いじり，感冒後の微熱などが発見のきっかけとなる場合がある。

耳症状としては耳痛のほかに，難聴・耳閉塞感・拍動感などもみられる。全身的には，発熱・倦怠感・頭痛などを伴う。鼓膜が穿孔すると分泌液が流れ出して耳漏が加わるが，一方でほかの症状は軽くなっていくのがふつうである。

急性中耳炎を繰り返す病態を**反復性中耳炎**といい，『小児急性中耳炎診療ガイドライン2018年版』では，「過去6か月以内に3回以上，12か月以内に4回以上の急性中耳炎に罹患」する場合と定義されている[2]。免疫能の低下が重要な要因と考えられており，とくに，原発性免疫不全症の1つであるIgG2欠乏症は反復性中耳炎をきたしやすいことが知られている。

検査所見▶　**耳鏡検査**では，鼓膜の発赤や膨隆があり，光錐・ツチ骨条など正常時にみられる所見は不明瞭になる(▶図5-11)。すでに穿孔をおこしたものでは拍動性の耳漏流出もみられる。乳突蜂巣に炎症が強く及んで，蜂巣間の骨破壊がおこったり，膿がたまったものは**急性乳様突起炎** acute mastoiditis とよび，耳後部の発赤や腫脹がおこり，耳介が突出してくるようにみえる(耳介聳立，▶図5-12)。

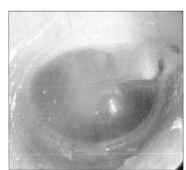
a. 4歳男児正常時の鼓膜

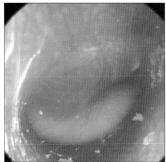
b. 急性中耳炎に罹患した鼓膜所見

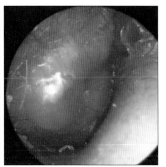
c. 3歳女児急性中耳炎
（鼓膜の水疱を合併）

（写真提供：山口耳鼻咽喉科医院　山口展正氏）

▶図5-11　正常時鼓膜所見と急性中耳炎の鼓膜

1) 急性中耳炎のリスクファクターは，2歳以下，1か月以内の抗菌薬の使用，中耳炎の反復・両側罹患，鼻・副鼻腔炎の反復，母乳栄養の短期化，家庭内の喫煙，集団保育である。
2) 日本耳科学会ほか編：小児急性中耳炎診療ガイドライン2018年版，第4版．金原出版，2018．

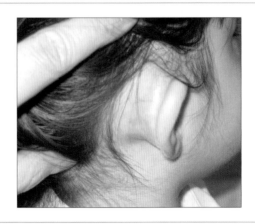

▶図5-12　右耳介聳立（急性乳様突起炎）

耳漏も多量で持続的である。**耳鏡所見**では，外耳道壁がはれて，鼓膜が十分見えないこともあり，このような場合は外耳道炎との鑑別がむずかしい。

　耳漏の細菌検査によって原因菌やその薬剤感受性を調べておく。また上咽頭ぬぐい液の細菌検査も有用である。

治療▶　全身的には安静を保たせ，解熱鎮痛薬・抗菌薬・消炎薬などを投与する。鼓膜に発赤や膨隆があって，穿孔がまだおこっていないものなどに対しては，**鼓膜切開術**が行われることもある（▶89ページ）。切開後は分泌液の排泄が促進されるので治癒の方向に向かう。局所的にも抗菌薬やステロイド薬を使用することがある。

　近年では，起炎菌の薬剤耐性化などから中耳所見を十分に観察し，適切な抗菌薬の種類および量（遷延する可能性のあるときは投与量を増加するなど）を決定する（『小児急性中耳炎診療ガイドライン2018年版』により治療を行う）。反復例などに対しては，鼓膜切開後に鼓膜チューブ留置も十分に考慮する必要性がある。

　経耳管感染による場合がほとんどなので，鼻や咽頭の治療が同時に必要である。鼓膜や耳小骨の癒着防止の目的で，炎症のとれたあとで耳管通気療法が行われることもある。保存療法では治りにくい乳様突起炎に対しては，**乳様突起削開術** simple mastoidectomy が行われることもある。

日常の注意▶　反復しておこることも少なくないので，かぜをひいたときには耳の症状の発現にも注意させる。自覚症状の改善と実際の病気の治癒状況とは必ずしも並行しない。また，中途半端な治療は病気を潜伏性に経過させて合併症をおこすなど，かえってわるい結果をまねくこともある。これらのことから患者や家族に長期の通院治療（吸引などの鼻処置）の必要性をよく説明して，自身の判断で鎮痛薬の使用，あるいは治療の中止をさせないようにする。いいかげんな抗菌薬の内服で，遷延化・慢性化することもある。中耳炎の所見を正確にとらえる

には，顕微鏡下に耳鼻咽喉科専門医による診察が必須である。中耳炎が疑わしい場合は，小児科・内科だけでなく耳鼻咽喉科受診をすすめる。

また一般に，耳鼻咽喉疾患では安静を軽視する患者が多いが，急性期では安静の必要なことを説明する。中耳炎をしばしば反復する場合は，アデノイド・副鼻腔炎のような誘因疾患の存在，生活環境(集団保育など)・栄養・衛生観念などの面からの注意も必要である。

6 慢性中耳炎 chronic otitis media

病因▶ 慢性穿孔性中耳炎 chronic perforative otitis media と，慢性非穿孔性中耳炎である真珠腫性中耳炎(中耳真珠腫)cholesteatoma と癒着性中耳炎とに分けられる。真珠腫性中耳炎は合併症をきたす危険が高く，早い機会に手術を考えなければならないことが多い。

[1] **慢性穿孔性中耳炎**　慢性的な炎症性病変により鼓膜穿孔が持続するもの，あるいは炎症性病変が消失後も鼓膜穿孔が残存するものをいう。

[2] **慢性非穿孔性中耳炎**　側頭骨に生じる表皮性の囊胞または仮性囊胞を総称して真珠腫とよぶ。中耳腔に生じる**中耳真珠腫**と，内耳およびその内側の錐体部に生じる**錐体部真珠腫**に分類される。また，その発生母地によって**先天性真珠腫**と，主として鼓膜の陥凹から生じる**後天性真珠腫**(一般的に真珠腫性中耳炎という)に分類できる。

①**真珠腫性中耳炎**　真珠腫性中耳炎では，扁平上皮の鼓室内増殖が迷入・陥入・侵入などの機転によって始まり，周囲の骨を破壊しながら徐々に大きくなる。このかたまりを真珠腫といい，周囲は扁平上皮と結合組織で囲まれ，その内容はこれらの落屑物で悪臭がある。

②**癒着性中耳炎**　癒着性中耳炎は，耳管機能不全などにより，菲薄化した鼓膜緊張部が内陥して鼓室内側面に癒着した状態である。難聴，耳閉感などがあり，真珠腫へと進展する場合がある。手術による聴力改善率は約半数であり，改善率はよくない。

症状▶ 鼓膜に穿孔があって，さまざまな程度の**難聴**と**耳漏**を伴うのが慢性穿孔性中耳炎の三徴候である。

耳漏は湿っている程度のものから，外耳道から流れ出すものまであり，急性増悪期には増量する。骨破壊を伴う真珠腫性中耳炎の耳漏は悪臭が強い[1]。**難聴**は鼓膜・耳小骨・鼓室内の病変などの状態によって決定されるので原則的には伝音性であるが，聴力像が感音障害を伴った混合性のものは内耳への関与が考えられる。耳鳴・頭痛・頭重感・眩暈(めまい)などを伴うこともある。

---

1) 真珠腫は悪性疾患ではないが，骨破壊を伴うため，中耳より内方の内耳，頭蓋内，周囲の顔面神経に及び，それぞれの障害(▶116ページ)を合併することがあり，臨床的には悪性として対処することが望ましい。

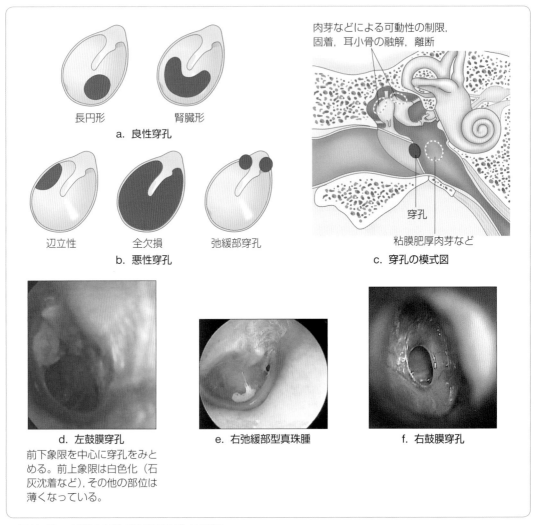

肉芽などによる可動性の制限，固着，耳小骨の融解，離断

長円形　　腎臓形
a. 良性穿孔

辺立性　　全欠損　　弛緩部穿孔
b. 悪性穿孔

穿孔

粘膜肥厚肉芽など

c. 穿孔の模式図

d. 左鼓膜穿孔
前下象限を中心に穿孔をみとめる。前上象限は白色化（石灰沈着など），その他の部位は薄くなっている。

e. 右弛緩部型真珠腫

f. 右鼓膜穿孔

▶ 図5-13　鼓膜の穿孔（慢性穿孔性中耳炎）

　　慢性穿孔性中耳炎の鼓膜穿孔の多くは鼓膜の緊張部にあり，これを**中心性穿孔**，あるいは**良性穿孔**という（▶図5-13）。真珠腫性中耳炎の穿孔の多くは弛緩部（弛緩部型）にあったり，辺縁にかかっていたり（緊張部型），鼓膜全欠損をきたす。これを**悪性穿孔**という。

　　CTおよびMRI検査により病変の状態や進展範囲を把握することができる。骨破壊が骨迷路に及ぶとめまいがあらわれ，瘻孔症状がみとめられる（▶75ページ）。

治療▶　　①**保存的治療**　保存的には鼓室や乳突蜂巣の炎症をしずめ，耳漏をとめることを目的とする。抗菌薬・ステロイド薬などを程度に応じて局所的・全身的に使用し，乾燥させるようにする。この状態を乾燥耳という。鼻や咽頭に病変があれば，これらの治療が行われるのはもちろんである。

　　②**手術療法**　手術は聴力の再建を目ざす鼓室形成術 tympanoplasty と根本手

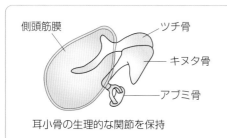

側頭筋膜　ツチ骨

キヌタ骨

アブミ骨

耳小骨の生理的な関節を保持

a. Ⅰ型

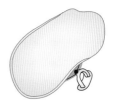

コルメラ

鼓膜とアブミ骨上部構造
の間にコルメラを立てる

アブミ骨上部構造の上に
鼓膜を形成

c. Ⅲ型（アブミ骨上部構造に連鎖再建）

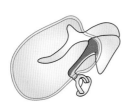

キヌタ骨上に鼓膜を形成

b. Ⅱ型

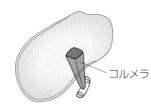

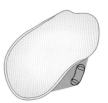

コルメラ

鼓膜とアブミ骨底板の
間にコルメラを立てる

アブミ骨板上に鼓膜
を形成

d. Ⅳ型（アブミ骨底板上に連鎖再建）

鼓膜形成材料，外耳道保存・再建の有無，コルメラ（耳小骨の代用となる骨や軟骨などの材料）の種類によりそれぞれ術式の変法がある。

▶ **図 5-14　鼓室形成術の分類**

術 radical mastoidectomy がある。

　鼓室形成術は，病変を手術的に除去したあとに人工的に鼓膜（自家筋膜あるいは骨膜）をつくって伝音機構の再建をはかるものである。耳小骨の保存の程度と内耳への伝わり方からⅠ〜Ⅳ型に分類されている（日本耳科学会分類，▶図 5-14）。細かな手術なので顕微鏡を用いる。耳介軟骨や自家骨を欠損耳小骨の代用とする場合が多い。

　根本手術は病変の除去を主眼とし，ツチ骨・キヌタ骨・鼓膜も含めて鼓室や乳突蜂巣の病的組織全部を取り除くので，手術後に気導聴力はわるくなる。近年は，特殊例を除いて施行されない。

　[注]**鼓膜穿孔閉鎖術**：治療などにより耳が乾燥した場合，穿孔縁を浄化後に人工膜（材料）を貼付することで鼓膜の閉鎖を促す。小穿孔や外傷性穿孔などではとくに有効である。

指導事項 ▶　慢性中耳炎について注意すべきことは，鼻や咽頭疾患の治療が重要なことを患者に理解してもらうことである。とくに小児の場合は，耳の保存的治療と同時に適切な鼻咽頭疾患の治療を行い，かぜをひかせないような家庭での予防・衛生観念の指導などによって，中耳炎が治癒し，鼓膜の再生がみられることも多い。また，慢性中耳炎といっても化膿性炎症と真珠腫では手術の適応の時期などが大きく異なるので，必要な場合には，すぐに手術を受けるよう助言する。

7 中耳炎合併症 complications of otitis media

病因▶　急性中耳炎から引きつづいて，あるいは真珠腫性中耳炎から合併しておこることがある。**耳性顔面神経麻痺** otogenic facial paralysis，**内耳炎**（▶118ページ），**頭蓋内合併症** intracranial complications などがそれである（▶図5-15）。

　　　中耳炎による**顔面神経**[1]の障害は炎症に伴う骨破壊によっておこるので，骨が最も薄い膝神経節と鼓索神経[2]分岐部との間におこることが多く，舌の前半片側性味覚異常を伴った末梢性麻痺のかたちをとる。

　　　頭蓋内合併症には骨破壊による連続的な波及と血行性伝播がある。それらには硬膜外膿瘍 extradural abscess，静脈洞血栓症 thrombophlebitis，化膿性髄膜炎 suppurative meningitis，脳膿瘍 brain abscess などがあり，このいくつかが同時にみられることもある。

症状▶　**顔面神経麻痺**の場合は，中耳炎に罹患している側の顔が曲がった，額にしわがよらない，口笛が吹けない，頬をふくらませられない，鼻翼を動かせない，口角から食物がこぼれる，うまくしゃべれない，などと訴える（▶図5-16）。眼瞼を閉じられないためにおこる眼症状を訴える場合もある。味覚障害は自覚的には気づかない場合が多い。

　　　顔面神経麻痺は，外傷・ラムゼイハント症候群・ベル麻痺などの中耳炎合併症以外にもおこるので，その鑑別が必要である（▶129ページ）。

　　　頭蓋内合併症では，硬膜外膿瘍だけが単独におこる場合は特有な症状は少ないが，それ以外の合併症が加わると，弛張熱・頭痛・項部硬直・嘔吐・腱反射亢進・病的反射出現・意識障害など重篤な症状がみられる。

　　　これらの症状があって，耳鏡検査やX線・CT・MRI検査で合併症の危険のある中耳炎が存在する場合は，合併症の疑いをもって検査を進めなければならない。

NOTE
好酸球性中耳炎

　中耳粘膜や耳漏に好酸球が浸潤し，膠状の中耳貯留液を特徴とする難治性中耳炎である。好酸球性副鼻腔炎（▶142ページ）や気管支喘息を合併することが多い。進行すると中耳粘膜に肉芽が形成され鼓膜が膨隆する。さらに鼓膜穿孔をおこし，肉芽が外耳道に突出することもある。耳閉感や耳漏を伴い，初期には伝音性難聴を呈するが，ときに高度感音難聴を引きおこすこともある。難治性の疾患であり，局所療法や抗アレルギー薬による長期管理が必要となる。ステロイドの局所および全身投与を行わなくてはならない症例が多い。

---

1) 顔面神経：内耳神経とともに内耳道を走行する。顔面の表情をつかさどるのみでなく，涙液・唾液の分泌・味覚機能も担う（中間神経）。
2) 鼓索神経：顔面神経の感覚枝の一枝。同側の舌前半の味覚をつかさどる。

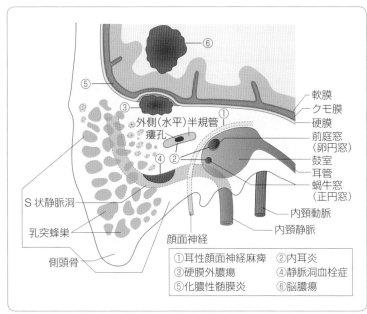

▶ 図 5-15　中耳炎合併症

図中ラベル：
軟膜
クモ膜
硬膜
前庭窓（卵円窓）
鼓室
耳管
蝸牛窓（正円窓）
内頸動脈
内頸静脈
⑥
⑤
③
外側(水平)半規管 ①
瘻孔
④ ②
S状静脈洞
乳突蜂巣
側頭骨
顔面神経

①耳性顔面神経麻痺　②内耳炎
③硬膜外膿瘍　④静脈洞血栓症
⑤化膿性髄膜炎　⑥脳膿瘍

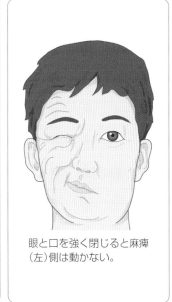

▶ 図 5-16　典型的な末梢性顔面神経麻痺（左）

眼と口を強く閉じると麻痺（左）側は動かない。

治療▶　原因疾患である中耳炎に対しては，中耳根本手術を行って病巣を徹底的に除去することが必要である。そのうえで，それぞれの合併症に応じて顔面神経管の開放，静脈洞壁の切開と血栓の除去，膿瘍の切開などが行われる。全身的に十分な抗菌薬・消炎薬が投与され，輸液も必要である。

　　合併症をおこす前に手術をすることが理想であるが，不幸にして合併症をきたした場合には重篤であることを説明して，すぐに手術を受けるようにすすめる。手術と抗菌薬の強力な併用によって，致命的な頭蓋内合併症の救命率が向上した。しかし，手術を受けても術後後遺症が残ることもある。全身状態の観察，脳症状の出現や，その経過の観察にはとくに留意しなくてはならない。

8　耳硬化症 otosclerosis

病因▶　迷路骨包(内耳骨包)およびアブミ骨の限局性，進行性の骨異形成により，難聴などをきたす疾患である。欧米人に多く，女性のほうが多い。家族性に発生しやすい傾向があるところから遺伝性であることが考えられるが，はっきりした原因はわかっていない。

症状▶　思春期以降に徐々に進行する難聴と耳鳴を主症状とする。難聴は両側対称性のことが多く，伝音性である。進行すると，蝸牛に病変が及び，骨導低下を生じ，混合性難聴を呈することもある。とくに高音域の感音難聴をきたしうる。初期には低音障害が高度な伝音難聴とティンパノグラム As 型（▶71 ページ），2,000 Hz に著明な骨導低下(carhat's notch)などがあればこの疾患を疑う。側頭骨 CT で，迷路骨包にリング像 ring sign がみとめられれば診断は確定する。

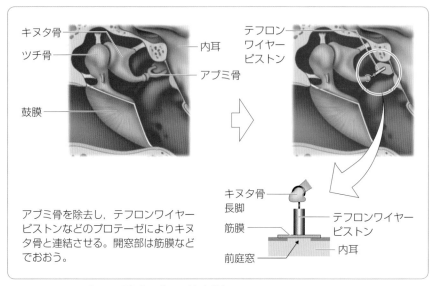

アブミ骨を除去し，テフロンワイヤー
ピストンなどのプロテーゼによりキヌ
タ骨と連結させる。開窓部は筋膜など
でおおう。

▶ 図5-17　アブミ骨手術（アブミ骨摘出術）

治療▶　固着したアブミ骨の可動化をはかる**アブミ骨手術** stapes surgery が適応とな
る。アブミ骨手術は，アブミ骨が動きづらいかまったく動かない状態に対して，
アブミ骨に手術操作をして聴力改善をはかる手術の総称である。図5-17のよ
うにアブミ骨全部を除去するアブミ骨摘出術以外に，アブミ骨底板にレーザー
やマイクロドリル，錐（きり）などを用いて，内耳に小さく開窓するアブミ骨底開窓術
などもある。

③ 内耳・後迷路性疾患

内耳および後迷路性の疾患は，耳鳴や難聴（蝸牛症状），平衡障害（前庭症状）
のいずれか，あるいは両方の症状を示す。難聴は感音性で，補充現象（▶68ペー
ジ）の有無によって迷路性か後迷路性かを判定できることもある。平衡障害も
機能検査によって，末梢性か中枢性かを鑑別することが大切である。

1 内耳炎 labyrinthitis

病因▶　内耳炎は，炎症が内耳へと及び，蝸牛および前庭症状を呈する疾患で，化膿
性（中耳炎性，骨髄炎性，血行性）とウイルス性に分けられる。また，ウイル
ス性内耳炎は，原因となるウイルスによって，先天性（サイトメガロウイルス，
風疹ウイルス），後天性（麻疹（ましん）ウイルス，ムンプスウイルス，水痘（すいとう）-帯状疱疹（たいじょうほうしん）ウ
イルス），先天性または後天性（単純ヘルペスウイルス，HIV）に大別される[1]。

1）水痘-帯状疱疹ウイルスは一側性，ムンプスウイルスは多くが一側性，単純ヘルペスウ
　イルスは一側性か両側性，そのほかは両側性の内耳炎を引きおこす。

中耳炎から波及する経路は，半規管裂隙・アブミ骨輪状靱帯・正円窓膜である。

症状▶　難聴は感音性で，その程度が強いときは聾となる。めまいは，初期には体動時や頭を動かしたときに感じるが，病状の進行とともに激しくなる。吐きけ・嘔吐，冷汗などの自律神経症状も伴う。中耳炎の経過中にこのような内耳症状がおこってきた場合，またはそのほかの原因で内耳炎が疑われる場合は，聴力検査・平衡機能検査・X線検査・CT検査・MRI検査・血液検査・髄液検査・脳神経検査などが行われ，診断が確定される。

治療▶　原因疾患である中耳炎に対しては手術が行われ，全身的にも抗菌薬が十分に投与される。化膿性内耳炎が進行し，内耳の機能が廃絶した場合には機能が回復することがないので，それ以上に化膿が進まないよう内耳摘出術が行われる場合もある。

　適切な時点で原因である中耳炎の手術を行って炎症の進行をとめないと，耳の機能が失われてしまうばかりでなく，頭蓋内合併症などにより生命もおびやかされることを説明する。また，両側内耳機能（とくに聴覚）が失われても人工内耳により聴力が得られるので，炎症後に内耳（迷路）が骨化して電極が入らなくならないように炎症を抑制する。水痘帯状疱疹ウイルスや単純ヘルペスウイルスによるものに対しては抗ウイルス薬の使用を考慮するが，そのほかのウイルスによるものはワクチン接種による予防が重要である。

2 メニエール病 Ménière's disease（特発性内リンパ水腫）

病因▶　内耳（迷路）の内リンパ水腫が本態であるとされているが（▶図5-18），なにが水腫をおこすかはわかっていないが，ストレスや不適切な生活が発症に強い因果関係をもつとされている。30〜40歳代に多い。

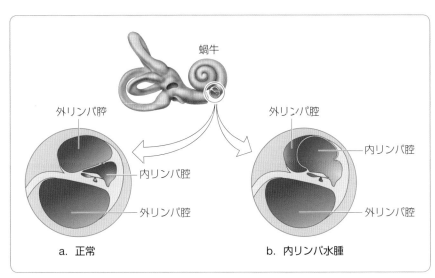

▶図5-18　内リンパ水腫の模式図

症状▶ めまい発作・難聴・耳鳴[1]を**三主徴**とする。めまい発作がおこると難聴と耳鳴も悪化し，めまいがおさまるとある程度回復する。しかし，発作の繰り返しとともにしだいに悪化する場合が多い。発作の間隔は患者によってまちまちであり，持続は数十分から数時間である。初期には耳閉塞感が訴えられることが多い。難聴の型は感音性・低音障害型[2]を示すことが多い（▶図5-19）。ほかの脳神経障害は伴わない。多くは一側性であるが，10%前後は両側性である。

検査▶ 一般の聴力検査・平衡機能検査以外に，グリセロールテスト，蝸電図，フロセミドテスト，フロセミドVEMP，内耳造影MRIなどを行うこともある。

治療▶ (1) 発作期には安静を第一にして，めまいをしずめる。安静を保たせ，らくな体位をとる。また周囲が静かな場所を選び，部屋の明るさも暗く調節して無用な刺激を与えないようにする。吐きけが強く，水分をとることも困難な場合は適量の輸液が必要となる。聴力変動や悪化例では，とくにステロイドの使用を考慮する。鎮静薬・鎮吐薬・抗ヒスタミン薬・7%炭酸水素ナトリウム(重曹)液(メイロン®)などが使用される。内リンパ水腫の軽減

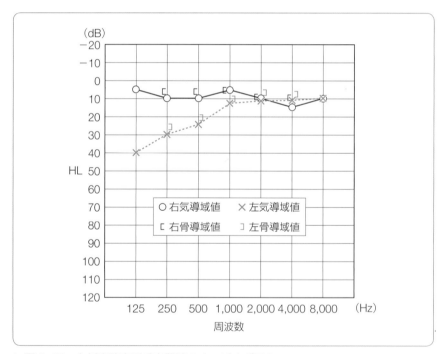

▶ 図5-19 左低音障害型感音難聴のオージオグラム

1) 耳鳴（▶46ページ）：聴覚路（外耳・中耳・内耳，後迷路，中枢）のどこの異常でもおこりうる。慢性的な不快な耳鳴に対してTRT(tinnitus retraining therapy，耳鳴り順応療法)も行われる。耳鳴に順応させることにより耳鳴による苦痛を軽減させる治療法であり，音響療法とカウンセリングからなる。
2) 急性低音障害型感音難聴：急性発症の感音難聴で，低音が障害されるもの。一部の症例でメニエール病への移行がある。

を目的とした浸透圧利尿薬も使用されることがある。

(2) 発作がしずまってからも規則正しい生活を送り，睡眠を十分とるよう指導する。またストレスを回避する生活指導を行い，過労に陥らないように生活の仕方を指導する。精神面では発作時・間欠期を問わず，とかく不安になりやすい患者の気持ちを理解して，つねに励ましを忘れないようにしなければならない。間欠期には発作の再発防止をはかって，血管拡張薬・代謝促進薬・神経安定薬なども使用される。喫煙，アルコール・カフェイン摂取を控える。

(3) さまざまな治療を行っても再発を繰り返すものに対しては，内耳に薬剤（リドカイン，ゲンタマイシン硫酸塩など）を注入する方法や，鼓索神経切断術・内リンパ囊開放術・前庭神経切断術・迷路破壊術などの手術が行われることがある。

3 音響外傷 acoustic injury

病因▶ 銃声など1回の強い音響でも内耳有毛細胞の障害による難聴をきたす[1]。また1回の音はそれほど大きくなくても，長い間それを習慣性に聞かされると，蝸牛諸組織の障害をきたし，しだいに難聴がおこってくる。騒音下の職業に関係しておこるので，**騒音性難聴** noise-induced hearing loss，あるいは**職業性難聴** occupational hearing loss ともいわれる。

症状▶ 難聴と耳鳴が主症状である。難聴は感音性で4,000 Hz（ヘルツ）の音から始まることが多いので，c^5-ディップ（dip）[2]とよばれ，騒音性難聴の特徴とされている（▶図5-20）。この時期には自覚的に難聴を感じることはなく，障害が会話音域にも及んできてからはじめて気がつく場合が多い。

治療▶ 急性の場合は，可及的早期にステロイドの内服あるいは点滴治療が効果的である。そのほか，ビタミン剤・代謝促進薬・血管拡張薬などが用いられるが，効果はあまり期待できない。騒音下の職業に従事する者は耳栓や遮音レシーバの着用による予防をはかり，聴力検査の定期的な実施によって早期発見に努める。難聴が生じはじめたら配置がえをするなど，労働衛生面からの対策と協力が必要である。

---

1) ディスコ難聴：ロックコンサートやディスコ（クラブ）などの会場の強大音によって生じる，音響障害を原因とした感音難聴。20歳代に多く，ロック音楽によるものが多い。dip型のオージオグラムを示すことが多い。

音響による難聴 ┬ 急性 ┬ 音響外傷：予期しない，突発的なきわめて短時間の強大音曝露による（爆発音，銃火器など）
　　　　　　　　│　　　└ 急性音響性感音難聴：予期して聞く，短時間の強大音曝露による（コンサートなど）
　　　　　　　　└ 慢性：騒音性難聴（職業性，非職業性）

2) c（＝128 Hz）より5オクターブ上の音（$128 \times 2^5 = 4,096$ Hz）付近に凹みがあることを意味する。

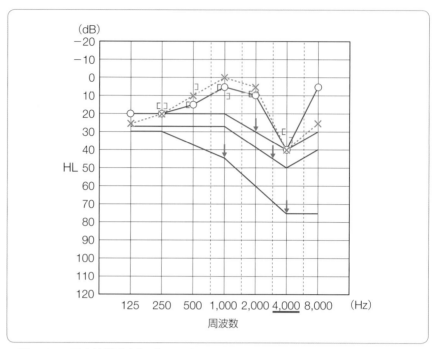

▶ 図5-20 騒音性難聴(c^5-ディップから進行していく)のオージオグラム

4 薬物による難聴 ototoxicity

病因▶ さまざまな薬物(シスプラチンなどの抗がん薬，アミノグリコシド系抗菌薬のストレプトマイシン硫酸塩[1]・カナマイシン硫酸塩・ゲンタマイシン硫酸塩など)で難聴をきたすことが知られている。ミトコンドリアの RNA に変異をもつヒトでは，アミノグリコシド系抗菌薬への感受性が高く，少量の同薬剤投与で難聴を引きおこすのでとくに注意が必要である。おもな病変はラセン器有毛細胞におこり，基底回転から始まり，しだいに範囲が広がる。平衡斑の感覚上皮にも変化がおこる。

症状▶ 難聴・耳鳴がおこる。難聴は感音性で 8,000 Hz の急墜型で始まることが多い。ほとんどの例で左右対称性の難聴をきたし，しだいに低音域に及んでいく。薬物による内耳障害の障害部位は，蝸牛，前庭半規管の一方あるいは両方がある。上記で解説した薬物は永久的な機能低下をもたらすが，ループ利尿薬など一過

---

1) ストレプトマイシン硫酸塩(硫酸ストレプトマイシン)：現在も結核患者に使用されることが多いが，ストレプトマイシン硫酸塩では前庭障害(めまい，平衡障害)が，以前使用されていたジヒドロストレプトマイシンは，感音難聴が副作用として出現することが多かった。現在は，ストレプトマイシン硫酸塩が用いられているため，難聴より平衡障害の副作用が出現することが多い。両側性前庭障害として発現することが多いため，歩行時に物が上下に揺れるように感じる，いわゆるジャンブリング現象を訴えることがある。このためストレプトマイシン使用にあたっては聴力検査より平衡機能検査を優先する。

性のものもある。

治療▶　ビタミン剤・代謝促進薬・血管拡張薬などが使用されるが，効果はあまり期待できない。最初は高音の難聴で始まるので，患者が自覚するようになったときは，中・低音域にまで難聴が及んだ，かなり進行した段階になる。聴力障害をきたす可能性のある薬物使用時には，使用前にも聴力検査を行い，定期的な検査で初期に発見し，予防することが大切である。

　　また，難聴の出現には遺伝が大きく関係しているので，家族に難聴者がいるような患者には，とくに注意しなければならない。

5　加齢に伴う難聴（老人性難聴）presbyacusis

病因▶　通常の環境下では，聴力は年齢とともにしだいにわるくなっていく（▶図5-21）。しかし個人差が大きいので（騒音と動脈硬化などの差），誰もが同じような聴力像を示すとは限らない。ほかの臓器の加齢に伴う退行性変化と同じ機序によるものと考えられるが，障害を受ける程度や部位が個人によって異なる。したがって，特別な原因もなく，高齢者が感音難聴を呈している場合を加齢に伴う難聴（老人性難聴）と総称している。

症状▶　難聴は感音性で，左右対称性の高音漸傾型を示すことが多い（▶図5-21）。ふつう，語音明瞭度も相応して悪化する（▶69ページ）。また，耳鳴を伴う場合もある。

治療▶　ほかの感音難聴と同じようにビタミン剤などの薬物療法が行われるが，効果はあまり期待できない。老人性難聴者で語音明瞭度がわるい場合には，こちら

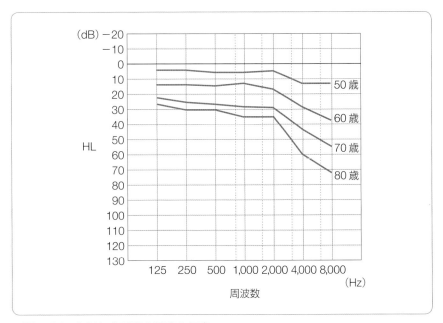

▶ 図 5-21　加齢による聴力障害の目安

の意思を伝える場合に声だけ大きくしても聞きとれない。したがってゆっくりと，一語一語はっきりと発音して伝えることが必要である。同じことは補聴器[1]を用いる場合にもあてはまる。

　補聴器を用いれば聞こえるようになると思われがちであるが，器械の音だけを大きくしてもなにを言っているのかわからないので，補聴器の形を選ぶのと同時に，むやみに音だけを大きくしないように指導し，使用訓練の相談にも応じられるようにする。補聴器相談医などに相談するとよい。

6 突発性難聴 sudden deafness

病因▶　原因不明とされているが，内耳の蝸牛血管系の障害，ウイルス感染，膜迷路の障害などの説がある。30〜60歳代，とくに50歳代が多いと考えられている。

症状▶　通常は一側性に高度の感音難聴が突然におこることが特徴である。耳鳴や耳閉感を合併する。めまいを伴うこともあるが，メニエール病のように反復することはない。両側性のこともある。繰り返す場合は，突発性難聴とはいわない。

治療▶　循環改善薬，ステロイド療法，高圧酸素療法，星状神経節ブロック，プロスタグランジン製剤の点滴静注，血栓溶解剤，血流改善の目的でカーボジェン(5%二酸化炭素＋95%酸素)の吸入療法などが行われる。

　一般に感音難聴の聴力回復は困難であるが，この疾患には回復するものがかなり含まれている。発症からできるだけ早いうちに治療を開始することが大切であり，そのことを患者によく説明する。しかし，いくら治療を早く始めても回復しない例のあることも知っておかなければならない。

7 聴神経腫瘍 vestibular schwannoma (acoustic neuroma)

病因▶　前庭神経のシュワン細胞から発生すると考えられていて，組織学的には**神経鞘腫** neurinoma，**神経線維腫** neurofibroma などとよばれている。

症状▶　難聴・耳鳴が初発症状である。難聴は緩徐に進行することが多いが，急性発症も10〜20%みられる。顔面神経麻痺はまれである。めまいは，中枢前庭系の代償のため初発症状としては少ない。そのうち三叉神経痛・顔面神経麻痺を伴うようになり，外転神経麻痺による複視，下位脳神経障害による嚥下障害や嗄声がおき，さらに頭蓋内圧亢進や脳幹・小脳圧迫がおこると，頭痛・嘔吐・平衡失調が加わる。

　聴力検査(中音域がとくに低下し，低・高音域が正常あるいは正常に近い皿型や谷型のオージオグラムが多い)・ABR検査・平衡機能検査(カロリックテストなど)・MRI(▶図5-22)・脳神経検査などによって診断される。

---

1) 補聴器には，①ポケット型，②耳掛け型，③耳穴型，④眼鏡型などがある。各人に最も適した周波数特性，出力，音質に調整して用いる(▶202ページ)。補聴器導入とともに，聴覚リハビリテーション・トレーニングの取り組みが大切である。

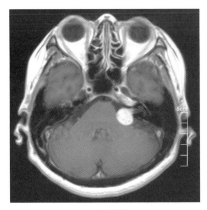 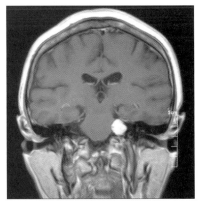

a. 水平断   b. 冠状断

聴神経腫瘍の診断法として絶対的に必須の検査である。

▶ 図 5-22　聴神経腫瘍の MRI

治療▶ 　症状，腫瘍の大きさ，性状，患者の年齢，進行の程度その他により，①経過観察と定期的画像診断，②ガンマナイフ，定位分割照射，③手術療法（開頭手術，または経内耳手術）を選択する。

8 聾 deafness

病因▶ 　平均聴力レベルが約 100 dB 以上の場合を聾（社会的聾）という[1]。聾は，遺伝性（内因性）のものと外因性のものとがある。

　　近年の遺伝子解析の発達に伴い，家族歴のない弧発例でも遺伝子の関与が多いことが明らかになっている。さらに，若年期から成人期にかけて発症する難聴にも遺伝子の関与が明らかになっている。外因性の聾は，胎児期の母体の感染や中毒，出産時の仮死・重症黄疸，乳幼児期の中耳炎・内耳炎・髄膜炎，薬物中毒などが関係している。

症状▶ 　聴覚障害のほかに平衡機能障害を合併する場合もある。

治療▶ 　治療による聴力の回復が期待できる場合はまれである。正確な診断に基づいて，残存聴力をいかした感覚訓練・聴能訓練・発語指導などの早期教育が大切である。人工内耳が適応とされる場合もある[2]。

　　人工内耳は，本来は有毛細胞から発せられる刺激電流のかわりに，人工的に

---

1) 高度難聴児においては 6 か月までに確定診断し，療育を開始することが望ましい。複数（ABR，COR など）の手段による聴力検査で高度難聴（▶66 ページ）と診断された場合，難聴の程度にかかわらず補聴器装用を試みるべきである。
2) 人工内耳：適応基準は，①両側 90 dB 以上の難聴で，補聴器での聴取が不十分，②画像診断において蝸牛への電極の埋め込みが可能と判断，③本人に意欲があり，家族の協力が得られる，④小児の場合は聴能訓練を受ける施設が確保できる，などである。

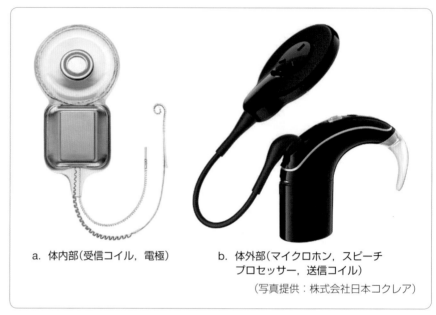

a. 体内部(受信コイル, 電極)　　b. 体外部(マイクロホン, スピーチ
　　　　　　　　　　　　　　　　　　　プロセッサー, 送信コイル)

(写真提供：株式会社日本コクレア)

▶図5-23　人工内耳

音声処理を行った電流を電極に伝える装置である(▶図5-23)。音声処理器(ス
ピーチプロセッサー)から発せられる電磁波を, 側頭骨に埋め込まれたレシー
バーで受信して, 蝸牛に挿入された電極から神経に伝えるようになっている。

9 良性発作性頭位めまい症 benign paroxymal positional vertigo (BPPV)

病因▶　内耳には, リンパ液で満たされた半規管と耳石器が存在し, 頭を動かすこと
により, このリンパの流れが生じる。このことが信号となって脳に伝わり, 脳
は身体に平衡を保つよう全身に各種の指令を出す。良性発作性頭位めまい症で
は, 耳石器からはがれた耳石(浮遊耳石)などが原因で, 眩暈(めまい)が生じ
ることが多いとされる[1]。半規管内に迷入した浮遊耳石が, 頭部の運動で重力
の方向が変化することにより移動し, 内リンパの異常な流動が生じて, 眩暈・
眼振が誘発されると考えられている(▶図5-24)。

症状▶　起き上がる, 寝返りを打つなど頭の動きをきっかけに, 突然におきる回転性
の眩暈を特徴とする内耳の部分的な疾患である。眩暈は1分ほどでおさまるが,

---

1) めまい疾患：前庭性眩暈(めまい)は, 中枢性眩暈と末梢性眩暈とに大別される。中枢
性眩暈は生命予後にかかわり, その代表に脳梗塞・脳出血によるめまいがある。病初期
の範囲の狭い出血・梗塞(とくに小脳血管障害)では, 末梢性との鑑別がむずかしい。
問診(意識消失, 手足のしびれ, 構音障害, 言語障害などの有無), リスクファクター(高
齢, 生活習慣など)の有無, 眼振の性状, 起立歩行の状態などにより, すみやかに鑑別
を行う。必要性があればMRI・CT検査を行い, 神経内科・脳外科などと連携をはかる。
また, 循環器系疾患や精神科疾患による非前庭性眩暈もある(▶図5-25)。

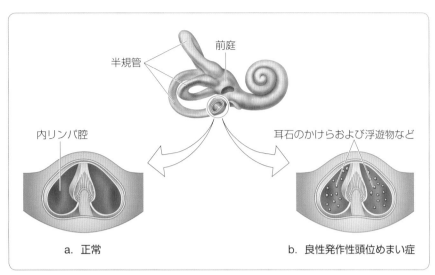

半規管
前庭

内リンパ腔
耳石のかけらおよび浮遊物など

a. 正常
b. 良性発作性頭位めまい症

▶ 図 5-24　良性発作性頭位めまい症の病態

初回の発作時はとくに，叶きけ・嘔吐などの自律神経症状を伴うことが多く，患者はかなりの不安をもつことが多い。50〜60 歳代以上の高年齢者(とくに女性)に多く，めまい症例のなかで一番頻度の多い疾患である。

治療▶　自然治癒しやすい疾患である。発症から 1 週間程度で半数以上が寛解する。しかし，長期間にわたり持続する場合もある。初期には安静をまもり，自律神経症状が改善すれば，めまい頭位(めまいがおこる頭位)を積極的にとるよう指導することで早期の改善が期待できる。浮遊耳石置換法とよばれるエプリー Epley 法やレンペルト Lempert 法などの理学療法も普及してきている。これらは原因となっている半規管内の浮遊物を重力を利用して耳石器へ移動させる方法である。

10 前庭神経炎 vestibular neuritis

病因▶　前庭神経に炎症がおこることにより発症すると考えられているが，その原因は不明である(▶図 5-25, 26)。しかし多くの場合，感冒などの症状が前駆することなどから，ウイルス感染説が有力となっている。

症状▶　突然に激しいめまいが発症する。難聴・耳鳴などは伴わず，耳鼻咽喉科疾患によるめまいのなかで一番長く持続し，1 週間程度が多い。その後，頭重感や，体動時のフラフラ感が数週から数か月間持続する。まれに両側性である。めまい発作時は，自発および頭位眼振検査で，方向固定性水平性(ときに水平・回旋混合性)眼振をみる。温度眼振検査で患側半規管麻痺または無反応である。

治療▶　原則として急性期(発作期)は安静とし，患者にらくな体位をとらせる。鎮静薬・鎮暈薬などを投与する。

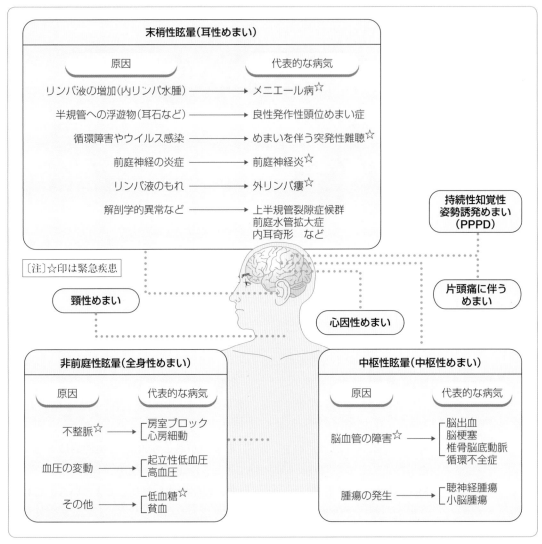

▶図 5-25　めまいをおこす代表疾患

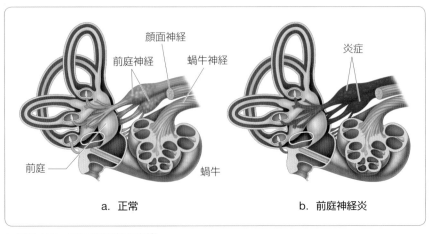

▶図 5-26　前庭神経炎の病態

11 顔面神経麻痺 facial nerve palsy

　　多くはウイルスの再活性化により，側頭骨内に存在する顔面神経が浮腫をおこし，細い骨の管（顔面神経管）内で，圧迫され循環障害などが生じ，発症するものと考えられている。

　　中枢性と**末梢性**に大別され，前者は額前頭筋の動きが保たれるが，後者では額前頭筋の麻痺が生じる。前額が両側の顔面神経支配を受けているためである。

　　顔面神経は，その走行が長いことなどからほかの脳神経に比べて麻痺をおこしやすいとされる。脳幹の橋に存在する顔面神経核より末梢の部分に障害がおこり，麻痺をきたす状態を**末梢性顔面神経麻痺**と総称するが，ほとんど耳鼻咽喉科関連部位（側頭骨および耳下腺内，脳幹（橋）→内耳道→内耳→中耳→耳下腺⇒顔面表情筋）を走行する（▶図5-27）。そのため，耳鼻咽喉科がその診断治療にあたる。

　　麻痺側の顔面表情筋麻痺（閉眼できない，口角から水がこぼれるなど，▶117ページ，図5-16），涙・唾液分泌障害，耳小骨筋（アブミ骨筋）反射異常（音が響く），味覚障害などの症状がおこる。両側性の場合もある。

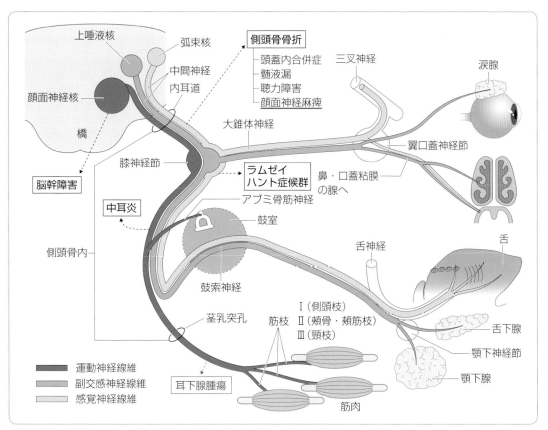

▶ 図5-27　顔面神経の走行とその障害の原因疾患

病因▶ **[1] ベル麻痺（特発性顔面神経麻痺）** 原因は不明である。顔面神経の血液循環障害，ウイルス感染などの原因が考えられている。近年，単純ヘルペスウイルスⅠ型（HSV-1）の再活性化によるものが多いことが実証された。

[2] ラムゼイハント Ramsay Hunt 症候群 顔面神経の膝神経節に潜伏している水痘-帯状疱疹ウイルスの再活性化により発症するとされる（▶図5-28）。①顔面神経麻痺，②同側外耳道，耳介周辺部の疱疹，③同側の内耳障害（めまい・難聴・耳鳴），がすべてそろうものを完全型，症候が1つでも欠けるものを不全型という。

[3] その他 中耳炎，頭部外傷（側頭骨骨折など），脳幹障害，神経鞘腫，耳下腺腫瘍，血液疾患，手術によるものなどがある（▶表5-1）。

治療▶ ステロイド薬・抗ウイルス薬・循環改善薬などが使用される。閉眼不十分と涙腺分泌障害による角膜炎の治療を行う場合もある（点眼薬など）。保存療法によっても回復の思わしくない場合は，顔面神経減荷（圧）術を行う場合がある。感染性の障害の場合は，早期治療ほど回復が良好とされ，1週間以内に治療を開始することが望ましい。

12 機能性難聴（心因性難聴）

病因▶ 器質的障害を原因としない難聴である。聞こえの程度を故意によく，あるいはわるくみせる詐聴とは異なり，故意ではない難聴である。発症に心理的要素が深くかかわるもので，小中学生に増加傾向がある。

症状▶ 学校健診などで難聴を指摘され，親に連れられて患児が来院することが多い。本人はふつうに日常会話を行い，多くは難聴を自覚していない。純音聴力検査の聴力閾値が，ABRなどの他覚的聴力検査で得られた値より大きいことで診断される。アブミ骨筋反射検査，耳音響放射も参考になる。特徴的な聴力型はないが，水平型，両側性，変動性が多い。自記オージオメトリーでは連続音の

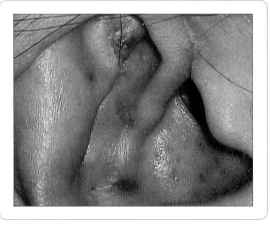

▶ 図5-28 右耳介帯状疱疹

▶ 表5-1 末梢性顔面神経麻痺をきたすおもな疾患

ベル麻痺，ラムゼイハント症候群
外傷性：側頭骨骨折，周産期外傷
手術時損傷：中耳腫瘍，聴神経腫瘍，耳下腺腫瘍，顎下腺腫瘍
腫瘍性：耳下腺腫瘍，小脳橋角部腫瘍，脳腫瘍，白血病，悪性リンパ腫
中耳炎性：真珠腫性中耳炎，急性・慢性中耳炎
その他：サルコイドーシス，ライム病など

閾値が断続音よりも低くなる。Jerger（ジャガー）のⅤ型を示すことが多い。いずれにしても患者の応答と聴力検査に乖離がみられる。

治療▶　いじめ，友人関係，家庭環境などの原因になる精神的問題点にアプローチし，心療内科や精神科と連携して治療する。

B｜鼻疾患

鼻の疾患は，長期化したり，いったんよくなっても反復したりすることが多い。「かぜをひきやすい」と表現する患者のなかには，なんらかの鼻疾患を有していることがしばしばある。

① 外鼻疾患

外鼻は顔面から突出した部分で，表面は皮膚でおおわれている。したがって，身体表面にあらわれる疾患，たとえば外傷や皮膚炎がみられる。

1 外傷 nasal injuries

病因▶　顔面から突出している部分なので機械的な力による外傷を受けることが比較的多く，外傷による外鼻の変形がおこる。左右どちら側からの外力でも鼻背が曲がる。これを**外傷性斜鼻** traumatic twisted nose という。垂直に作用する外力では鼻背は陥没する。これを**外傷性鞍鼻** traumatic saddle nose という。鼻骨・鼻中隔軟骨に限局した骨折のこともあるが，上顎骨・篩骨・頬骨など広範囲の顔面骨骨折を伴う場合もある。

症状▶　受傷直後には，皮膚挫創・皮下溢血・鼻出血なども伴う。鼻中隔血腫をつくると鼻閉もおこる。軟部組織の腫脹があると，指で触れただけでは骨折がわかりにくいこともあるが，X線・CT検査を行えばはっきりする（▶図5-29）。

治療▶　鼻中隔骨折や鼻骨骨折は，鼻腔内に鉗子や剝離子を入れて挙上整復が行われる。受傷後日数がたってしまうと整復が困難となる。

2 鼻前庭湿疹 eczema of the nasal vestibulum

病因▶　鼻炎・副鼻腔炎などの鼻漏の刺激でおこることが多い。体質も関係する。顔面湿疹が鼻前庭部に波及している場合もある。

症状▶　灼熱感・瘙痒感（かゆみ）・疼痛などがおこる。手指でいじることなどによって混合感染がおこると疼痛は強くなる。経過が長くなると皮膚が肥厚して亀裂が生じ，鼻入口部のこわばった感じの訴えがある。

治療▶　原因疾患の治療が行われる。鼻前庭の局所についてはよごれをふきとり，痂

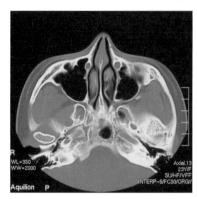
a. 正常鼻骨

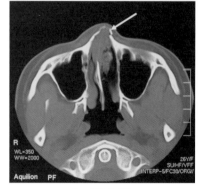
b. 鼻骨骨折

▶ 図5-29 鼻骨骨折のCT像

皮があれば除去し，刺激のない軟膏を塗布する。気にしてすぐ触りたくなる場所なので，外耳道湿疹の場合と同じような注意が必要である（▶104ページ）。

3 鼻癤 furuncle of the vestibulum

病因▶ 鼻癤は毛包や皮脂腺の化膿菌感染によっておこり，ブドウ球菌による場合が多い。鼻をいじるくせや，鼻毛を抜くくせなどが誘因となる。

症状▶ 疼痛・腫脹・発赤がおもな症状である。程度の強いものは発熱・頭痛なども伴い，腫脹や発赤が上口唇や眼瞼にまで及ぶことがある。静脈洞血栓や敗血症の合併があるといわれているが，まれである。上顎骨膜炎・急性上顎洞炎・涙嚢炎などと鑑別する。

治療▶ 消毒・軟膏塗布・罨法などの保存療法がおもに行われる。抗菌薬などの全身投与も併用される。すでに膿瘍を形成したものには鼻内から切開して排膿させる。鼻癤は広い意味の面疔[1]に属し，顔面蜂窩織炎や海面静脈洞炎などの重篤な合併症の危険があることを理解させ，鼻毛を抜くというような習慣は同部に小損傷をきたして鼻癤発生の原因となるので禁止する。

② 鼻腔疾患

鼻腔は鼻の機能の主体を担っているので，自覚症状を明確にあらわすことが多い。一般に両側のことが多いが，左右いずれか一側に限定している場合は，一側に限定した疾患であることを意味するので注意する。鼻閉・鼻漏は鼻腔疾患の一般的症状である。

---

1) 面疔：細菌感染の一種で，毛嚢炎が眼や鼻の周辺などの顔面にできたものをいう。

1 鼻中隔彎曲症 deviation of the nasal septum

病因 ▶ 　鼻中隔は鼻中隔軟骨・鋤骨・篩骨・口蓋骨・上顎骨などで構成されているので，これらの骨や軟骨の発育の不均衡によって彎曲がおこるという説が最も一般的であり，生理説といわれる[1]。

　いろいろな形に彎曲したり，あるいは限局性に突出して稜や棘をつくったりする（▶図 5-30）。

症状 ▶ 　鼻中隔の彎曲が引きおこす直接の症状は鼻閉であるが，嗅覚障害，反射神経症としての頭痛，刺激を受けやすい側の鼻出血傾向，通気障害による耳管狭窄症状などもしばしばおこる。

　また，彎曲や同時に存在する鼻甲介の代償性肥大によって排泄障害がおこり，鼻炎や副鼻腔炎の慢性化をきたしていることもあり，症状はさらに複雑になる。鼻鏡検査による鼻中隔の所見から診断されるが，副鼻腔炎合併の有無は X 線・CT 検査によって診断される。

治療 ▶ 　鼻中隔矯正術によって曲がっている骨や軟骨部を切除し，両面の粘膜はそのまま残して切開創は縫合する。これを粘膜下中隔窓形切除術という。両面の粘膜を同部位で損傷すると穿孔を残すことがあるので，片側の粘膜だけを切開し，他側は軟骨を経由して裏側から剝離される（▶図 5-31）。鼻甲介の肥大・変形があればそれも下鼻甲介切除術などにより矯正する。

　手術は頭部や顔面の骨・軟骨の発育が完成した時点で行われるべきなので，成人後の施行が望ましい。なお，曲がっていることがただちに手術の適応になることはない。

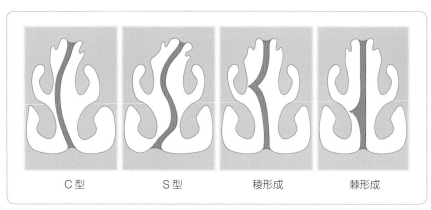

| C 型 | S 型 | 稜形成 | 棘形成 |

▶図 5-30　さまざまな鼻中隔の彎曲

---

1) 東洋人の成人では約 9 割になんらかの鼻中隔彎曲がみられるが，とくに病的な症状がみとめられない場合が多い。

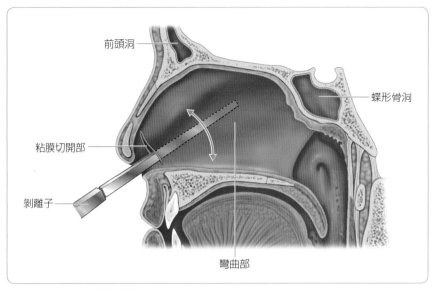

▶ 図 5-31　鼻中隔矯正術

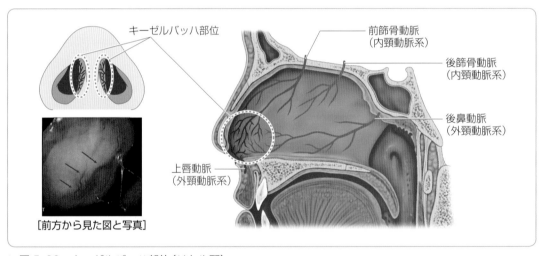

[前方から見た図と写真]

▶ 図 5-32　キーゼルバッハ部位（リトル野）

2　**鼻出血** epistaxis, nosebleed

病因▶　症候性と特発性のものがある（▶51 ページ）。鼻に分布する動脈は鼻の後部から入ってくる外頸動脈系と，上部からの内頸動脈系の 2 系統からなっている。鼻中隔前端のキーゼルバッハ[1]部位（リトル野[2]）は，これらの動脈の血管吻合ぶんごうがたくさんあって出血の下地がある（▶図 5-32）。出血部位が前上部の場合は血管の走行から内頸動脈系と判断されることが多いが，その他の部位の場合には

---

1) Kiesselbach, Wilhelm（1839〜1902）はドイツの耳鼻科医。
2) Little, James L.（1839〜1885）はアメリカの外科医。

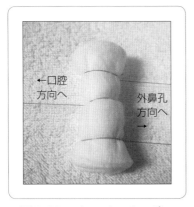

▶図5-33　ベロックのタンポン

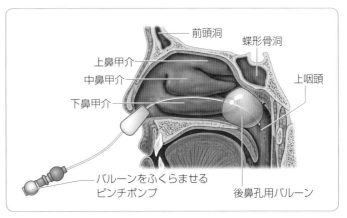

▶図5-34　鼻出血止血用バルーン

外頸動脈系の出血であることが多い。

症状▶　外鼻孔から出血する場合と，後鼻孔からの血液が咽頭に流下して口から吐き出される場合とがある（▶51ページ）。

治療▶　局所の止血処置としては，まず圧迫止血が行われる。圧迫止血では，座位または半座位で口呼吸をさせ，患者自身の手指（親指と示指）で両鼻翼を10分ほど圧迫する。鼻腔前方のキーゼルバッハ部位の出血がほとんどのため（約90%），多くは止血する。口にまわってきた血液は，飲み込まないで，軽く咳ばらいして吐き出すよう指示する。

　このような自己処置で止血できない場合は，粘膜麻酔薬・血管収縮薬に浸したガーゼを，前鼻孔から鼻鏡で見ながら挿入して，圧迫する。前方からの圧迫だけではとまらない場合は後方からの圧迫も必要となり，**ベロック Bellocq のタンポン**が用いられる（▶図5-33）。これはガーゼ塊に3本の糸を結びつけたもので，2本は鼻に，反対方向に向けた1本は口から顔面に出して固定する。止血用バルーンは操作が容易にできるので，ベロックのタンポンと同様に用いる（▶図5-34）。止血の原理は同じである。

　圧迫止血の目的にゼルフォーム®・スポンゼル®などのゼラチン製剤が用いられることもある。出血点が明らかであれば，腐食・焼灼・電気凝固などを行って止血させる。外頸動脈性の出血には，外頸動脈や上顎動脈の結紮，内頸動脈性の出血には前篩骨動脈の結紮が行われることもある。

　全身的には興奮をしずめ，必要に応じて輸液や輸血が行われ，止血薬・強心薬も投与される。症候性鼻出血に対しては原因疾患の治療が不可欠である。

3　急性鼻炎 acute rhinitis

病因▶　多くはかぜと関連して**鼻かぜ**のかたちでおこる。かぜはウイルス感染が本態であるが，発症には気象条件・疲労・栄養・体質・環境などが大いに関係する。

症状▶　初期には一過性の血管収縮がおこり，この時期には鼻腔や鼻咽頭の乾燥感・

熱感・瘙痒感などがおこる(**乾燥期**)。これに続いて，くしゃみ・水様性鼻漏・鼻閉・閉塞性鼻声などがおこり(**漿液分泌期**)，鼻漏はしだいに粘液性・粘液膿性に変化して(**膿分泌期**)，治癒する。全身的にも悪寒・発熱・頭痛・全身倦怠感などを伴って発症する。

治療▶　初期には抗ヒスタミン薬・鎮痛解熱薬の投与が奏効するが，保温に気をつけ，安静を保つことが大切である。局所の循環をよくし，鼻腔の通気や排泄をよくすることを目標として治療が行われる。鼻閉を取り去るために血管収縮薬の局所使用も行われるが，点鼻薬のかたちで濫用すると線毛機能や血流をわるくするので，使用法に気をつける(**点鼻薬性鼻炎**[1])。

　　炎症が鼻腔から広がって副鼻腔炎・中耳炎・咽喉頭炎・気管支炎をおこすこともあるので，これらの症状の出現にも注意する。2歳未満には抗ヒスタミン薬は使用しないほうが望ましい。乳幼児の鼻閉は哺乳困難や睡眠障害をきたしやすいので，その場合には鼻汁吸引の方法を説明する。乳幼児への血管収縮薬の使用は，意識障害の報告があり，慎重に使用する。

4 慢性単純性鼻炎　chronic simple rhinitis

病因▶　加齢によるもの，妊娠，内服薬(降圧薬・向精神薬・パーキンソン病治療薬・避妊薬など)によるもの(**薬物性鼻炎**)，塵埃・煙・有毒ガスなどの慢性刺激のある環境，循環障害を伴う全身性疾患の存在，アデノイド・副鼻腔炎など隣接器官の慢性疾患の存在，鼻中隔彎曲症のような局所的原因などのために炎症が慢性になる。粘膜の変化は充血と浮腫がおもなものである。

症状▶　鼻閉が主症状である。鼻閉は鼻甲介の腫脹によるものであり，腫脹は固定したものではないので，生理的以上の左右交代性鼻閉[2]がおこることが多い。鼻腔通気度の程度は鼻腔通気度計などにより他覚的に検査される(**鼻腔通気度検査法**[3])。鼻閉による嗅覚減退を伴うこともある。鼻漏は粘液性で，後鼻漏が主訴となることもある。

治療▶　局所的には血管収縮薬・消炎収斂薬・ステロイド薬などを噴霧・塗布して通気と分泌液の排泄がよくなるようにするが，濫用はつつしむ。とくに血管収縮薬を含む点鼻薬で処方した場合には，しばしば使いすぎにより習慣性になる傾向があるので，使用の際は十分に注意をはらう(**点鼻薬性鼻炎**)。

　　鼻炎の慢性化には体質・生活環境・情緒面・自律神経失調などが幅広く関与するので，これらの改善にも心がけるように指導する。

---

1) 点鼻薬性鼻炎：血管収縮薬を含む点鼻薬を1週間以上使用することによりおこる。鼻粘膜の浮腫・腫脹などを生じた状態である(鼻閉が続く)。血管収縮薬は連続で1週間以上使用しないこと，連用を避けることが大事である。
2) 交代性鼻閉：正常でも左右交互に2〜3時間の周期で，鼻粘膜の腫脹と消退を繰り返す。これをネーザルサイクルという。
3) 鼻腔通気度検査法：鼻腔を通過する気流の抵抗を測定する方法で，鼻閉の客観的評価法の1つ。

5 肥厚性鼻炎 hypertrophic rhinitis

病因▶　慢性単純性鼻炎と同様の原因に対して，個体の反応の仕方が異なったり，原因の持続期間が長かったために，粘膜下結合組織の増殖を伴ったものである。

症状▶　鼻閉が主症状で，ほかの症状も単純性鼻炎の場合と似ている。血管収縮薬の塗布に対する鼻甲介の反応は単純性鼻炎に比べて少なく，遅い。

治療▶　保存的には単純性鼻炎と同じ治療が行われるが，これで効果のない下鼻甲介腫大に対しては，下鼻甲介電気凝固術・下鼻甲介切除術・下鼻甲介骨粘膜下切除術など手術的に処置される。近年，各種レーザーを使用した手術が施行されている。

6 アレルギー性鼻炎（鼻アレルギー） allergic rhinitis

病因▶　自律神経機能失調などによる粘膜の過敏性（鼻過敏症[1]）と，Ⅰ型アレルギーとがからみ合っておこっている状態である。内分泌異常・精神的不安・物理化学的刺激なども症状の発現に密接な関係がある。

症状▶　反復性くしゃみ発作・水様性鼻漏・鼻閉を三主徴とする。このほかに鼻内・咽頭・眼などに瘙痒感を伴ったり，流涙を伴ったりすることもある。スギなどの花粉が抗原となる花粉症 pollinosis は季節性がはっきりしていて，ほかの季節には症状はあらわれない季節性アレルギーである。それに対して，ハウスダスト（室内塵）やカビなどのような抗原では一年中症状がみとめられ，通年性アレルギーである。職業に関係した抗原では，発作がおこるのが職場だけということもある。

　一般的な鼻アレルギーの鼻鏡所見では，粘膜は蒼白化し，腫大しているが，それが著しくなると，腫大した蒼白な下鼻甲介がほとんど鼻腔全体をふさいでしまっている。ポリープがみられることもある。花粉症では粘膜は発赤し，急性鼻炎との鑑別がむずかしい。鼻アレルギーでは，鼻汁好酸球検査[2]を行う。鼻汁を染色して顕微鏡で見ると多数の好酸球がみられる。

　また抗原抽出液を用いた皮内反応・鼻粘膜誘発試験や CAP 法[3]などを行って抗原を確かめる。

治療▶　まず抗原の回避を行う。抗原抽出希釈液による免疫（減感作）療法が根治的

---

1) 鼻過敏症：①アレルギー性鼻炎，②血管運動性鼻炎（本態性鼻炎），③好酸球増多性鼻炎に分けられる。血管運動性鼻炎は，アレルギー性鼻炎と症状は類似するが，鼻汁中に好酸球が見られず，アレルギー皮膚および誘発テストが陰性である。鼻粘膜の自律神経異常が原因と考えられている。本態性鼻炎とよばれることもある。
2) 鼻汁好酸球検査：ハンセル Hansel 染色（エオジノステイン）にて好酸球をおもに染色する。鼻汁中に好酸球が存在すればアレルギー性鼻炎の可能性が高い。
3) CAP：capsulated hydrophilic carrier polymer の略。血清抗原（アレルゲン）特異的 IgE 抗体の試験管内検出法である。以前は，^{125}I で標識された IgE を用いた RAST（radioallergosorbent test）が行われていた。

な治療法である。薄いものから皮内または皮下に少量ずつ注射し，しだいに増量していく。これを皮下免疫療法[1]という。また近年は舌下免疫療法[1]も行われる。アレルギー素因の改善を目ざした体質改善療法も行われている。症状の発現を抑えるには抗ヒスタミン薬・抗ロイコトリエン薬・点鼻および内服ステロイド薬・自律神経作用薬・精神安定薬なども使用される。手術を行う場合は下鼻甲介電気凝固術・下鼻甲介レーザー蒸散術・下鼻甲介粘膜切除術・後鼻神経切断術などが行われる。

　局所的な血管収縮薬の使用や抗ヒスタミン薬の内服などは，効果が一時的で対症的な治療になる。減感作療法を行うには，抗原の検索のための十分な検査を受けるように指導する。また，アレルギー素因とよばれるように，体質的な面も精神的な面も含まれているので，生活面全体からの治療が必要である。完全に治るまでには長期間かかることを納得してもらう必要がある。

7 多発血管炎性肉芽腫症（ウェゲナー肉芽腫症）granulomatosis with polyangitis

病因▶　耳・眼・上気道・肺の壊死性肉芽腫性病変，全身の中小血管の壊死性肉芽腫性血管炎，糸球体腎炎を主徴とする難治性血管炎（自己免疫疾患）である。多くの症例で鼻・副鼻腔病変が初発するため，耳鼻咽喉科を初診する場合が多い。

症状▶　鼻閉，膿性・血性鼻漏などで発症し，進行すると鼻中隔軟骨の破壊などにより鼻背が陥没（鞍鼻）になる場合がある。そのほか病変存在の部位により，肺症状，腎炎症状などさまざまな症状をきたす。**PR3-ANCA**（**C-ANCA**：細胞質性抗好中球細胞質抗体）の陽性率が高い。鼻腔・肺・腎臓の生検で巨細胞を伴う肉芽腫性炎症，フィブリノイド型血管炎などにより確定診断をえる。

治療▶　治療は，ステロイド薬と免疫抑制薬の併用療法が一般的である。

③ 副鼻腔疾患

　副鼻腔は鼻腔とつながっているので，鼻腔から感染が波及することが多い。また，副鼻腔の分泌物は自然口から鼻腔に排泄されて鼻漏として自覚される。鼻閉や嗅覚障害なども鼻腔に影響を及ぼした結果生じる症状である。

1 急性副鼻腔炎 acute sinusitis

病因▶　急性鼻炎から波及することが多い。上顎洞・篩骨洞におこることが最も多い。頬部の腫脹や発赤が強くあらわれる**乳児上顎洞炎**や，齲歯（むし歯）から感染する**歯性上顎洞炎**も，一側性急性上顎洞炎のかたちで発症する。

---

1) 皮下免疫療法 subcutaneous immunotherapy（SCIT），舌下免疫療法 sublingual immunotherapy（SLIT）：いずれも抗原特異的免疫療法で，根治が期待できる治療法である。舌下のほうが自宅で自分で施行でき，アナフィラキシーなどの副作用が少なく，日本では2014年スギの舌下免疫療法が開始され，主体となった。

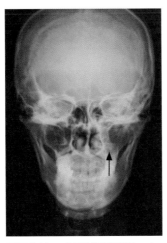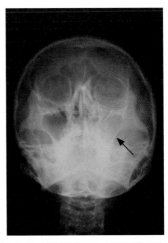

両写真（左：後頭前頭撮影法，右：後頭オトガイ撮影法）に左上顎洞（矢印）を中心とした陰影がみとめられる。

▶ 図 5-35　急性副鼻腔炎（上顎洞炎）の単純 X 線像（患側は左）

症状 ▶ 　頭痛・発熱・全身倦怠感などの一般症状を伴い，鼻閉，鼻汁過多，後鼻漏，咳嗽を主症状とする。局所的な痛みは罹患した洞に対応し，上顎洞では頬部痛，前頭洞では前頭部痛，篩骨洞では鼻根部痛であることが多い。顔面の各部位に相当する疼痛，膿性・腐敗臭鼻漏，嗅覚障害などをきたす。合併症としては，眼窩内（眼窩蜂窩織炎，眼窩骨膜下膿瘍），頭蓋内（硬膜下・硬膜外膿瘍，髄膜炎，脳膿瘍，海綿静脈洞血栓症）などがある。

　　鼻鏡検査で膿汁付着の位置から罹患した洞を推定できるが（▶79ページ），副鼻腔洗浄やX線・CT検査が行われれば確実に診断できる（▶図5-35）。

治療 ▶ 　抗菌薬などが投与され，局所的には鼻腔内に血管収縮薬を使用して粘膜の腫脹を取り去り，分泌液の排泄をよくする。洞内の積極的な洗浄と薬液注入のために，副鼻腔洗浄法・ネブライザー療法などが用いられる（▶93ページ）。歯に原因のあるもの（歯性上顎洞炎など）では，同時に歯科治療が必要である。

2　慢性副鼻腔炎　chronic sinusitis

病因 ▶ 　慢性副鼻腔炎は，3か月以上，鼻閉・鼻汁過多・後鼻漏・咳嗽などの呼吸器症状が持続するものをいう。発症契機は細菌感染による急性副鼻腔炎であり，その後，体質やアレルギー，細菌の種類，鼻腔・副鼻腔の解剖学的構造，血管運動神経の障害などが関与する。これらの因子の関与の仕方によって，あらわれる病型も異なってくる。膿性鼻汁の排泄が多いものもあれば，粘膜の浮腫傾向が強くて鼻茸（鼻ポリープ）をつくるものもある（▶図5-36, 37）。また，単一の洞だけに炎症が限局して存在することはまれで，両側性かつ多洞にわたっている。これを多洞炎または汎副鼻腔炎という。

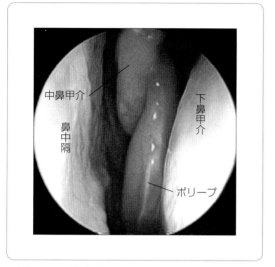

▶ 図5-36　前鼻孔から見えるポリープ

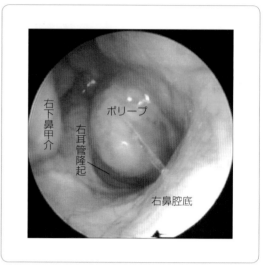

▶ 図5-37　後鼻孔ポリープ

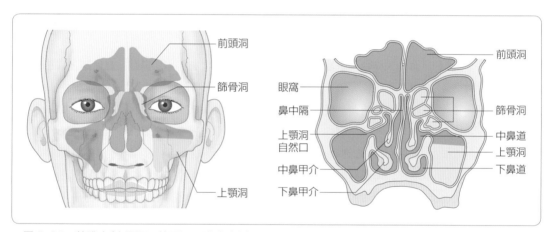

▶ 図5-38　蓄膿症（上顎洞・篩骨洞の膿汁貯留）

　　　　　一般にいわれている**蓄膿症** empyema は，副鼻腔内に膿がたまっていることを意味している（▶図5-38, 39）。

症状▶　　鼻閉・鼻漏・嗅覚障害・後鼻漏を主症状とする。頭痛や頭重感もよく訴えられる症状であり，注意不能・易疲労・消化器障害などを伴うこともある。鼻鏡検査により，鼻腔粘膜に示された変化や分泌液の状態から副鼻腔炎が推察できる。すなわち，中鼻甲介や中鼻道粘膜の浮腫性腫脹，同部分の分泌液付着，鼻茸の存在などは副鼻腔炎があることを示すものと考えてよい。

　　　　　急性炎症と同じように，洞の穿刺洗浄・X線検査・CT検査・内視鏡検査などによって確定診断が行われる。鑑別診断としては歯性上顎洞炎，アレルギー性真菌性鼻副鼻腔炎，副鼻腔真菌症，副鼻腔腫瘍（がんを含む）などがある。

治療▶　　①**保存的治療法**　全身的に抗菌薬や去痰薬・抗アレルギー薬を内服させる場合と，局所的な療法を行う場合がある。保存的局所療法は，ネブライザー療法

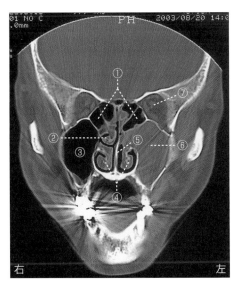 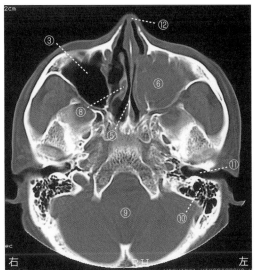

①篩骨洞　②右中鼻甲介　③右上顎洞　④下鼻甲介　⑤鼻中隔　⑥左上顎洞　⑦眼窩
⑧右下鼻甲介　⑨小脳　⑩乳突蜂巣　⑪外耳道　⑫鼻背

a.　上顎洞開口部付近での前額断面 CT 像
左上顎洞⑥に炎症性の陰影がみとめられる。

b.　外耳道レベルでの水平断面 CT 像
左上顎洞⑥から鼻腔に炎症性の陰影がみとめられる。

▶ 図 5-39　副鼻腔炎の CT 像

（▶93 ページ）を用いて薬物が局所に効果を及ぼすことを目標とする。鼻腔内粘膜の腫脹を取り去り，分泌液の排泄をよくし，副鼻腔内の通気性を回復させる。その炎症のタイプにより 14 員環マクロライド系抗菌薬の少量長期投与が著効する場合がある。

　②**手術療法**　鼻腔内の鼻茸を取り除く鼻茸摘出術 nasal polypectomy を行い，鼻中隔矯正術・鼻甲介切除術・下鼻道開窓術なども行って分泌液の排泄障害を除き，通気性を回復させて治癒を期待するか，より根治的には副鼻腔を開放して病的粘膜を除去し，鼻腔との通り道を広くする。

　根本的手術法には犬歯窩から行う方法（コールドウェル-ルック Caldwell-Luc 手術・経上顎篩骨洞蝶形骨洞手術），鼻内から行う方法（篩骨洞前頭洞手術），皮膚切開をして行う方法（キリアン Killian 前頭洞手術）などがある。

内視鏡下副鼻腔▶
手術（ESS）
　現在では内視鏡を用いながら，鼻内から副鼻腔を開放する**内視鏡下副鼻腔手術** endoscopic sinus surgery（**ESS**）が主流である。喘息合併例とアスピリン喘息[1]に伴う副鼻腔炎は，術後も再発しやすいので注意がとくに必要である。

---

1) アスピリン喘息 aspirin induced asthma（AIA）：アスピリンに代表される非ステロイド性抗炎症薬（NSAIDs）を服用後，1 時間くらいまでに喘息発作をおこす。慢性副鼻腔炎・鼻茸・嗅覚低下の合併例が多い。

小児副鼻腔炎▶　小児副鼻腔炎の患児では，反復性気管支炎・注意力散漫・食欲不振などのような副症状にも気をつけ，鼻のかみ方もじょうずにできる（「鼻を片側ずつかむ」など）よう保護者を指導する必要がある。小児の慢性副鼻腔炎は成人の場合とは異なり，自然変動が大きく，その経過中に約半数は自然治癒していくと考えられている。そのため，ポリープなどにより鼻閉が強くなっている例などを除いては，保存的治療が主体となる。

3 副鼻腔粘液囊胞 mucocele of the paranasal sinuses

病因▶　副鼻腔の自然口の閉塞によって，分泌液がたまって囊胞状に変化していくと考えられている。前頭洞や篩骨洞にできることが多い（▶図5-40）。副鼻腔炎手術後に上顎に生じる囊胞は**術後性頬部囊胞（術後性上顎囊胞）**[1]（▶図5-41）といい，類似疾患である。徐々に大きくなって周囲を圧迫する。感染がおこって内容が膿性になったものを**膿囊胞** pyocele という。

症状▶　圧迫による症状があらわれる。眼窩方向に圧迫が生じると眼球突出や眼球偏位のために複視がおこる。前頭洞前壁の骨が破られると，前頭部・眉毛部・鼻

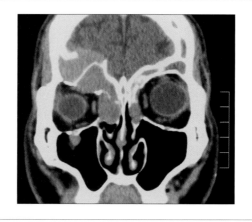

▶ 図5-40　前頭洞囊胞による眼球偏位（患側は右）

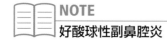

NOTE
好酸球性副鼻腔炎

　難治性副鼻腔炎の代表的な病型で，成人以降に発症する。鼻茸や貯留液中に著明な好酸球浸潤をみとめ，血中の好酸球も増加する。鼻茸が多発し，ムチン貯留を伴う篩骨洞優位中心の両側性副鼻腔炎を生じる。手術後の再発や経過不良例が多く，また，嗅覚障害や気管支喘息（とくにアスピリン喘息），好酸球性中耳炎（▶116ページ）を合併することも多い。

1）術後性頬部囊胞は，上顎洞根本術施行後，数年から20年程度の期間を経て発症することが多いと考えられている。

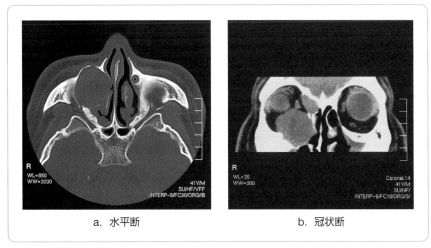

a. 水平断　　　　　　　　b. 冠状断

▶図 5-41　術後性頬部（上顎）囊胞（右側）の水平断と冠状断 CT 像

根部などの腫脹となる。膿囊胞では，これに発赤や疼痛が加わり，ときに皮膚に瘻孔が生じることがある。後部篩骨洞・蝶形骨洞囊胞などでは，視神経・動眼神経などを圧迫し，視力障害・眼球運動障害も合併する場合がある。

　顔面や口蓋の腫脹，眼球の偏位などは視診によってわかるが，腫脹部を触診すると骨欠損や波動がわかることもある。超音波診断や CT は囊胞の大きさ，骨欠損部位などを知るのに役だつ。

治療▶　現在は内視鏡下に副鼻腔と鼻腔とのつながりを十分つけることが一般的である。圧迫による骨壁の欠損があるので，いったん感染が加わると頭蓋内合併症や眼窩内合併症をきたす危険がある。診断が確定したら手術を受けるようすすめる。

4　上顎洞がん（上顎がん）cancer of the maxillary sinus

病因▶　上顎洞に原発したがんで，組織的には扁平上皮がんが主である。扁平上皮がんの発症には喫煙が深く関与していると考えられている。初期にはがん組織は洞内にとどまっているが，しだいに骨壁を破壊して周囲に広がり，頭蓋底・上咽頭・反対側上顎洞にまで広がる場合がある。また，頸部リンパ節転移や，肺などに遠隔転移をきたすこともある。がん以外の上顎悪性腫瘍もあるが，まれである。

症状▶　一側性副鼻腔炎に似た症状で始まることが多い。鼻閉は左右いずれかに固定し，鼻漏はしばしば悪臭があって，血液が混入している。頬部腫脹・口蓋腫脹・歯痛・頬部痛・頭痛・頬部皮膚の知覚鈍麻なども出現し，眼球突出や複視をきたしたり，鼻涙管圧迫による流涙がみられたりする（▶図 5-42）。X 線検査，とくに CT は進展範囲・骨破壊の診断に役だつ（▶図 5-43）。確定診断には試験切除による組織検査が行われる。

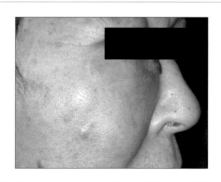

（写真提供：元日本大学総合科学
研究所教授 木田亮紀氏）

▶ 図5-42　上顎洞がん（上顎がん）による頬部腫脹と皮膚への瘻孔形成（患側は右）

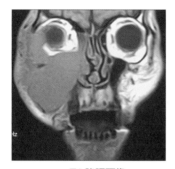

a．T1 強調画像

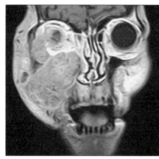

b．T1 強調画像ガドリニウム増強

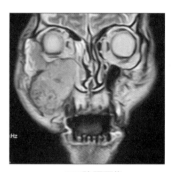

c．T2 強調画像

（写真提供：元日本大学総合科学研究所教授 木田亮紀氏）

▶ 図5-43　上顎洞がん（上顎がん）のMR像（図5-41と同一症例。患側は右）

治療▶　がんの治療方法には化学療法・放射線療法・手術療法・免疫療法などがある
が，現在では症例に応じて併用治療を行うことが多い。手術療法単独では術後
欠損が一般に大きく，発語時・摂食時などの機能障害が著しく，また1つの療
法だけでは治癒率に限界があるためである。

　がん治療の理想は早期発見・早期治療であり，これが達成されれば治癒率は
非常によくなる。上顎洞がんの場合も，がんが上顎洞内にとどまっている時期
に発見することが望ましいが，この時期には副鼻腔炎様の症状が主であるので，
十分に検査が行われなければ鑑別は困難である。

C｜口腔・咽喉頭疾患

　口腔と咽頭（とくに下咽頭）は食物の通路であり，喉頭は空気の通路であるが，
それぞれの部位が隣接し，共通の機能を営んでいる面もあるので，厳密に区別

するのは困難である。患者が「のど」という場合は咽頭と喉頭両者をさし，自覚症状も区別しにくいことが多い。

① 口腔疾患

1 舌炎 glossitis

多くは口内炎の一部として呈することが多いが，腫瘍性病変(潰瘍性舌がんなど)や，特殊な疾患(悪性貧血，シェーグレン症候群，尋常性天疱瘡など)，鉄欠乏性貧血，真菌(カンジダ)性舌炎などに注意する。

2 口腔内真菌症 fungal infection of oral cavity

長期間の抗菌薬の投与，ステロイドや化学療法の治療，HIV 感染による免疫能低下などの原因を追及し，その病因を取り除くことが肝要だが，一般的に抗真菌薬の投与を行う。

● 鵞口瘡(急性偽膜性カンジダ症)

舌・頬粘膜・口唇内側にミルクがかたまったような白い斑点，あるいは融合して白苔のようになるカンジダの初感染である(▶図5-44)。新生児，月齢2〜

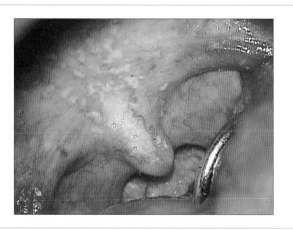

▶図5-44 口腔カンジダ

> **Column** OAS
>
> 口腔アレルギー症候群 oral allergy syndrome(OAS)は，食物抗原が口腔・咽頭粘膜に直接接することにより惹起される I 型アレルギー反応であり，食物アレルギーの特殊型である。花粉症やラテックスアレルギー患者に合併することが多い。

3か月の乳児が罹患する。抗真菌薬塗布，内服，ピオクタニン(メチルロザニリン塩化物)塗布を行う。

3　口唇・口腔内疾患

●ヘルペス性歯肉口内炎・咽頭炎

単純ヘルペス1型(HSV-1)にはじめて乳幼児が感染したときに発症する場合が通常である。近年，抗体非保有の成人にもみられ，成人の場合は咽頭にも生じる。性感染症(STD)としては2型が多い。治療は，アシクロビル(抗ウイルス薬)の投与と，対症療法である。

●口唇ヘルペス

単純疱疹ともいわれ，単純ヘルペス1型により通常，免疫能低下時に再発を繰り返す皮膚粘膜移行部小水疱の集合である。治療は，アシクロビル・バラシクロビル塩酸塩の投与で，軽症の場合は軟膏塗布，中等症以上は内服である。

●ヘルパンギーナ

主としてコクサッキーA群ウイルス，ほかにエンテロウイルスによりおこり，乳幼児に多い。6〜8月に多く(夏かぜ)，咽頭痛・頭痛を伴い，突然の発熱(38〜40℃)で発症する。口蓋垂・軟口蓋・口蓋扁桃周囲の粘膜に小水疱ができ，小潰瘍が左右対称性に生じる。対症療法を行う。

●手足口病

コクサッキーA16，エンテロウイルス71などによる，口腔粘膜・手掌・足底に小水疱を生じる急性感染症である。対症療法を行う。

●ベーチェット病

口腔粘膜の再発性アフタ性潰瘍，眼症状，皮膚症状，外陰部潰瘍を主症状とする難治性炎症性疾患であり，病因は不明である。ヒト白血球抗原の1つであるHLA-B51の高い陽性率がある。20〜40歳代の青壮年期に好発し，やや男性に多い。神経・消化器・血管ベーチェットが予後を左右する。

4　アフタ性口内炎　aphthous stomatitis

病因▶　物理的刺激，ウイルス・細菌感染，ビタミン不足，アレルギー，ストレス，その他が関与する。通常は2週間以内に治癒する予後良好な疾患である。

症状▶　通常1〜2個の米粒大の表面が境界明瞭な白色偽膜を有し，周囲が発赤し，疼痛を伴う(▶図5-45)。

治療▶　口腔用副腎皮質ステロイド軟膏・貼付薬，または硝酸銀での焼灼を行う。

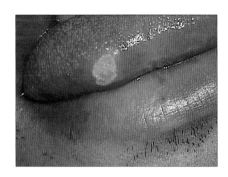 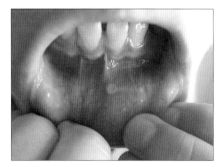

| a. 舌アフタ | b. 舌口唇アフタ |

▶ 図 5-45　アフタ性口内炎

5　舌小帯短縮症　ankyloglossia, tongue-tie

　　舌下面中央から口腔底にのびる粘膜ヒダ(舌小帯)が短小あるいは肥厚し，舌が口腔底に固着するために，舌の可動性がそこなわれ，哺乳・摂食・構音障害(とくにラ行，タ行，英語のLなどの歯茎音)などの症状をきたす病態である。重度の場合は手術により形成(切断し延長する)する。舌小帯の切断は，慎重に行われるべきである。

6　味覚障害　taste disorder

　　味覚障害の原因は多岐にわたるので，治療前に十分な問診(基礎疾患，薬剤の服用歴，口内乾燥感の有無など)と，治療前から味覚検査(電気味覚検査，濾紙ディスク法など)，血液検査(一般血液検査，血清亜鉛，鉄，銅値など)を施行することが重要である。亜鉛剤・鉄剤を主体とした治療を行う。

7　口腔内腫瘍

● 口腔良性腫瘍 tumors in oral cavity

　　大きく，歯原性腫瘍(エナメル上皮腫・歯牙腫・セメント質腫など)と，非歯原性腫瘍(上皮性腫瘍の乳頭腫・多形腺腫)，血管腫，線維腫，非上皮性のリンパ管腫・神経鞘腫・脂肪腫・骨腫に分類される。多くは緩徐に発育し，無症候性に経過することが多い。治療法は摘出術が基本である。多形腺腫やエナメル上皮腫は，悪性転化もあるため，早期に切除が望ましく，術後の再発にも注意が必要である。

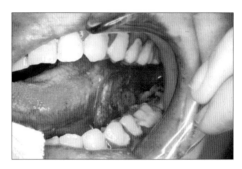

（岸本誠司：228．舌癌．森山寛ほか編：今日の耳鼻咽喉科・頭頸部外科治療指針，第3版. p.444，医学書院，2008による）

▶ 図 5-46　舌がん

●舌がん

　口腔がんのなかで最も多く（約 60％），ほかの口腔がんと同様にほとんどが扁平上皮がんである。好発部位は，歯牙と接触する舌側縁である（▶図 5-46）。発症要因としては，喫煙，飲酒習慣，不良歯牙や義歯による舌への慢性刺激，口腔不衛生などがある。重複がんが高頻度に発生する。

　治療には放射線治療（外照射，腔内照射，小線源治療），化学療法，手術療法がある。

8 舌咽神経痛 glossopharyngeal neuralgia

　扁桃，舌根部から外耳・中耳に及ぶ発作的な痛みで，下顎・頸部に放散する。嚥下・あくび・会話などで誘発される。症候性と特発性に分かれる。特発性の原因としては舌咽神経への血管の圧迫が重要と考えられている。診断のために舌咽神経ブロックを行う。治療は症候性では原疾患の治療，カルバマゼピンなどの薬物療法である。難治性や，痛みの強い場合は，血管減荷術が選択されることもある。

② 咽頭疾患

1 咽頭炎 pharyngitis

病因 ▶　急性のものと慢性のものとがある。**急性咽頭炎 acute pharyngitis** は，口峡・咽頭粘膜およびこの部位のリンパ組織の急性炎症で，感冒症候群の部分症状として発症することが多い。ウイルス感染・細菌感染が原因のことが多い。鼻炎と同じような発症をする。

慢性咽頭炎 chronic pharyngitis は，慢性の刺激持続（喫煙，飲酒，汚染大気吸入，後鼻漏など），局所性・全身性の慢性疾患，体質などが関係している。

症状▶ 急性咽頭炎では発熱・乾燥感・咽頭痛・異物感・嚥下痛などを訴える。ときに放散性耳痛がおこる。咽頭粘膜は発赤・腫脹し，リンパ顆粒の腫大や粘稠な分泌液の付着がみられることもある。

慢性咽頭炎では全身症状はほとんどなく，局所症状も痛みというよりは異物感程度の軽いものが持続する場合が多い。

治療▶ 全身症状のある場合には安静を保たせる。局所的には含嗽・蒸気吸入，抗菌薬や非ステロイド性抗炎症薬なども用いる。最近ではクラミジアによる咽頭炎も多く，マクロライド系抗菌薬も使用される。

2 急性扁桃炎 acute tonsillitis

一般に扁桃炎とは口蓋扁桃の炎症を意味する。

病因▶ 小児ではウイルスが，成人では細菌が起炎微生物となることが多いとされ，ウイルスではアデノウイルス，細菌ではA群β溶血性レンサ球菌が多いとされている。感染には，かぜや過労，気温の変化，物理化学的な刺激などが関連している。炎症の状態によって，カタル性・濾胞性・腺窩性・偽膜性に区別される。

症状▶ 全身症状も局所症状も強くあらわれることが多く，高熱を発することが多い。食欲不振・全身倦怠感・関節痛なども伴う。局所的には咽頭痛が強く，放散性耳痛や嚥下痛・頸部リンパ節圧痛などもおこる。このような時期には腺窩性扁桃炎の所見を呈することが多く，膿栓が付着しているので，細菌検査や薬剤感受性テストは，この部分から検体を採取して行われる（▶図5-47）。膿栓が癒合して偽膜状になったものでは，咽頭ジフテリアとの鑑別が困難なことがあるが，現在ではジフテリアはほとんどみられなくなり，とくに10〜20歳代の青少年

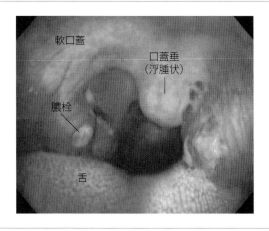

▶図5-47 急性腺窩性扁桃炎

は**伝染性単核球症**[1]の場合が多い。

治療▶　安静の保持とともに，解熱鎮痛薬・抗菌薬・消炎薬などの全身的使用が行われる。局所的には口内を清潔に保つために含嗽の励行が大切であり，消炎収斂薬の塗布や口内錠の投与も行われる。

　合併症をおこさなければ1週間以内に治るが，扁桃周囲膿瘍・中耳炎・敗血症・腎炎・心内膜炎などを合併することがあるので，なかなか熱が下がらないものや，全身状態の好転しないものに対しては，とくに注意する。

3　慢性扁桃炎（反復性扁桃炎）chronic tonsillitis

　慢性扁桃炎は，①慢性単純性扁桃炎，②習慣性扁桃炎（反復性扁桃炎），③扁桃病巣感染症に大きく分けられる。

病因▶　急性増悪を繰り返し，しばしば急性症状を呈するものを**習慣性扁桃炎 habitual angina**（反復性扁桃炎，アンギーナ）という。起炎菌は急性扁桃炎と同じくレンサ球菌・ブドウ球菌などである。**扁桃病巣感染症 focal infection**（病巣扁桃）[2]といって，扁桃自体にはあまり症状がないのに，たとえば腎臓・心臓・関節・皮膚などのほかの臓器に疾患を引きおこすことがあるので注意する。30〜50歳代に多い。

　病巣扁桃の代表的疾患として，掌蹠膿疱症（しょうせきのうほうしょう）・IgA腎症[3]・胸肋鎖骨過形成症がある。

症状▶　急性増悪期以外は自覚症状はほとんどないか，あっても軽度である。単純な扁桃肥大もあるので，大きいだけでは慢性扁桃炎とはいえない。発赤・膿栓の付着，表面の性状，瘢痕（はんこん）の有無などを参考にして診断される。病巣感染症が疑われる場合には，手指・綿棒・マッサージ器などを用いて機械的刺激を与える扁桃マッサージやヒアルロニダーゼ注射[4]による誘発試験で，末梢血白血球の

---

1) 伝染性単核球症：EBウイルス（EBV）感染の1つであり，多くはEBVの初感染で，発熱・頸部リンパ節腫脹・咽頭痛を三主徴とする。EBVは多くの人が幼小児期に軽微な症状のみで感染しているが，細胞性免疫が発達した成人期（思春期以降）に初感染すると，この病態となる。発疹を伴うことがあり，とくにペニシリン系抗菌薬は発疹を誘発するため禁忌である。血液検査では，LDH・AST・ALT値の上昇，リンパ球増加と異型リンパ球の出現が特徴である。肝・脾腫脹をみとめることが多い。

2) 病巣感染とは，「身体のどこかに限局した慢性炎症があり，それ自体はほとんど無症状であるのにほかの遠隔臓器に反応性の器質的または機能的障害（二次疾患）を引きおこす病像」をいう（Gutzeit and Parade, 1939）。病巣感染の原病変として，扁桃・副鼻腔・中耳・虫垂・前立腺・子宮・胆嚢などの炎症が考えられているが，最も頻度が高く注目されているのが慢性扁桃炎である。

3) IgA腎症：IgA腎症は原発性慢性糸球体腎炎の40〜50%を占める。多様な経過をとるが大半は徐々に進行し，5〜25年後には20〜50%が腎不全になる。IgA腎症の発症・持続に扁桃の持続感染が関与していると考えられており，ステロイドパルス療法と扁桃摘出術の併用により良好な成績をあげている。

4) ヒアルロニダーゼ200Uを1mLの生理食塩水に溶解し，0.5mLずつ各側の扁桃実質に注射する。

増加，赤血球沈降速度(赤沈)の亢進，体温の上昇などが検査される。また，血清学的検査なども行われ，扁桃が病巣であるかどうかが確かめられる。

治療▶　急性増悪期の治療は急性扁桃炎に準じる。慢性扁桃炎の治療として陰窩洗浄や陰窩吸引により清潔を保つ方法もあるが，根治的には口蓋扁桃摘出術が行われる。

口蓋扁桃摘出術の適応となるのは，①急性増悪をしばしば繰り返す(年4回以上の急性扁桃炎など)，②病巣感染(掌蹠膿疱症，IgA腎症，胸肋鎖骨過形成症など)，③扁桃周囲膿瘍の再発予防，④睡眠時無呼吸症候群などの呼吸障害，⑤悪性あるいはその疑い，⑥頸部リンパ節の慢性肥大をおこしている場合，などである。

4 扁桃周囲炎 peritonsillitis・扁桃周囲膿瘍 peritonsillar abscess

病因▶　炎症が口蓋扁桃被膜をこえて，咽頭収縮筋との間の疎性結合組織に波及したものが扁桃周囲炎で，同部位に膿瘍を形成したものが扁桃周囲膿瘍である。急性口蓋扁桃炎に続発して発症するものがほとんどである。

発症年齢は20〜30歳代に多く，ほとんどが成人であり，小児の発症はまれである。

症状▶　感冒あるいは扁桃炎症状に引きつづいて，通常一側性，まれに両側性(約10%)の激しい咽頭痛・嚥下痛がおこる。

高熱を伴うことが多く，口臭・よだれがあり，言語が不明瞭(含み声)となる。局所所見としては，口蓋扁桃の発赤腫脹が著明で，その膨隆が前口蓋弓部にみられる(▶図5-48)。患側の軟口蓋は下垂し，口蓋垂に浮腫がみられ健側に押される。

開口障害は，疼痛による翼突筋の反射性のもの，あるいは炎症の翼突筋への

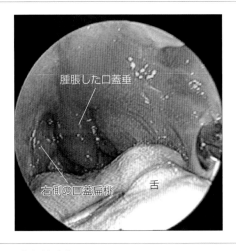

腫脹した口蓋垂

右側の口蓋扁桃

舌

▶図5-48　扁桃周囲膿瘍(左側)

直接の波及によるものが考えられる。膿瘍形成があるか，膿瘍の存在部位あるいは腫瘍の存在の有無判定にも画像検査は重要である。嫌気性菌によるガス産生が存在するか否かでも判定できる。

治療▶　**[1] 全身薬物療法**　抗菌薬の投与，安静，補液などを行う。ステロイド薬は咽頭・喉頭浮腫の改善，治療の短縮に効果があると考えられる。

　[2] 局所療法　穿刺・切開排膿を行う。既往に扁桃周囲膿瘍の反復があれば，再発防止のために，消炎を待って両側口蓋扁桃の摘出手術を施行する（**待機的口蓋扁桃摘出術**）。欧米では膿瘍形成時に，即時の扁桃摘出術が普及している（**即時扁桃摘出術**）。

　適切な薬物療法と穿刺あるいは切開排膿により，約1週間程度で軽快する。副咽頭間隙膿瘍や深頸部膿瘍を合併している症例では，入院のうえ十分な管理下の治療が必要である。**深頸部膿瘍**（▶170ページ）に対しては，外切開による排膿や洗浄を施行し，敗血症の防止などの管理が必要である。さらなる合併症として，縦隔炎・内頸静脈血栓症・敗血症がある。

5 咽後膿瘍 retropharyngeal abscess

病因▶　成人にみられる頸椎カリエスの流注膿瘍のようなものは現在ほとんどなく，大部分は乳幼児の疾患である。咽頭粘膜と椎前筋膜との間にある結合組織（咽後間隙）中のリンパ節化膿によっておこる。

症状▶　多くはかぜの前駆症状が数日続いたあとの高熱で発症する。咽頭後壁が膨隆してくるので呼吸困難と嚥下困難がおこる。呼吸困難は嚥下が円滑に行われないための唾液の停滞も加わって，呼吸性雑音・喘鳴の状態で始まり，強くなるとチアノーゼも伴う。X線・CT検査などにより椎前部の膨隆がはっきりとわかる。

治療▶　穿刺によって膿汁が証明されれば切開排膿が行われる。咽後膿瘍の切開は，膿汁の気道内流入による窒息とショックによる死亡の危険があるので，とくに注意して懸垂頭位で行われる。最近では，全身麻酔下に行われることが多い。

　幼児に多いので，切開する場合は，暴れさせないようにする。

6 扁桃肥大 hypertrophy of the tonsils

病因▶　咽頭にある扁桃組織のどの部分にも肥大は生じる。年齢によって数年の間に増殖し，また退行するという特徴があるが，個人によって異なる。そのピークの平均は口蓋扁桃で7～8歳，咽頭扁桃では5～6歳ぐらいである。舌扁桃の肥大は壮年期以後にみられることが多い。

　アデノイド増殖症 adenoid vegetation（腺様増殖症）とよばれるのは咽頭扁桃肥大の意味である（▶図5-49）。

症状▶　それぞれの扁桃の肥大は，肥大による機械的および機能的障害があらわれる。

（1）後鼻孔に向かって肥大がおこるために，鼻呼吸が障害されて口呼吸の習慣

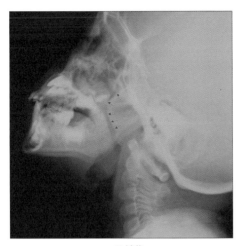

a. X線像

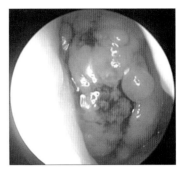

b. 内視鏡像(左鼻腔より)

▶ 図5-49　咽頭扁桃肥大のX線像と内視鏡像

がついたり，夜間のいびきや睡眠障害をまねいたり，分泌液排泄の障害によって鼻炎や副鼻腔炎を慢性化させたりする。口呼吸の習慣で口を開け，顔面筋が弛緩し，鼻唇溝が消失した状態はアデノイド顔貌(がんぼう)とよばれる。

(2) 耳管開口部圧迫の場合は，耳管狭窄症状として難聴や滲出性中耳炎(しんしゅつ)(▶109ページ)をきたすようになる。

(3) 全身的にも影響を及ぼし，鼻呼吸障害が原因と考えられる鼻性注意不能症や，耳管狭窄に基づく難聴による耳性注意不能症以外にも，胸郭異常・夜尿症・舞踏病・てんかん・吃音症(きつおん)などの誘因となることがある。

(4) 口蓋扁桃の肥大度は，前後口蓋弓から正中線に向かっての突出度によって，Ⅰ・Ⅱ・Ⅲ度に分けることが多い(マッケンジー McKenzie の分類，▶図5-50)。咽頭扁桃・口蓋扁桃・舌扁桃が大きい場合は睡眠時のいびき・無呼吸発作(閉塞型睡眠時無呼吸症候群〔OSAS〕[1])や，摂食困難と関係することがある。

(5) 舌扁桃(▶35ページ，図2-19)も高度肥大を示すことがある。咽喉頭異常感と関係することもある。また，悪性リンパ腫が舌扁桃肥大で発症することもあるので，疑わしい場合には諸検査が行われる。

---

1) 閉塞型睡眠時無呼吸症候群 obstructive sleep apnea syndrome (OSAS)：OSAS が睡眠時無呼吸症候群 (SAS) のほとんどを占める。SAS は，そのまま無治療で放置すると心臓脳血管障害を引きおこす可能性がある。保存的治療としては，(経鼻的)持続陽圧呼吸(nasal) continuous positive airway pressure (n-CPAP) が行われることが多い。上気道閉塞に対して鼻閉を改善する手術，扁桃摘出術，軟口蓋咽頭形成術 (UPPP)，顎顔面手術などがある。呼吸器内科とともに耳鼻咽喉科受診も重要である。耳鼻咽喉科の治療により，OSAS の根本的治癒を期待できる。

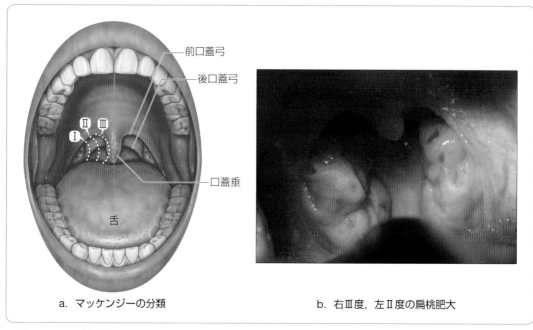

a. マッケンジーの分類　　　　　　　b. 右Ⅲ度，左Ⅱ度の扁桃肥大

▶ 図5-50　口蓋扁桃の肥大度

治療▶ 　扁桃の肥大による機械的機能的障害がある場合（OSAS など）には，摘出術や切除術が行われる。しかし，年齢によって肥大度が異なるので，どこまでが正常範囲でどこからが病的であるかを決めるのはむずかしい場合がある。OSAS の診断には検査施設外睡眠検査 out of center sleep testing（OCST）あるいはポリソムノグラフィー[1]などが用いられる。

7 咽喉頭の知覚異常（咽喉頭異常感症）foreigh body sensation in the throat

病因▶ 　さまざまな原因疾患を含む症候名である。原因となる器質的変化が明確なものを症候性，精査しても明確な所見が見いだせない場合を真性とする。真性は，がんなどの疾患に対する恐怖や，ヒステリー・神経衰弱・更年期障害などと合併していることが多い。咽喉頭ノイローゼともいわれる。

症状▶ 　乾燥感・異物感・瘙痒感・灼熱感・蟻走感・狭窄感・絞扼感などさまざまで，これらの感じを取り去ろうとして始終咳ばらいをする。局所的（80％），全身的（15％），精神的（5％）の3つに大別され，局所的要因は，胃食道逆流症 gastroesophageal reflux disease（GERD）・咽喉頭酸逆流症 laryngopharyngeal reflux disease（LPRD）が約 50％，喉頭アレルギー（▶162 ページ）が 15％ 前後，甲状腺疾患が 10％ 前後である。また，これらの感じが，がんなどの重篤な疾患のためにおこっているのではないかと考えて悩む人も多い。実際に下咽頭が

1）ポリソムノグラフィー polysomnography（PSG）：睡眠中の生理学的反応（脳波，眼球運動，心電図，SpO_2 など）を連続記録するもの。

んの初期症状のこともまれにはあるので，間接喉頭鏡検査・CTなどの画像検査・内視鏡検査などによって十分に検査する。

治療▶ 原疾患に対する治療。真性では漢方薬や向精神薬の投与などが行われるが，精神的な不安・動揺・恐怖などを取り除くことが，与薬や局所治療を行う以上に重要なことであり，効果がある。

8 咽頭がん

咽頭がんは，発生する部位によって上咽頭がん，中咽頭がん，下咽頭がんの3つに分けられる。咽頭粘膜の上皮は，組織的には大部分が扁平上皮細胞で構成されている。そのため，一般的に咽頭がんの組織診断は扁平上皮がんである点や，進行すると頸部リンパ節転移しやすい点では共通している。しかし，解剖学的に異なるため，これら上・中・下の咽頭がんはおのおの異なる特徴がある。

● 上咽頭がん nasopharyngeal cancer

病因▶ 以前から，リスクファクターには喫煙，飲酒などがあげられている。また，EBウイルス Epstein-Barr virus の感染の関与が指摘されている。

症状▶ 早期は無症状なことが多い。しかし，腫瘍が進行するにつれ，その腫瘍の進展範囲によってさまざまな症状を呈する。とくに腫瘍が側方に進展すると，耳管機能障害をきたし，滲出性中耳炎(▶109ページ)をおこすことによる耳閉感・耳痛を訴える。さらに，腫瘍が頭蓋底を破壊して神経浸潤をきたすと，さまざまな脳神経麻痺症状をみせる。

NOTE
頭頸部がん

頭頸部(とうけいぶ)がんとは，頭蓋底から鎖骨の間に原発する，眼科領域を除く悪性腫瘍の総称であり，狭義には上皮性性腫瘍のみをさす[1]。代表的なものには，鼻・副鼻腔がん，咽頭がん，喉頭がん，舌・口腔がん，甲状腺がん，唾液腺がんがある。甲状腺がんと唾液腺がんを除くと約9割が，組織学的には扁平上皮がんになる。

根治治療の基本は，手術による完全切除という点では他臓器のがんと同様だが，術後の外形的な変化や嚥下・発声機能障害を考慮し保存的治療が選択される場合も多い。また，扁平上皮がんの場合は，比較的放射線治療の感受性が高いため，早期のがんであれば放射線治療が優先される場合もある。

実際の診療は，頭頸部癌取扱い規約に定められた TNM分類[2]を用いた病期分類にしたがって行われている。よって，診断に際しては組織診断だけでなく，各種画像検査(CT，MRI，PET)などを用いて病期分類を確定することが重要となる。治療方針は，このTNM分類別に設定された一定のガイドラインがあるが，最終的には患者個々の状況を考慮して決定される。

1) 日本耳鼻咽喉科学会編：耳鼻咽喉科学用語解説集．金芳堂，2010．
2) TNM分類：国際対がん連合(UICC)が提唱する，悪性腫瘍の進展度や病期の分類方法。T(primary tumour)は原発腫瘍の進展範囲，N(lymph node metastasis)は頸部リンパ節転移の状態，M(distanto metastasis)は遠隔転移の状態をあらわす。

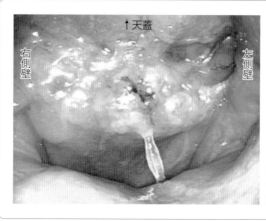

↑天蓋

右側壁

左側壁

腫瘍が，上咽頭の右側壁から後壁を経由して一部左側壁に達している。

▶図5-51　上咽頭がん

検査▶　鼻咽腔ファイバースコピー検査により，不整な隆起性病変として観察される（▶図5-51）。上咽頭は，前壁・後壁・側壁・上壁に分けられ，なかでも側壁のローゼンミューラー窩[1]に好発する。腫瘍組織の生検を行って診断を確定し，同時に，CT・MRI・PETなどの画像検査でTNM分類による病期分類を決定する。

治療▶　原発巣に対する治療は，基本的に放射線治療を中心に行われる。症例により，抗がん薬を併用した保存的治療が行われる。保存的治療後にも遺残する頸部リンパ節には，頸部郭清術とよばれる手術が行われる。遠隔転移に対しては，その転移臓器や状態に応じた治療が行われる。より進行した患者に対しては，緩和治療が選択される。

予後▶　わが国での上咽頭がん全体の5年相対生存率は，全国がんセンター協議会の生存率共同調査（2022年11月集計）によると68.9%と報告されている[2]。

● 中咽頭がん oropharyngeal cancer

病因▶　発病のリスクファクターには，喫煙と飲酒が以前より指摘されてきた。また最近では，ヒトパピローマウイルス human papillomavirus（HPV）の関与に注目が集まっている。わが国の中咽頭がんの約半数がHPV陽性だと考えられており，また世界的にもHPV関連の中咽頭がんの発症が増えてきている。

症状▶　初期は，違和感や咽頭痛程度であるが，病期が進行すると嚥下障害や開口障害をきたす。口臭に独特の腐臭があることから発見されることもある。

検査▶　口蓋扁桃に発生した場合は視診でも発見できるが，舌根部に発生した場合は発見困難である。強調画像機能を備えたファイバースコープを用いると病変を

1）ローゼンミューラー窩：耳管隆起と上咽頭後壁の間に存在する陥凹部。
2）全国がんセンター協議会：全がん協生存率（https://kapweb.ncc.go.jp/full）（参照 2023-09-12）.

発見しやすい。また，触診も有用である。腫瘍組織の生検を行い，診断を確定する。同時に，CT・MRI・PET などの画像検査で腫瘍の TNM 分類による病期分類を決定する。

腫瘍組織の病理検査で p16[1] タンパク質陽性の場合には，HPV に関連があると診断される。HPV 関連の中咽頭がんと診断された場合には，治療が比較的に奏功することがわかっている。そのため，TNM 分類は p16 タンパク質陽性と陰性とで独立している。

治療▶　治療方法は TNM 分類に基づき，外科的手術治療と，放射線や抗がん薬を用いた保存的治療から，患者の背景を考慮して決定する。

予後▶　わが国での中咽頭がん全体の 5 年相対生存率は，全国がんセンター協議会の生存率共同調査（2022 年 11 月集計）によると 61.3% と報告されている[2]。

● 下咽頭がん hypopharyngeal cancer

病因▶　古くから喫煙や飲酒が重要なリスクファクターとされている。

症状▶　早期は無症状あるいは咽頭違和感程度であるが，進行に伴い咽頭痛，嗄声（させい），嚥下障害を示す。以前は，嚥下障害，舌炎，および鉄欠乏性貧血を引きおこすプランマー–ヴィンソン症候群 Plummer-Vinson syndrome 患者の女性に下咽頭がんの合併があることが指摘されていた。しかし，栄養状態が良好となったわが国においては，同症候群の発症はまれである。

検査▶　下咽頭は，上部消化管内視鏡や咽頭・喉頭ファイバースコープ，または喉頭鏡を用いて観察する。不整な粘膜，潰瘍，隆起性病変など多彩な外観を呈する。病変があれば，同部位からの組織生検を行い，診断を確定する。ほかの咽頭がんと同様に，各種画像検査で腫瘍の TNM 分類による病期分類を決定する。

治療▶　治療方法は，外科的手術治療と，放射線や抗がん薬を用いた保存的治療とがある。進行がんに対する外科的手術では，下咽頭と喉頭全摘，さらには頸部食道切除が必要な場合がある。その場合，患者は生理的な発声機能や鼻口呼吸を失うため，医療者は術前に十分な患者への説明を行うとともに，代用音声や気管切開孔のケアなど術後のサポートをしていく。

予後▶　わが国での下咽頭がん全体の 5 年相対生存率は，全国がんセンター協議会の生存率共同調査（2022 年 11 月集計）によると 52.3% と報告されている[2]。

---

1) *p16*：細胞周期を調節する遺伝子であり，がん細胞では発現が過剰になることがある。HPV 関連の中咽頭がんは，組織の免疫染色検査を行うと大部分で *p16* によりコード化されている p16 タンパク質の過剰発現がみとめられる。そのため，免疫染色検査における p16 タンパク質発現が HPV 感染のマーカーとして代用されている。
2) 全国がんセンター協議会：前掲サイト（参照 2023-09-12）.

③ 唾液腺疾患

1 流行性耳下腺炎（ムンプス，おたふくかぜ）epidemic parotitis, mumps

　3 歳から 10 歳の年齢に多い，ムンプスウイルスの飛沫感染による伝染性疾患である。潜伏期は 2〜3 週間で，片側または両側性の痛みを伴う耳下腺腫脹で発症し，しばしば顎下腺や舌下腺の腫脹も伴う。通常，ステノン管（耳下腺管）からの膿汁排泄はないが，その開口部の発赤がみとめられる。

　合併症として，**髄膜炎・脳炎・内耳炎（ムンプス難聴）・精巣炎・卵巣炎・心筋炎・膵炎**などがある。ムンプス聾は，多くは一側性の高度感音難聴の型で発症し，聴力の改善は困難である。発症頻度は 10,000〜20,000 人に 1 人である。

　対症療法が主体であるが，合併症に対しては関連各科への紹介を検討する。

　小児の場合，学校保健安全法施行規則で第 2 種の「学校において予防すべき感染症」に分類される。耳下腺などの腫脹が発現したあと 5 日を経過し，全身状態が良好になるまで登校禁止である。

2 急性化膿性耳下腺炎　acute purulent parotitis

　ステノン管からの逆行性細菌感染による，通常片側性の疾患である。全身衰弱，高齢，唾液分泌の減少，齲歯などが基礎にあることが多い。耳下腺の急激な腫脹・疼痛で発症し，同部を圧迫マッサージすると，ステノン管開口部より白色の排膿をみることが多い。抗菌薬の投与を行う。

3 シェーグレン症候群　Sjögren syndrome

　女性に多く，**口内乾燥症** dry mouth・**乾燥性角結膜炎** dry eye を主症状とする，外分泌腺を系統的におかす自己免疫疾患である。関節リウマチ・全身性エリテマトーデス（SLE）・強皮症などを合併することが多い。類縁疾患に IgG4 関連唾液腺病変がある。

　診断には，抗 SS-A 抗体，抗 SS-B 抗体，そのほかの免疫系の血液検査が行われる。耳鼻科ではガムテスト，唾液腺造影，口唇腺生検など，眼科ではシルマー試験，ローズベンガル染色試験，フルオレセイン染色試験を行う。診断にあたっては耳鼻咽喉科がおもな役割を担う。

　治療には口腔内環境の整備，人工唾液・涙液，唾液分泌促進剤などによる対症療法と免疫療法などがある。

4 反復性耳下腺炎　recurrent parotitis

　小児とくに男児に多く，片側あるいは両側耳下腺の反復性の炎症性疾患である。疼痛と同部の腫脹が主症状で，ステノン管からの膿の排泄がみとめられる。多くは 10 歳ごろまでに自然治癒する。急性増悪期には抗菌薬などの投与を行う。

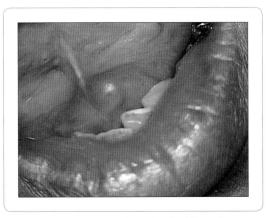

▶図5-52　左ワルトン管内舌下小丘部の唾石

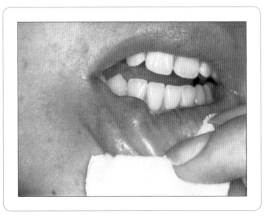

▶図5-53　右下口唇粘液囊胞

5　唾石症　sialolithiasis

　　多くはワルトン管（顎下腺導管）内にみとめられる，炎症に伴う疾患である（▶図5-52）。耳下腺や舌下腺にもみとめられることがある。食事の際，唾石のある唾液腺の腫脹と疼痛が主症状である。

　　双手診・X線・CTなどで唾石の部位と数を診断する。唾石の存在部位によって手術法（口内法・口外法）が異なる。唾液腺内視鏡による摘出術も行われている。

6　ガマ腫　ranula

　　舌下腺あるいは小唾液腺由来の貯留囊胞で女性に多い。片側の口腔底・顎下腫脹が主症状で，舌下型・顎下型・混合型がある。薬剤（ピシバニール®〔OK-432〕）の注入により縮小をはかる方法，舌下腺全摘術などが施行される。

7　口唇粘液囊胞（下口唇粘液囊胞）　mucocele of the lower lip

　　歯などによる慢性機械的刺激が原因で，小唾液腺の流出障害が生じておこる偽囊胞である。下口唇がほとんどである（▶図5-53）。治療は周囲組織を含めて囊胞を全摘する。

8　唾液腺の腫瘍　tumor of salivary glands

　　唾液腺腫瘍は耳下腺に最も頻度が高い。組織像は多彩であるが，良性腫瘍では多形腺腫が最も多く，次にワルチン腫瘍がある。多形腺腫は悪化することもあり，注意が必要である。悪性のものは低から高悪性度のさまざまのものがある。悪性の耳下腺腫瘍では，同側の顔面神経麻痺をきたす頻度が高い。診断にはエコー・CT・MRI・シンチグラム・FNA検査（穿刺吸引細胞診）などが行われる。

④ 喉頭疾患

1 急性喉頭炎 acute laryngitis

病因▶　**急性喉頭炎**は急性鼻炎や急性咽頭炎と同じような発症様式を示し，これらはしばしば合併する。

症状▶　急性喉頭炎では，声帯の発赤や腫脹による音声障害が主症状である。異常感や刺激性咳嗽も伴うが，呼吸困難は通常はおこらない。

治療▶　急性喉頭炎の一般治療は鼻炎・咽頭炎に準じる。局所的には喉頭注入・噴霧・ネブライザー療法も有効である（▶93ページ）。

2 急性喉頭蓋炎 acute epiglottitis

病因▶　喉頭蓋に限局した急性喉頭炎の特殊型である。欧米では小児に多いとされるが，わが国では成人に多い。b型インフルエンザ菌（Hib）の感染が多い。

症状▶　上気道感染が前駆し，急速に悪化して，激しい嚥下痛や，吸気性喘鳴を伴う呼吸困難へと進行することが多い。**含み声**になり，発症から数時間で窒息にいたることもある。

診断・治療▶　喉頭ファイバースコープで喉頭観察を行うのが理想である（▶図5-54）。舌を引き出すか，舌圧子で強く舌根部を圧迫して喉頭をのぞき込むと，発赤腫脹した喉頭蓋を確認できる場合もある。

喉頭蓋およびそのまわり，とくに後方の披裂部の発赤・腫脹を確認し，その状況によっては気道確保のため気管挿管，あるいは気管切開を施行する。血液検査で，炎症反応が強い場合は，とくに緊急に処置を行う必要性がある。頸部側面の喉頭X線検査は，気道（喉頭部）の狭窄の状態を確認できるので有用である。

通常は入院加療にて，強力な抗菌薬とステロイド薬の点滴加療を行う。

3 急性声門下喉頭炎（仮性クループ） acute subglottic laryngitis (pseudocroup)

病因▶　クループの語源は「カラスやカエルのようなしわがれ声で泣く」という意味のスコットランド語である。かつては，**喉頭ジフテリアを真性クループ**，それ以外の急性喉頭閉塞性疾患を仮性クループと称したが，最近は**クループ症候群**と総称する傾向にある。わが国では，急性声門下喉頭炎を仮性クループと同義に扱うことが多い（▶図5-55,56）。原因としては，パラインフルエンザウイルスが多いと考えられている。

3か月から3歳の小児に多く発症する。声門下腔に限局性の炎症が生じるのは，この部位の組織が粗鬆な（あらい）結合組織で，リンパ管が豊富であること，幼小児では局所免疫獲得が十分でないことからといわれている。

症状▶　声門下の狭窄の程度に応じる。空気が乾燥し寒くなる冬季に好発し，夜間に

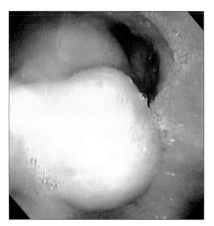

喉頭蓋は球状に腫脹し，喉頭蓋谷は閉鎖している。喉頭内腔の観察は困難である。

▶ 図5-54 急性喉頭蓋炎

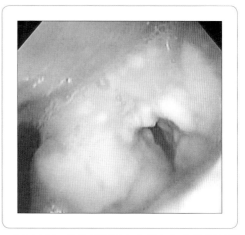

▶ 図5-55 急性喉頭炎を合併した急性声門下喉頭炎

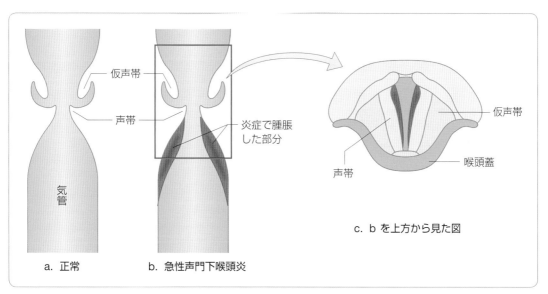

▶ 図5-56 急性声門下喉頭炎

発症することが多く，吸気性喘鳴(呼吸困難)，犬が吠えるような犬吠様咳嗽，嗄声，陥没呼吸などを呈す。

診断・治療▶ 細径の喉頭ファイバースコープで喉頭の観察を行い，声門下の粘膜の発赤・腫脹を確認する。喉頭X線検査では，喉頭部の狭窄像をみとめ，血液検査では炎症反応は軽度のことが多い。酸素飽和度を確認する。

まず輸液により脱水の防止を行う。アドレナリンの注射および吸入を施行し，ステロイド薬の吸入も同時に行う。

4　慢性喉頭炎 chronic laryngitis

病因▶　急性喉頭炎の反復や，鼻炎・副鼻腔炎に伴う後鼻漏による影響，喫煙，声の酷使などが原因である。飲酒も影響するといわれる。

症状▶　嗄声を主症状とする。咳嗽，咳ばらいなどもあり，しばらくしゃべったあとや，飲酒の翌日などには増強する。そのほか喉頭異物感・刺激性咳嗽なども伴うが，ふつう呼吸障害はない。喉頭鏡所見から診断される。慢性型の**喉頭アレルギー**[1]や GERD・LPRD に伴う喉頭炎の鑑別も重要である。

治療▶　保存的治療は**急性喉頭炎**に準じる。

　　　おもな原因として，鼻疾患による口呼吸の習慣，塵埃や有毒ガスの多い環境下での生活，職業的あるいは習慣的な声の酷使，喫煙，循環障害を伴う慢性疾患の存在，無理な発声法などがある。これらの原因に対する治療も行わないと，疾患の治癒も遅れ，またせっかく治っても再発を繰り返す。治療中のある時期には，声帯の安静を保つために発声を中止させることも必要である（**沈黙療法**）。また，発声の訓練も行う（**音声療法**）。これらの事情を患者がよく理解していないと治療がむずかしい。経過中，喉頭がんの併存などの確認も必要である。

5　咽喉頭結核 tuberculosis of the pharynx and larynx

病因▶　多くは開放性肺結核・粟粒結核に続発しておこる。粘膜下に広がって口蓋扁桃や口蓋弓などに，あるいは喉頭蓋・披裂軟骨部などに潰瘍をつくる。最近は上咽頭の報告例が多く，それに伴い中耳病変や頸部リンパ節病変を合併する。

症状▶　結核性潰瘍をつくったものでは自発痛・嚥下痛が激しい。また，喉頭結核では嗄声が主訴となる。検査は一般の結核検査に準ずる。

治療▶　全身的にも局所的にも抗結核薬が使用される。

6　声帯（喉頭）ポリープ，ポリープ様声帯，声帯結節，その他
laryngeal polyp, polypoid vocal fold, nodule of vocal cord, others

　　　いずれも**嗄声**をきたす，声帯に生じる代表的良性疾患である。**声帯ポリープ**は通常片側性であり，**ポリープ様声帯**は通常両側性で，声の酷使，喫煙との因果関係がある（▶図 5-57-a, e）。ポリープ様声帯は咽喉頭酸逆流症（LPRD：▶154 ページ）も関係があると考えられている。まれではあるが，呼吸困難をきたすことがある。

---

1) 喉頭アレルギー：急性型は即時型アナフィラキシーの一症状としてあらわれ，急激に喘鳴や呼吸困難などの重篤な症状を呈する。単に喉頭アレルギーといった場合は慢性型をいうことが多く，3週間以上持続する乾性咳嗽と咽喉頭異常感（かゆみ，イガイガ感など）を主症状とする。アトピー素因を伴う場合が多く，ヒスタミン H_1 拮抗薬やステロイド薬が著効する。

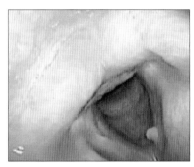
a. 左前方声帯ポリープ

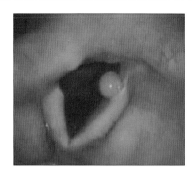
b. 左声帯後方肉芽腫

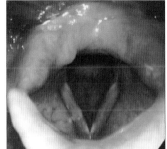
c. 声帯結節(呼気時)

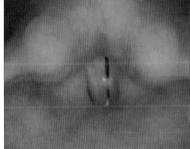
d. 声帯結節(発声時)

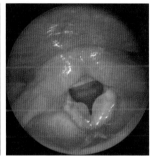
e. ポリープ様声帯

(写真 e 提供：東京医療センター耳鼻咽喉科　角田晃一氏)

▶ 図 5-57　声帯ポリープ，声帯結節，ポリープ様声帯

　　声帯結節は，声の酷使により両側声帯中央に対称性に生じる小隆起で，学童期の男児・保育士・教師・スポーツインストラクターなどに多い(謡人結節，小児結節，▶図 5-57-c, d)。いずれも保存療法(禁煙，声の酷使の是正，吸入療法，その他)で改善しない場合は，喉頭微細手術(ラリンゴマイクロサージャリー)を施行する(▶図 5-58)。

　　新生児～小児では，喉頭軟化症[1](喉頭軟弱症，先天性喘鳴)，若年型喉頭乳

 NOTE
喉頭白色病変(白板症)

　喉頭の粘膜上皮が見かけ上，白色の病変とみとめられる疾患の総称。発声部位のほとんどは声帯粘膜である。喫煙者と音声酷使者に発症することが多い。細胞異型はさまざまである。異型のあるものでは数%～10% が，がん化すると考えられている。喉頭がんとの鑑別が重要であり，治療を兼ねてラリンゴマイクロサージャリー下に病変部を切除することがある。

---

1) 喉頭軟化症 laryngomalacia：新生児～生後 3 か月ごろまでの乳児が多い。喘鳴(上気道のどこかに気道狭窄があるというサイン)は吸気性で，吸息時に喉頭の声門上部構造が声門方向に吸い込まれて症状がおこる。多くは成長に伴い 1 歳半ごろまでに正常化する。気管軟弱症などを合併する場合など，重症の場合は入院治療を要することもある。

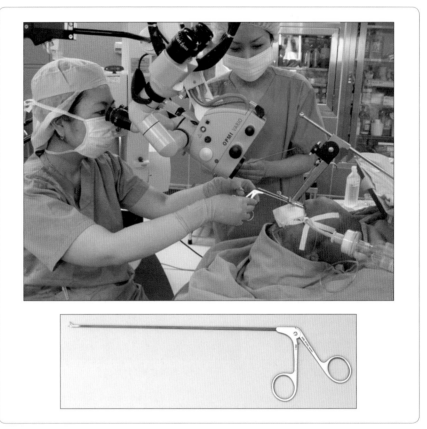

▶図5-58 ラリンゴマイクロサージャリーによるポリープ切除図と切除鉗子

頭腫[1]があり，成人では，声帯囊胞，喉頭肉芽腫（▶図5-57-b），喉頭白色病変（白板症，ロイコプラキー），喉頭アミロイドーシス，成人型喉頭乳頭腫などの疾患もある。

7 声帯みぞ症 sulcus vocalis

声帯遊離縁のやや外側に前後に走るみぞ状の病変が生じ，声帯の内転発声時に声門閉鎖不全がおきた状態である（▶図5-59）。多くは両側性で，中高年に多いことから，繰り返す炎症によるとする説が支持されている。男性に多く，嗄声・発声困難の原因となる。声の衛生，音声訓練（プッシング法など），音声外科手術（声帯注入術など）が行われる。

---

1) 喉頭乳頭腫：ヒトパピローマウイルス（HPV）の6型あるいは11型が関与するとされる喉頭の良性腫瘍。嗄声や呼吸困難をきたす。小児では成長とともに自然消退もあるが，成人型では数％が，がん化することもある。

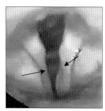

a. 声帯溝

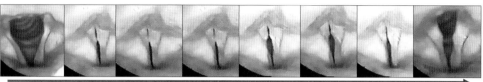

b. 声帯みぞ症のストロボ写真（発声時に声門閉鎖不全がみとめられる）

（写真提供：東京医療センター耳鼻咽喉科 角田晃一氏）

▶図 5-59　声帯みぞ症

8　喉頭肉芽腫 laryngeal granuloma

披裂軟骨声帯突起部付近の声門後部に好発する炎症性腫瘤である（▶図 5-57-b）。咳ばらい・咳嗽・LPRD・気管挿管などが発症原因となる。治療には GRED の薬剤などが使用される。結核，梅毒，ウェゲナー肉芽腫症（▶138 ページ），サルコイドーシスなどの特異的肉芽腫については，各々疾患に対する治療を行う。

9　喉頭の運動麻痺 laryngeal paralysis

病因▶　筋性麻痺や中枢性ならびに高位迷走神経麻痺もあるが，最もよくみられるのは反回神経麻痺 recurrent nerve paralysis である。反回神経が迷走神経から分かれて喉頭に入るまでの間に，なんらかの原因で麻痺が生じた場合である。麻痺がおこると，その側の声帯は固定して，呼吸時・発声時の運動を行わなくなる。縦隔・食道・気管支・肺・甲状腺などの悪性腫瘍や，転移性頸部腫瘍・頸部外傷・大動脈瘤・胸膜癒着などが原因となり，また多発性脳神経炎やウイルス感染が考えられることもある。このようにいろいろな原因疾患があるので，十分な検査を行い，それをつきとめることが大切である。反回神経経路の解剖学上の理由で左側の麻痺が多い（▶38 ページ，図 2-22-b）。

症状▶　発声時に声門の閉鎖が行われず，また正常な筋の緊張が減弱するために嗄声がおこる。ほかの合併症や舌咽・副神経麻痺の合併がなければ，誤嚥は比較的軽度で 2〜3 週間で軽快することが多い。健側の喉頭運動が代償して声門の閉鎖不全が軽くなると，それにつれて音声もよくなるが，患側の声帯の萎縮がおこって声門の閉鎖が再びわるくなると嗄声も強くなる。両側の麻痺で呼吸時に声門が開かないと，重篤な呼吸困難があらわれる。

治療▶　原因疾患の治療が第一となる。とくに両側性麻痺に伴う呼吸困難には気管切開術や声門開大手術が行われる。麻痺が固定してしまって運動の回復が期待できず，声帯の萎縮があらわれたものには，アテロコラーゲン・自家脂肪・筋膜などの声帯内注入，甲状軟骨の手術(甲状軟骨形成術Ⅰ型，披裂軟骨内転術など)などによって音声の改善をはかることができる。また，首の位置により声を出しやすい位置があるので，それを利用して声の出し方の訓練が行われる。

10 喉頭がん laryngeal cancer

病因▶　大部分が扁平上皮がんで男性に多く，男女比は約10対1である。喫煙がおもな誘因と考えられている。侵襲部位によって声門上がん・声門がん・声門下がんに分けられる。さらにT分類によって進展度が区分される(▶図5-60)。下咽頭がんと同じように頸部リンパ節転移がみとめられることがある。

症状▶　**声門上がん**は，症状のあらわれるのが最も遅く，嗄声や呼吸困難はかなり遅れてあらわれる(▶図5-61)。解剖学的な関係もあって，喉頭がんで最も頸部リンパ節転移をおこしやすいのは，この部分のがんである。

　　　　声門がんでは，早くから嗄声がおこるので早期に発見されることが多く，治癒率も最もよい。

　　　　声門下がんは，喉頭がんのなかでは発生することが最も少ない。自覚症状にも乏しいが，声帯下面から発生したものでは声門がんと同じような症状で始まり，腫瘍が増大すれば呼吸困難も伴ってくる。確定診断のための組織採取(生検)は，全身麻酔下にラリンゴマイクロサージャリーによっても行われる。

治療▶　化学療法・放射線療法・手術療法・免疫療法がある。放射線や手術を単独に行ってもかなりの好成績が期待できる腫瘍であるが，治療後の発声機能の面を

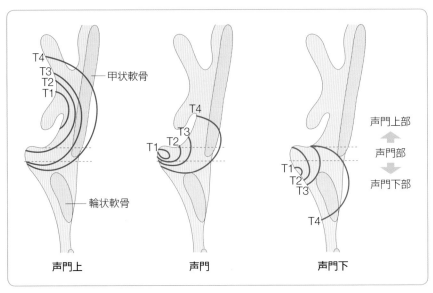

▶図5-60　喉頭がんの分類と進展度

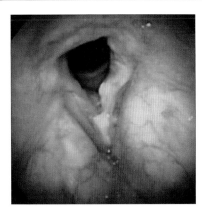 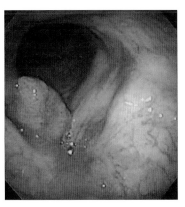

a. 壊死を伴う左声帯を中心とした喉頭　b. 隆起の著明な右声帯を中心とした
　　がん　　　　　　　　　　　　　　　　　喉頭がん

▶ 図 5-61　喉頭がん

考えると，個々の症例に合わせて単独療法か併用療法かを慎重に検討しなけれ
ばならない。ほかにもレーザー手術が用いられることもある。

　喉頭全摘出術では喉頭全体がなくなるので，その後の発声は電気式人工喉頭
（▶13ページ）や食道発声による発声となる（▶190ページ）。部分切除の場合は一
定期間後に気管口を閉じて発声ができるようになる。

D｜気道・食道・頸部疾患と音声・言語障害

　気管支鏡・食道鏡などの硬性内視鏡は耳鼻咽喉科の分野で発達してきたので，
これらの内視鏡を用いて異物摘出がしばしば行われる。近年ではフレキシブル–
ファイバースコープを用いた異物摘出が行われることが多くなった。音声・言
語障害は機能的障害か器質的障害によるものかを鑑別するために，耳鼻咽喉科
的検査法が必要である。治療にあたっては言語聴覚士（ST）[1]をはじめとした
種々の医療職の協力が必要である。

　近年，耳鼻咽喉科・頭頸部外科と称されるように頸部疾患（炎症および腫瘍）
も扱うため，おもな頸部疾患についても記載する。

---

1) 言語聴覚士 speech therapist（ST）：音声・言語・聴覚に障害のある者の機能の維持向上
　をはかるための訓練，これに必要な検査および助言・指導，その他の援助を業とし，嚥
　下訓練，人工内耳の調整ほかを行うことができる。医師・歯科医師その他の医療関係者，
　福祉関係者との連携義務がある。

① 気道・食道の疾患

1 気道異物　foreign bodies in the bronchus or trachea

病因 ▶　固形物を誤って気道に吸い込んでしまった状態である。小児ではピーナツ・マメ類などが最も多く，成人では義歯や歯冠，針が多い（▶図5-62）。

　　気管支異物は分岐部の角度，呼吸量などとの関係で右側のほうが多いといわれている。

症状 ▶　吸入直後に激しい咳の発作や窒息様呼吸困難・チアノーゼが生ずるが，これらはしばらくするとしずまる。しかし，身体を動かしたりして再び異物が呼吸とともに動き出すと咳き込む。異物の位置によっては喘鳴が持続することもあるが，まったく無症状になってしまうことも多い。

　　次に異物の刺激によって引きおこされる肺の二次的変化によって，咳嗽・微熱・体重減少・寝汗などの慢性肺疾患のような症状を呈する。胸部X線・CT・理学的検査結果なども参考にして診断される。

治療 ▶　気管支鏡下に異物の摘出が行われる。異物の種類によって気管支内視鏡なども使用する。吸い込んだと思われるものを詳しく患者あるいは家族から聞き出すこと，手術前の器械の点検も重要である。

2 食道異物　foreign bodies in the esophagus

病因 ▶　固形物が食道に停滞した状態である。食道を通過しないほど大きなものを誤って飲み込んでしまった場合や，とがっているものを飲み込んでそれが食道壁に刺さった場合にもおこる（▶図5-63）。第1狭窄部（輪状軟骨部：上門歯か

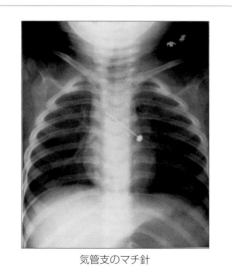

気管支のマチ針

▶ 図5-62　気道異物

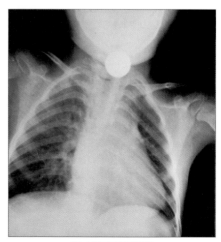

第1狭窄部の硬貨

▶ 図5-63　食道異物

ら約16 cm)に最も多く(▶図5-63),ついで第2狭窄部(大動脈弓・気管支との交差部:約23〜27 cm),第3狭窄部(横隔膜裂孔部:約36 cm)である。

小児の場合は硬貨の誤嚥(ごえん)が多く,成人では魚の骨や義歯,PTP包装シートが多い。

症状▶ 通過障害と疼痛がおもな症状である。尖鋭(せんえい)な異物では疼痛も強く,嚥下時に増強する。咽頭部痛・胸部痛・背部痛のような訴えをする。X線写真も参考にして診断される。

治療▶ 食道鏡下に異物が摘出される。異物の種類(魚の骨など)によっては食道ファイバースコープなどで摘出を行うことが可能である。義歯のような複雑な形の異物に対しては,頸部からの食道外切開を行う。

異物による食道穿通(せんつう)によって食道周囲炎・縦隔炎・食道気管瘻・大動脈穿孔などをきたすことがあるので,とがった異物やボタン型電池など粘膜腐食性のある異物がしばらく放置された場合には,とくに注意を必要とする。

また,異物の停滞をおこすような食道狭窄・食道腫瘍などの疾患の有無にも注意する必要がある。

② 頸部疾患

1 側頸嚢胞(側頸瘻) lateral cervical cyst and fustula

病因▶ 鰓溝(さいこう)(▶102ページ)あるいは鰓嚢(さいのう)の遺残によるもので,第1鰓溝由来のものは,下顎角・胸鎖乳突筋前縁上方1/3付近より外耳道を結ぶ線上に,第2鰓溝由来のものは,胸鎖乳突筋前縁下方1/3付近に開口し,同筋の前縁に沿って上行して,内外頸動脈の間から口蓋扁桃上極付近に達する線上に発現する。第2鰓溝由来のものがほとんどで,ほかはまれである。

症状▶ ほとんどが片側性で,思春期以降に発現することが多い。側頸部に波動のあるやわらかい腫瘤として触れることが多い。大きさは鶏卵大のものが多いが,大きくなると片側頸部全体に及ぶ場合もある。触診,超音波,CT,MRIで嚢胞の部位と瘻管の走行を診断する。

治療▶ 嚢胞・瘻管の完全摘出を行う。手術が不能であったり手術を拒否する例では,エタノールや抗悪性腫瘍薬(ピシバニール®〔OK-432〕)注入による硬化療法を行う。

2 正中頸嚢胞 median cervical cyst and fustula

病因▶ 甲状舌管の遺残物で,舌盲孔(ぜつもうこう)から甲状腺峡部にいたるまでの経過に生ずる先天性嚢胞である。

症状▶ 舌骨の前あるいは後方を通り,舌骨と甲状軟骨との間の部位に,球型の波動のある腫瘤としてみとめられることが多い。正中よりややずれる場合もある。

▶表5-2 頸部リンパ節が腫脹する疾患

炎症性	ウイルス性 細菌性 その他	かぜ症候群，伝染性単核球症，その他 扁桃炎，齲歯に伴うもの，結核性 組織球性壊死性リンパ節炎
腫瘍性	頸部リンパ節転移 悪性リンパ腫 その他	

皮膚外への瘻孔はまれで，多くは化膿や切開などの処置により二次的に生じたものである。

異所性甲状腺腫，オトガイ下部皮様嚢胞などとの鑑別が必要である。CT・MRI などで確認を行う。

治療▶ 舌骨体部と癒合していることが多いので，この部分とともに摘出し，そこから舌盲孔にいたる索状物は結紮する。

3 頸部リンパ節腫脹 cervical lymphadenopathy

頸部リンパ節が腫脹する疾患には種々のものがある（▶表5-2）。大きく炎症性と腫瘍性に分類される。とくに，悪性腫瘍の頸部リンパ節への転移と，悪性腫瘍（リンパ腫を含む）の存在には注意をはらう。

4 頸部腫瘍 cervical tumor

頸部には，その部位に存在する組織に起因する腫瘍，すなわち甲状腺腫瘍・血管腫・脂肪腫・神経鞘腫・頸動脈小体腫瘍などさまざまなものが発生する。その診断には，血液検査，画像検査（エコー・CT・MRI など），針生検（FNA），生検などが必要である。

5 甲状腺疾患 thyroid disorders

大きく炎症性（急性・亜急性・慢性〔橋本病〕・その他）と，腫瘍性（良性・悪性）に分類される。急性化膿性甲状腺炎では，つねに下咽頭梨状陥凹（窩）瘻（左側が多い）を念頭におく必要性がある。その診断は頸部腫瘍と同様である。

治療にあたっては，内科，内分泌科，耳鼻咽喉科・頭頸部外科，その他が担う。甲状腺の存在部位が喉頭に隣接していること，甲状腺背部に存在する反回神経を障害（腫瘍による場合，手術の合併症による場合）した場合に生じる嗄声（片側性麻痺），呼吸困難（両側性麻痺）などに対応できうるのは，多くの場合，耳鼻咽喉科である。

6 深頸部膿瘍 deep neck infections

齲歯，扁桃炎，扁桃周囲炎・膿瘍などの感染症あるいは食道・気管支損傷，さらには皮膚疾患などから，宿主の糖尿病などの易感染状態，免疫能低下状態

などの種々の要因が原因となり，頸部に炎症が波及し，蜂巣炎（蜂窩織炎）から膿瘍を形成したものである（副咽頭間隙腫瘍など）。縦隔炎・肺炎・敗血症・頸胸部大血管破裂などの致命的な経過をたどることもあり，十分な注意が必要である。頸部の腫脹や，嚥下障害，発熱，嗄声などの症状がある。

③ 音声・言語障害

1 音声障害 Voice disorders

声は音響現象の1つであり，高さ・強さ・音質の3要素からなる。音質の障害を一般に**嗄声**といい，音声障害では最も高頻度におこる。まったく音響成分のない気流雑音のみのものを**失声**（しっせい）といい，このとき声帯は振動していない。嗄声を含めた音声障害は大きく，①喉頭とくに声帯の器質的病変（声帯ポリープ，声帯結節，喉頭がんなど），②喉頭運動障害（▶160〜167ページ，「④喉頭疾患」），③喉頭に所見のないもの（機能性音声障害）の3群に分けることができる。

● 機能性音声障害 functional voice disorders

病因▶ 声帯など喉頭には大きな変化がないのに発声に著しい障害がある場合で，以下のようなものが含まれる。

①**音声衰弱症 phonasthenia** 発声しにくい声の種類によって，歌声衰弱症・話声衰弱症・号令音声衰弱症などに分けられる。

②**心因性音声障害 psychic dysphonia**（失声症） 麻痺性音声障害あるいはヒステリー性音声障害ともよび，声門閉鎖筋の機能的麻痺によるものである。失声型以外に過緊張型がある。

③**痙攣性発声障害 spastic dysphonia**（音声障害） 声門・咽頭・口蓋・舌・口唇などの痙攣性収縮がおこる。喉頭の限局性ジストニア dystonia である。最も多い内転型のほかに，外転型，混合型がある。

症状▶ 「歌うときや号令をかけるときに声が出ない」「音を一定に保てない」「声がふるえる」「声にならない」など，思うように発声ができないことを訴える。心因性音声障害では，反射性の声帯運動，たとえば咳をするときには正常な音が出る。いずれの場合も喉頭鏡像はほぼ正常である。

治療▶ 声の酷使や不安・驚き・苦悩などが関係しているので，精神療法と音声・言語療法が必要である。痙攣性発声障害では，ボツリヌス毒素を声帯筋へ注入する方法も行われる。

2 言語障害 speech disorders

病因▶ 言語が正常に話されるためには複雑な過程の共同作用が必要であり，そのどこかに障害があると異常な話し方がおこる。言語障害には，言語発達障害・構

音障害・リズム障害・失語症などが含まれる。

　①**言語発達障害**　知能の遅れ・聴力障害・発語器官の異常・脳損傷・情緒的要因・環境的要因などによっておこる。

　②**構音障害**　口蓋・顎・口唇などの器質的障害による器質的構音障害(口蓋裂[1]など)と，器質的障害はなにもないのに間違った音，たとえばサ行がタ行で発音される(サ行吶)ような機能的構音障害とがある。

　③**リズム障害**　早口・吃などで，発語意欲と言語運動との不一致によって生じる。

　④**失語症**　大脳の器質的障害によっておこった言語表象機能の障害である。

症状▶　「言葉数が少ない」「幼児語である」「正しい発音をしない」「スムーズにしゃべれない」「言葉の意味がわからない」「品物の名前を思い出せない」などの訴えとなる。発語に関係ある器官の器質的障害の有無を調べるばかりでなく，心理学的・精神神経学的な検査も必要である。

治療▶　原因疾患があるものに対してはその治療が行われる。早期に診断して言語聴覚士(ST)と緊密な連携のもとで，言語療法が行われる。症例に応じて，神経内科・小児科・精神科などを併診させる。

ゼミナール
復習と課題

　　耳鼻咽喉科疾患には，さまざまな疾患があるが，それぞれによって看護の仕方が違うことを復習する。

❶ 耳鼻咽喉疾患にも救急疾患がある。どのようなものがあるのか，看護の要点も含めまとめてみよう。

❷ 耳鼻咽喉科には難聴，めまい，嗅覚障害，味覚障害などの感覚障害が含まれ，心因的要素も大きく関与するので，それをふまえて看護にあたる必要性のあることを認識する。

❸ 耳・鼻・咽喉・喉頭・頸部・甲状腺疾患の手術について，第6章と合わせて復習してみよう。

❹ 耳鼻咽喉科は頭頸部外科も網羅する。がん治療にあたっての看護のほか，術後の容貌の変化，音声の喪失などその特殊性も理解する必要性のあることを念頭におく。

---

1) 口蓋裂：胎生6〜8週で左右の上顎突起が正中で融合し，口蓋を形成する際の融合不全により口蓋の披裂を示す先天奇形。口腔と鼻腔との交通，鼻咽腔閉鎖不全による摂食・構音障害，耳管機能障害とそれに伴う滲出性中耳炎などをおこす。生後1年から1年半くらいで1回目の口蓋形成術を施行する。手術後の言語治療が重要である。

耳鼻咽喉

▼

第6章

6

患者の看護

A 疾患をもつ患者の経過と看護

　耳鼻咽喉疾患は，聴覚・嗅覚・味覚・平衡覚などに影響を及ぼし，患者の日常生活に多大な変化をもたらす。食べる・呼吸するといった生命維持機能のほか，聴く・話すといったコミュニケーション機能が障害され，患者は身体的な苦痛だけでなく，心理・社会的な問題もかかえることとなる。したがって，耳鼻咽喉疾患をもつ患者に対して看護を行う際には，他科・多職種との連携が必然的に求められる。

　ここでは，頭頸部がんのなかでも患者数の多い喉頭がんを発症し，集学的治療（手術療法と化学放射線療法）を受ける患者の事例を取り上げる。急性期から回復期・慢性期という長期的な経過をどのようにたどるのか，耳鼻咽喉疾患患者の全体像を理解し，経過の変化にそった看護について学んでほしい（▶喉頭がん患者の看護の詳細については，222ページ）。

① 急性期の患者の看護

　治療開始前，患者はさまざまな症状を自覚していることがある。たとえば喉頭がんの場合，嚥下時の違和感，痛み，腫瘍による呼吸困難などのほか，病変が進行すれば，腫瘍の浸潤による出血や気道閉塞なども伴い，生命の危機にさらされるような緊急の状況に陥ることもある。急性期には患者の生命の安全と心身の苦痛の緩和をはかることが重要である。また，治療開始までの限られた時間に，いかに心身の状態を最良に整えられるかが，治療後の身体機能回復や精神的安寧，適応を促進することにつながる。

急性期　喉頭がんの診断から手術後24時間までのAさん

Aさんの　回復期 ▶177ページ，　慢性期 ▶179ページ

◆症状の自覚から手術を受けるまで

　Aさん，55歳男性，たばこ2箱/日（20歳から35年間），飲酒3合/日，妻（53歳）と娘（大学生）と息子（高校生）の4人暮らし。18歳から自営の中華料理店を手伝い，35歳から店主として仕事を続けている。朝の仕込みから夜遅くまで働いていて，忙しい合間にたばこを吸うことや，長時間の仕事が終わってお酒を飲むのが1日の楽しみであった。

　3か月前から，嚥下時のつっかかる感じが気になっていた。その後，唾液を飲み込む際にも痛みを自覚するようになり，近所の内科を受診した。医師から耳鼻咽喉科で検査を受けることをすすめられ，総合病院の耳鼻咽喉科を紹介さ

れた。喉頭鏡検査や内視鏡検査，病理組織検査，CT，MRI，超音波エコーなどによる精査を行い，2週間後の外来で進行喉頭がん（声門上がん：▶166ページ）と診断された。医師からは，喉頭全摘出術＋術後補助療法（化学放射線療法）を行うか，あるいは，まず導入化学療法を実施してその結果で治療法を選択する

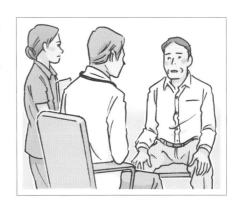

か，いずれかの治療法を提案された。その際「ただ，どの治療法を選択しても，いずれは喉頭全摘出術を行うことになるかもしれません。喉頭全摘出術を受ける場合，術後は声が出なくなり，電気式人工喉頭（▶13ページ）や食道発声（▶190ページ）による発声となります。また，呼吸のために永久気管孔を造設することになります」と説明を受けた。Aさんは「自分ががんになるなんて思いもしなかった……声が出なくなったらお店にも立てない。頭が真っ白でどうしたらよいのかわからない……」とつぶやいた。看護師はAさんの動揺が落ち着くまでそばに付き添い，あらためてAさんが医師の説明内容を聴いてどのように理解したのか，思いを表出してもらった。

　数日後の再診でAさんは「不安で逃げだしたいけど，治すために手術を受けます」と話した。手術に備えて禁酒と禁煙を継続してもらうとともに，栄養状態に気をつけて過ごしてもらった。また，看護師は，Aさんが術後の状態をイメージできるよう，術後の安静期間や痰の吸引方法，コミュニケーション方法などについて説明を行った。

◆術後

　Aさんの術後の経過は良好で，術後1日目から看護師の介助を受けて病室内歩行ができるようになった。発声機能の喪失にショックを受けている様子だったが，清拭を行った看護師に「ありがとう」と筆談で伝えていた。永久気管孔にはまだ目を向けようとしない。

＊インフォームドコンセント

患者が自身の病状を正しく理解し，行われる検査・治療などについて自己決定できるよう，医療者から十分に情報を得て同意すること。「説明と同意」とも訳される。

＊意思決定支援

治療法など複数の選択肢に関して，患者が最善の選択を行えるよう，状況や情報を理解，解釈し，総合的に評価できるように情報提供や心理的な支援を行うこと。意思決定のためには，患者が状況をどのように理解し，なにに対して疑問や不安，葛藤をいだいているのか，その人のライフスタイルや意向，価値観・信念を含めて話し合うことが重要である。

◉**術前の看護のポイント**

[1]**治療選択の支援**　声門上がんは喉頭がんのなかでも症状を自覚しにくく，発見が遅れ，進行した状況で診断されることが少なくない。進行している場合は化学放射線療法（▶192ページ）か喉頭全摘出術が標準治療だが，まずは導入化学療法を行い，その結果によってさらなる治療選択が行われることもある。

　急性期の患者は診断に伴い衝撃を受けている。そのような状況で，複数の治療から選択することは容易ではない。患者が将来を見すえ，術後の機能障害なども理解したうえで治療選択ができるように，十分な**インフォームドコンセント**＊と**意思決定支援**＊が行われなくてはならない。

喉頭がん患者の意思決定支援▶224ページ

[2] 治療に向けた心身の準備

音声ならびに嚥下の障害に対するリハビリテーションと看護▶188ページ
喉頭がん患者の機能障害に伴う喪失のサポート▶225ページ

(1) 禁煙指導と口腔ケア：術後は無気肺などの呼吸器合併症のリスクが高いため，禁煙指導を行う。また，喫煙は歯周組織への影響が大きく，歯肉炎・歯周病・齲歯の原因となる。これらがある場合は，術前に歯科を受診し治療しておく必要がある。禁煙は，一時的なものではなく，継続できるよう，がんの診断・治療を契機に禁煙外来などのフォローにつなげる。

(2) 栄養状態を整える：BMIや血液データおよび生活習慣（偏食，飲酒量など）といった情報を把握し，栄養状態を整える。アルコール多飲の場合は，食事摂取量が著しく少ない場合もあるため，治療前から禁酒と規則正しい食事に改善し，継続できるようにする。

(3) 手術前からのリハビリテーション（呼吸訓練・肺理学療法）：手術前から禁煙を徹底し，あわせて呼吸訓練，筋力・持久力トレーニングを開始する。手術前からリハビリテーションを習得し，術後に正しい効果的な方法で実施・継続できることを目ざす。

(4) 術後の形態変化や機能喪失に対する援助：喉頭摘出による気道の構造変化や失声など，治療に伴う形態変化や機能喪失について，術前から患者・家族が十分に理解できるよう援助し，その受容過程をサポートしなければならない。術後の状態や，変化・喪失する機能の代償方法などについて事前に情報を提供し，術後をイメージ（リハーサル）できるようにたすける。術後の安静臥床を要する時期は筆談も容易ではないので，あらかじめサインを決めておくなど，コミュニケーション方法を話し合う必要もある。

(5) 心理的支援：患者はがんによる死を身近に感じるほか，失声などの機能喪失への不安・恐怖が高まる。インフォームドコンセントや手術直前など要所を見きわめて患者のそばに付き添い，患者に安心感を与えることが大切である。また，軽くからだに触れたり支えたりすることで，患者の緊張感や不安を緩和する。また，患者の状況を考慮しながら手術後の補助療法（化学放射線療法）に関する情報を提供し，患者自身が先々の治療を見すえて日々の問題を検討できるように支援する。

◉術後の看護のポイント

術直後の看護は，合併症の予防と早期発見が重要となる。

術後の合併症予防と回復の促進▶194ページ

[1] **全身状態の管理**　術野となる喉頭周辺は，気管・肺・食道といった重要臓器が近接しており，術後は全身状態の管理を徹底して行う必要がある。とくに出血量，呼吸状態・循環動態の変動，意識レベルの低下，痛みの程度を経時的に観察し，患者が安心・安楽かつ最小限の苦痛で経過できるよう全身状態を管理する。

[2] **安楽な呼吸と苦痛を緩和するための管理**　人工呼吸器管理中も創部痛や体位の苦痛をやわらげ，痰や気道内分泌物の貯留を防ぎ，安心・安楽に呼吸できるようにケアを行う。喫煙習慣のある患者は，とくに咳嗽の頻度や痰の量が増える。口腔ケアの励行や，痰の吸引，痰の喀出を促すケアが不可欠である。

[3] **早期離床とリハビリテーションの開始**　術前に指導・リハーサルしたリハビリテーションを実施する。創部痛があり，カテーテル・チューブ類が装着された状態で行うことになるため，抵抗感やむずかしさを感じることもある。患者には術前にリハーサルしたことを想起させながら，具体的に実践できるように支援する。呼吸器合併症予防のためにも，早期離床は重要である。医師の指示のもと鎮痛薬などを積極的に適切に使用することで，痛みをやわらげて早期離床を促進する。

[4] **精神的な支援**　麻酔から覚醒し，意識状態が安定しはじめると，患者は自身の身体機能の変化や喪失に関心が向きはじめ，「がんは取り切れたのか」「声は出ないのか」などさまざまな不安をかかえる。患者のニーズを理解するために，筆談や文字盤などを用いてコミュニケーションをとり，またそばに付き添い支えることが求められる。このようなケアは術後のせん妄を予防することにもつながる。

本書で取り上げる急性期患者の看護

　耳鼻咽喉領域にはほかにも急性の経過をたどる疾患や，手術が適応となる疾患がある。本書では，急性期看護の理解を深めるため，以下の看護を解説している。
▶**内視鏡手術およびマイクロサージャリーを受ける患者の看護**（196 ページ）
▶**上顎洞がん患者の看護**（215 ページ）
▶**下咽頭がん患者の看護**（220 ページ）

② 回復期の患者の看護

　回復期は，急性期の生命の危機状態を脱して，健康状態の安定や再調整がはかられる時期である。

　この時期は，急激な侵襲により感覚・平衡機能，発声機能などが低下した状態から心身の回復をはかり，形態・機能の変容を考慮したリハビリテーションと生活の再調整が求められる。

| 回復期 | 手術後30日目までのAさん |

Aさんの 急性期 ▶174ページ, 慢性期 ▶179ページ

　Aさんは手術後の合併症発症もなく，順調に経過していた。嚥下訓練を行い，流動食が開始された。徐々に食上げし，術後30日目には，軟飯・常菜がほぼ全量摂取できるようなった。しかしAさんは暗い表情で，「なにより声が出ないのがつらい……。身体はだるいし思うように動かない。こんなにたいへんだと思わなかった。これからどうやって生きていけばいいのか，お店は閉めるしかないのか，不安です……」と筆談で看護師に話した。

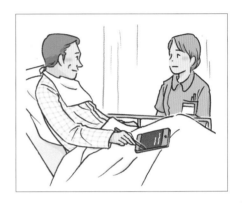

●看護のポイント

嚥下のリハビリテーション▶190ページ
摂食・嚥下障害患者の看護▶241ページ

[1] **目標の設定**　術後補助療法に備え，リハビリテーションや生活の再構築を進めていく時期にある。患者・家族は複数の課題をかかえるため負担は大きい。まずは，疾病や治療に伴い影響を受けた身体機能の状態，それを代償できる器官やその方法などを患者や家族自身が十分理解することが不可欠である。リハビリテーションにかかわる医師・看護師・言語聴覚士などがチームとなって，患者が現実を受けとめ，生活の見通しがたてられるように，心理・社会的側面を考慮に入れながらゴールを設定し，それに向けた具体的な看護やリハビリテーションなどの包括的な支援の計画を設定する。

[2] **機能障害に応じた生活の構築とセルフケアの支援**　たとえば永久気管孔の造設や，それに伴う嚥下障害，発声機能の喪失など，治療により生じたさまざまな形態・機能障害への適応や，機能の改善・向上を目ざす。

(1) コミュニケーション手段の獲得：発声機能を喪失した場合には，食道発声や電気式人工喉頭による代用発声など，新たな発声機能獲得への取り組みを支援する。理学療法士や言語療法士と連携してリハビリテーションを継続し，日常生活の場を想定した他者とのコミュニケーションの練習などを行っていく。

音声のリハビリテーション▶189ページ

(2) 食事援助：術後数日は胃管からの栄養摂取となるが，創部が落ち着き，嚥下造影検査でも問題なければ，胃管を抜去し，経口摂取が開始される。喉頭全摘出後は，すすれない，熱いものを吹いてさますことができないといった食べにくさが生じる。なお，喉頭部分切除の場合には，喉頭の挙上障害，気道内圧低下，気道開放による嚥下反射の鈍化による嚥下障害がおこりや

すい。看護師・栄養士・言語聴覚士といったチームによる摂食・嚥下訓練および栄養管理が重要である。

(3) 安全な生活の工夫：患者・家族が術後の構造・機能の変化を理解し，また，それに伴う生活上の留意点を理解し，セルフケアを獲得できるように支援する。たとえば，喉頭全摘出術により永久気管孔が造設された場合，外気を直接気管に吸い込むようになるため，気道粘膜が乾燥し，痰の分泌が増加する。適宜，痰の喀出を行い，永久気管孔の清潔を保つように自己管理しなければならない。また，永久気管孔に水が入らないよう，入浴時は胸から下だけ湯船に入るようにする。入院中にはじめて入浴・洗髪する際に，湯船のお湯は胸の高さまでにすることや，シャンプーハットやケープを使うなどの工夫を指導し，徐々に患者個々のスタイルに合った方法を見つけられるように支援する。救急時の事故予防のために，安全カードを携行することも有効である。本人だけでなく，家族や重要他者が永久気管孔の特徴を理解し，事故を予防するための役割を担う必要がある。

(4) 患者会・社会資源の情報提供：患者会への参加や，社会資源の活用などを学ぶことで，自身のかかえる問題に対する現実的な受けとめや対処法を獲得していくことも重要である。また，喉頭機能の喪失(発声機能・言語機能または咀嚼機能の喪失)は身体障害者3級の認定を受けることができる。医療ソーシャルワーカーとも連携し，必要な社会資源が取得できるように支援する。

> **本書で取り上げる回復期患者の看護**
>
> 前述の急性期看護で取り上げた上顎洞がん患者の看護(215ページ)や，下咽頭がん患者の看護(220ページ)には回復期の看護についても解説されている。そのほか本書では，機能障害に対する看護を解説しており，とくに摂食・嚥下障害については特論としてまとめている。
> ▶ **音声ならびに嚥下の障害に対するリハビリテーションと看護** (188ページ)
> ▶ **摂食・嚥下障害患者の看護** (241ページ)

③ 慢性期の患者の看護

急性期治療による侵襲からは回復し，慢性的な疾患や障害に対するセルフケアを継続していく時期である。身体的な状態は落ち着いているが，長期にわたるコントロールが必要であり，増悪や合併症をおこしてさらなる加療が必要になることもある。とくにがんの場合は，術前の進行度や，術後の病理診断の結果に基づき，術後補助療法(化学放射線療法)が行われることもある。患者はセルフケアを行いつつ，入院または外来で，次なる治療にのぞむことになる。

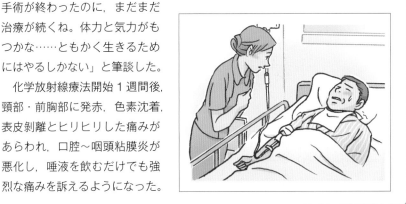

慢性期 | **術後補助療法を受けるAさん**

Aさんの 急性期 ▶174ページ，回復期 ▶177ページ

　Aさんは再発のリスクが高いと判断され，術後に化学放射線療法を追加で行うことが手術前から予定されていた。術後21日目に手術創の病理結果が伝えられ，身体機能が安定し，体力が回復した術後32日目から化学放射線療法が開始となった。Aさんは，医師の診察後，看護師との面談で「やっとたいへんな手術が終わったのに，まだまだ治療が続くね。体力と気力がもつかな……ともかく生きるためにはやるしかない」と筆談した。

　化学放射線療法開始1週間後，頸部・前胸部に発赤，色素沈着，表皮剝離とヒリヒリした痛みがあらわれ，口腔〜咽頭粘膜炎が悪化し，唾液を飲むだけでも強烈な痛みを訴えるようになった。

●看護のポイント

放射線療法による有害事象の予防と対処 ▶194ページ
化学療法による有害事象の予防と対処 ▶195ページ

　[1] 十分な説明と不安の緩和　放射線療法と化学療法を同時に行うため，抗腫瘍効果という利点とともに有害事象の問題も大きい。化学放射線療法中〜治療後には，唾液分泌量の減少とそれに伴う口腔の乾燥，味覚障害，粘膜炎，粘膜浮腫による嗄声(させい)，粘膜炎による嚥下障害，皮膚炎，骨髄抑制などの有害事象が発生することがあり，重篤化しうる。事前に症状の特徴とケアの方法について説明し，患者が過度な不安をいだかないように支援する。

　[2] 有害事象に対するセルフケアの支援　長期的な治療を受ける患者や，機能障害をもちながら生きていく患者に，上述したようなおこりうる問題点と，それに対するケアを指導し，セルフケアの獲得を目ざす。

　[3] 治療完遂のための身体的・精神的な支援　治療効果を最大限にもたらすには，化学放射線療法を完遂することが重要である。一方，多様な有害事象に伴う苦痛を経験するため，患者の身体的・精神的負担は大きい。落ち込みや不眠，不安などの症状を観察し，患者からの相談・訴えを待つのではなく，積極的にかかわることが支援になる。

　[4] セルフケアの継続　社会復帰を検討する時期でもある。発声機能を喪失した状況でどうすればもとの職場に復帰できるのか，どのような工夫が必要か，職場の協力は得られるのかなどについて，患者や家族から情報を得て一緒に検討する。患者会でもさまざまな知恵や勇気をもらえるだろう。セルフケアが生涯にわたって不可欠であることを患者自身が受け入れ，習得していけるよう，

多職種による病棟と外来，そして外来と地域との連携が求められる。

本書で取り上げる慢性期患者の看護

　耳鼻咽喉疾患には，がん以外にも，長期間にわたって医療が必要であり，完全に治癒することが困難な慢性の経過をたどる疾患が多い。本書では以下の疾患患者の看護を解説している。
▶**慢性中耳炎患者の看護**（204 ページ）
▶**メニエール病患者の看護**（209 ページ）
▶**慢性副鼻腔炎患者の看護**（212 ページ）

④ 患者の経過と看護のまとめ

急性期の看護▶　耳鼻咽喉疾患には，難聴やメニエール病，がんといったさまざまな種類があるが，いずれにおいても急性期にある患者は症状による苦痛に悩まされている。そのようななかで診断を受けることは，患者の精神的動揺や不安を強くする。患者・家族が病状や治療に対する十分な説明を受けて，正しい知識に基づき，治療方法を選択できるような支援が重要である。また，生活習慣を含めた患者の背景を理解し，治療前から治療後の合併症予防，治療に伴っておこりうる障害などを見すえて心身のコンディションを整える支援が求められる。手術を受けた患者に対しては，術後に，生命の危機を脱するよう全身状態の管理を徹底し，苦痛を緩和するよう努める。

回復期の看護▶　合併症予防のために症状コントロールをはかり，早期離床やリハビリテーションを励行することが重要である。精神的なケア，機能障害に応じた生活の再構築，セルフケアの指導も行う。

慢性期の看護▶　継続的なセルフケアの支援を行い，患者が病<ruby>やまい</ruby>や障害をもちながら，新たな生活，人生を歩みだせるよう，包括的に援助することが大切である。がん患者に対しては集学的治療が行われ，1つの治療を終えても，その後長期的に別の治療が続くことが少なくない。生活の再構築を進めるとともに，化学放射線療法に対する新たな知識や，有害事象に対するケアの方法などを習得し，計画どおりに治療をやりとげられるように支援する必要がある。

Aさんの経過のまとめ

① 急性期

診断から手術を受けるまで
- 喉頭がんの診断に加え，治療法として喉頭全摘出術を提案され，頭が真っ白になるような衝撃を受けた。
- 治療方針の意思決定（喉頭全摘出術と化学放射線療法）の支援を行い，術後に，生命の危機を克服できるよう全身状態の管理を徹底する。

術後
- 術後の経過は良好で，術後1日目から病室内歩行を開始。
- 発声機能の喪失や永久気管孔の造設には少なからずショックを受けている。

② 回復期

術後リハビリテーション
- 術後合併症の予防と生活の再構築を目ざして多職種が連携し，リハビリテーションやセルフマネジメント指導による能力の獲得を促す。
- 徐々に形態・機能障害に対する喪失感や今後の生活への不安，不確かさが強まる。

③ 慢性期

術後の化学放射線療法
- 病理検査の結果に基づき，身体機能が安定し体力が回復した段階から化学放射線療法が実施される。
- 有害事象である口腔粘膜炎が重篤化し，唾液を飲み込むことさえ痛みでむずかしくなる。
- リハビリテーションの継続とともにセルフマネジメントの指導を受け，治療を完遂し，社会復帰，生活の再構築を目ざす。

B｜症状に対する看護

① 耳痛・耳漏

　　耳痛・耳漏は，外耳や中耳のいずれかの部位の炎症，外傷，異物の結果として生じる場合が多い（▶48ページ）。それらの症状緩和のためには，まず第一に原因疾患の診断とそれに基づく治療が施されるべきである。外耳炎ならびに中耳炎に対しては，その起炎菌に応じた適切な抗菌薬や鎮痛薬が使用される。途中で自己判断により服薬を中止することなく，確実に薬の服用を続けることが，症状の早期緩和につながることを十分に説明する。

　　外耳や中耳の炎症に伴う痛みや耳漏は，耳内瘙痒感を伴うことが多い。そのため，綿棒や耳かき，あるいは手などで頻繁に患部に触れてしまうことで炎症をさらに悪化させる場合がある。したがって，患部の安静と清潔保持についての指導が必要となる。また，咀嚼運動で痛みが増すこともあるので，痛みが強い場合には，軟食など食事の工夫をすすめることも効果的である。

② 耳鳴

耳鳴<ruby>耳鳴<rt>じめい</rt></ruby>は原因不明なものが多いため，症状の性質・程度から原因疾患を特定し，適切な処置を行うことはむずかしい。耳鳴の誘発・増悪因子には，睡眠不足，疲労，興奮やいらいら感などがある。メニエール病や眩暈の増悪時に悪化する症状でもある。他者には聞こえない自覚症状であるため，耳鳴に伴うストレスや苦痛を周囲と共有することがむずかしいという特徴がある（▶46ページ）。

看護師は症状の特徴を理解し，耳鳴によってその患者の生活がどのように，どの程度支障を受けているのかを十分に聞き，そのなかから耳鳴の誘発・増悪因子を把握して，それらを患者がコントロールできるように指導していく。

十分な睡眠と安静の工夫を，個々の生活に合わせて患者とともに考えることが，効果的な耳鳴の緩和につながる。また，耳鳴に対するストレス対処方法をともに考えることも支えになる。

③ 眩暈（めまい）

眩暈<ruby>眩暈<rt>げんうん</rt></ruby>（めまい）は耳鳴とともに，患者自身にきわめて強い心身の苦痛をもたらし，日常生活にも影響を及ぼす。それにもかかわらず，他者には，はっきりとその性質や程度・苦痛度を理解することがむずかしいという特徴がある。これらの症状をおこす原因には，耳疾患のみならず，中枢疾患，視覚，首や腰の異常や薬物によるものなど多種多様の因子が考えられる（▶128ページ，図5-25）。それらの原因を検討するうえでも，眩暈の状態については綿密な問診を行うことが重要である。

次のような視点で問診し，アセスメントを行う。すなわち，①発症の仕方と経過，②性質，③持続時間，④誘発因子，⑤随伴症状，⑥既往歴などを把握しておく必要がある。

(1) 発症：眩暈には，①突然あるいは急激に発症する主として内耳・中耳の疾患を原因とするもの（メニエール病・突発性難聴など）と，②徐々に発症し脳疾患や薬物による内耳疾患を原因とするものとに大別される。

(2) 経過：眩暈は，反復するもの，1回だけの発作で消失してしまうもの，徐々に悪化するもの，持続して慢性化するものなど，多様である。眩暈の反復する代表的な疾患としてメニエール病（▶119ページ）があり，徐々に悪化するものとして聴神経腫瘍（▶124ページ）があげられる。

(3) 性質・持続時間：メニエール病や前庭神経炎（▶127ページ）では，激しい回転性の眩暈が数時間から数日間持続することが多く，患者は心身ともに強い苦痛に悩まされる。

(4) 誘発因子：誘発因子はケアを行ううえで，重要な情報源となる。起き上がろうとして急に頭を持ち上げたときや，寝返りを打ったときなどのように，

眩暈のおこりやすい頭位が決まっていることがある。また，首の捻転や肩のこりが眩暈の引きがねになっていることもある。患者は日常生活のなかで，自分がどのようにすると眩暈がおこりやすいかを体験的につかんでいる。患者の生活をふり返りながら誘発要因を明らかにすることはケアにつながる。

(5) 随伴症状：吐きけ・嘔吐などの随伴症状は，患者の苦痛をさらに増強させる。とくに眩暈の発症が急な場合は，回転性の眩暈であることが多く，吐きけ・嘔吐などがみられる。吐きけ・嘔吐が伴うと，嘔吐反射による頭部・頸部への刺激によって，眩暈をさらに強めることがある。

眩暈に対する対処は，自分のめまいを誘発する要因を知り，要因を減じるなど適切な対処行動をとることである。部屋を暗くして横になり安静にするなど，眩暈をおこさないような姿勢・体動の工夫をする。なかなか症状が改善しない場合や，手足のしびれ，麻痺，頭痛などの随伴症状がある場合は，脳疾患の可能性もあるので脳神経内科の受診をすすめる。

④ 鼻閉・鼻漏

鼻閉の原因は，鼻腔を構成する粘膜・骨の腫脹や変形，分泌物や異物などによる鼻腔内の充満・閉塞である（▶49ページ）。したがって，鼻閉はほとんどの鼻疾患の際にみられ，最も訴えの多い症状である。

(1) 粘膜の腫脹と鼻漏：鼻腔の炎症やアレルギー反応に伴って，粘膜の腫脹と鼻漏がある場合には，ステロイド薬・抗アレルギー薬・血管収縮薬などの使用により，血管収縮が促されて通気度が改善される。これらの薬剤は，的確な診断のもとに処方されたものを用いなければならない。アレルギーなどのために繰り返し出現する鼻閉に対して，有効期限の過ぎた古い薬剤を使用することによって細菌感染を引きおこし，さらに炎症を増悪させることもありうる。

(2) 膿性の後鼻漏：咽頭に流れ込む場合には，不快感や臭気のために食欲低下につながることもあるので，含嗽や歯みがきをすすめる。

⑤ 鼻出血

鼻出血の多くは機械的刺激などの鼻粘膜の損傷によりおこるが，鼻・副鼻腔腫瘍などの疾患が原因となっておこることもある（▶51, 134ページ）。鼻出血は鼻汁に血液が混じる程度から，大量の出血でショックを伴うものまで程度はさまざまである。出血のために息苦しさや不快を感じたり，鼻腔という見えにくい部位から突然出血することに対する精神的動揺がある。看護師には出血に対する迅速な対応と精神的な支援が求められる。

(1) 局所および全身の観察：鼻出血は，豊富な血管網をもつキーゼルバッハ部位（▶51ページ）におこりやすい。まず，鼻出血の原因である局所性病因（外傷・腫瘍・異物など）と，全身性病因（高血圧・血液疾患など）について問診するとともに検査結果を把握する。出血部位，出血量，バイタルサイン（脈拍・血圧・意識レベルなど），ショック状態などを観察する。抗凝固薬の服薬の有無についても情報を得る。

(2) 出血時の緊急対処：出血への不安や動揺が強いと，出血を助長したり，処置の妨げとなる。適切な処置が講じられることを説明し，患者を落ち着かせる。出血に対しては，外鼻より綿球を入れるとともに鼻翼を指でしばらく圧迫する。綿球は血液で浸潤しても交換しない。血液が咽頭にまわったものは飲み込まず，喀出するように促す。血液を飲み込むと吐きけや嘔吐を誘発することがあり，また出血量の測定がむずかしくなる。

(3) 止血処置の介助：止血処置の基本は，座位・半座位でガーゼの充塡（ガーゼタンポン）を行うことである。ガーゼを出血部位に重点的に詰めて止血をはかる。止血操作は医師が行う。血液の吸引や鼻腔内への止血薬・血管収縮薬のスプレーや，ワセリンやワセリンを基剤にした抗菌薬を塗ったガーゼを出血部位周辺に充塡する。介助する際には，患者の不安の軽減に努めつつ，顔を動かさないように説明する。ガーゼタンポンで止血しない場合は，ベロックのタンポン（口腔から太い糸をかけたガーゼで後鼻孔を充塡し，鼻腔を通して前鼻孔より出した太い糸を，前鼻孔のところで再び丸めたガーゼに巻きつけ固定する）を挿入・固定する（▶135ページ，図5-33）。ショックを伴い，全身状態が悪化している場合は，側臥位で処置やケアを行い，誤嚥しないように十分留意する。

(4) 精神的サポート：安楽な体位をとらせ，心身の緊張をやわらげる。処置や状態について簡潔に説明し，過剰な不安を駆りたてないようにする。

⑥ 咽頭痛

　咽頭痛は咽頭の炎症，びらん，潰瘍などで生じる。食物の嚥下時に痛みが増強し，痛みのために嚥下が困難になることがある（▶52ページ）。

(1) 痛みの観察：自発痛か嚥下痛か，また嚥下時に自発痛が増強するのかを聞く。「のどが痛い」という表現には，上咽頭から下方喉頭，頸部の病変までを含む。できるだけ部位が推定できるよう，「声を出すときに痛む」「食べるときにのどの奥が痛む」など具体的に表現してもらう。医師によりファイバースコープによる視診が行われる場合は，その所見を把握する。

(2) 痛みの緩和：炎症が強い場合は消炎鎮痛薬や抗菌薬が処方される。与薬法や副作用について説明する。含嗽を促す。食事は刺激物を避け，やわらかくしたり，摂取しやすい温度にしたり工夫する。

C 検査を受ける患者の看護

耳鼻咽喉科の検査は，解剖学的特徴といえる複雑な管腔を奥深く，精密機器を用いて観察し，形態・機能の状態を把握することに特徴がある。また，聴覚・嗅覚という感覚機能や，発声機能などの微細な機能の状態を把握するための特殊な検査環境や方法が必要とされることがある。

適切な検査を行う必要条件として，視診に必要な光源，病巣を観察できる精密機器，適切な体位（安楽で操作が無理なく行える体位），適切な環境（防音室など）を維持すること，などがあげられる。

検査はほとんどの場合，外来で行われることが多く，特別な場合を除き，診療用ユニットで行われる。診療用ユニットは，外来の診察や検査に必要な薬物のほか，光源，吸引装置，耳管通気のための圧縮空気，内視鏡などが，操作しやすく，系統的に設備されている（▶57ページ，図4-4）。また，感覚機能検査は防音室や平衡機能検査室などで行われる。

おもな検査として，①咽頭・喉頭の内視鏡検査，②聴力および平衡機能検査を取り上げ，検査に伴う看護を理解する。

① 咽頭・喉頭の内視鏡検査時の看護

軟性喉頭ファイバースコープという機器を用い，咽頭および喉頭を直視下で観察する。ファイバースコープは経口あるいは経鼻的に挿入する。挿入の前処置として鼻腔の表面麻酔が行われるが，声門下および気管の観察を行う場合を除き，咽喉頭の表面麻酔は通常行われない。現在は電子内視鏡も使用されている。電子内視鏡は先端に電子カメラを装備し，モニターで観察・記録ができる。

1 検査に伴う看護問題

(1) 局所麻酔薬によるショックのリスク：鼻腔へ局所麻酔薬を噴霧する。確率は低いが，噴霧直後にショックをきたす可能性がある。

(2) 検査中の不安や緊張：検査中は声を出してはならないことや，内視鏡の挿入に伴う違和感から不安が高まり，患者の心身の緊張が高まることがある。

2 看護活動

(1) 検査のオリエンテーション：検査前には，歯科での麻酔注射など，これまでの薬剤によるアレルギーの有無を確認する。また，実施される局所麻酔や手技，検査中の留意点などについて簡潔に説明する。検査中は指示のない限り声を出してはならないので，苦痛時のサインを相談し，決めておく

（手を上げるなど）。

(2) 安全・安楽な体位の保持：緊張を高めないよう，安楽で安全な姿勢を保持する。診察椅子には深く座り，肩を下げて顎を引いた体位をとる。緊張が強い場合は，深呼吸などによりリラクセーションをはかる。

(3) 異常の早期発見・対処：麻酔および検査の過程で，患者の意識や反応，呼吸・脈拍をよく観察する。また，検査終了後は，咽頭痛・出血の有無や，音声の状態，嚥下状態などを観察する。

② 聴力および平衡機能検査時の看護

　　聴力および平衡機能という感覚機能に関する検査は，機能の微細な変化を精密に測定するために，特殊な検査環境で行われる。聴力検査は，雑音を避けるために防音室で行われる。平衡機能は内耳のほか，視覚，深部感覚（視覚によらないで手足の運動の方向や程度，その位置，重量感や抵抗感を感じる感覚）によってつかさどられており，内耳のみならず視覚や深部感覚の検査も行われる。平衡機能検査には，眼振検査（▶74ページ）や偏倚検査（▶76ページ），立ち直り検査（▶76ページ）などが含まれ，特殊な検査機器が必要となる。

1 検査に伴う看護問題

(1) 検査中の緊張や苦痛：聴覚や平衡機能に問題をかかえている可能性のある患者が検査を受けるため，症状を誘発，または悪化させるリスクがある。ことに平衡機能検査では，足踏みをさせたり，眼振を誘発させたりするため身体の平衡を保てずに転倒したり，眩暈や吐きけ，気分不快，冷汗などを生じることがある。また，防音室という閉所で感覚に集中することで，緊張感や不安をいだく人もいる。

(2) 事故の危険性：平衡機能検査では，刺激に対する身体の動揺や偏倚，転倒傾向などを観察する場合に事故の危険がある。

2 看護活動

(1) 心身の準備：平衡機能検査の場合には，検査前に眩暈や吐きけがないかを把握する。症状が強い場合は検査が延期されることがある。検査中の吐きけや嘔吐を予防するために，食事直後の検査は避ける。検査中に気分不快や眩暈などが生じた際に，防音室からも伝えられる手段を説明しておく。

(2) 安全・安楽の保持：検査中は患者の顔色や表情，反応や行動を継続して観察し，上記の不快・苦痛症状を訴えた場合は，中断し安楽な体位で休息をとる。眩暈などで身体のバランスをくずし，転倒する危険性があるため，すぐに支えられる位置で介助する。検査終了後に，眩暈や吐きけなどの不快症状が強い場合は，症状が軽減するまで安楽な体位で休息をとる。

D 治療を受ける患者の看護

① 音声ならびに嚥下の障害に対するリハビリテーションと看護

　　耳鼻咽喉領域の悪性腫瘍では，原疾患やそれに対する手術療法に伴い，音声や嚥下機能に障害をもたらすことがある。喉頭がんや咽頭がんに対する手術により声帯が切除された場合は，声を失うことになる。また，声を失うことはなくとも，上顎洞がんや口腔がんに対する手術では，音声の障害を生じたりする。

　　腫瘍に近隣する部位に音声や嚥下を支配する反回神経が走行している場合は，できるだけその機能を温存するために術前の放射線療法によりがんの縮小をはかったうえで切除術がなされる。がんの進行や悪性度が高い場合は，切除範囲が広汎になるため，神経を損傷する場合がある。

　　このような，手術に伴う音声や嚥下の障害に関しては，機能回復，代償のためのリハビリテーションが必要であり，患者が主体的にリハビリテーションに取り組めるよう援助することが重要となる。

　　主として，頭頸部の悪性腫瘍に対する広範囲の切除術を受けた場合，音声ならびに嚥下機能の低下をまねく。たとえば，喉頭がんによる喉頭全摘出術，下咽頭がんによる咽頭・喉頭全摘出術などがあげられる。

　　以下，喉頭全摘出術を受けた患者を例にあげ，音声ならびに嚥下機能のリハビリテーションと看護を考える。

1 患者の問題

　　①手術侵襲に伴い音声および嚥下機能に障害をきたしている　喉頭全摘出術後は無喉頭になり，気管孔（永久気管孔）を介して気管呼吸を行うことになる（▶図 6-1）。このことにより，患者は音声機能を喪失する。あわせて，手術侵襲による反回神経障害を有する場合に，嚥下機能の低下をきたし，飲食物の飲み込みに支障が生じることがある。

（1）鼻腔内を呼吸による空気が自由自在に通気しないので，においをかぐ，鼻をかむ，鼻をすするなどに支障が生じ，鼻機能が喪失する。嗅覚は低下し，

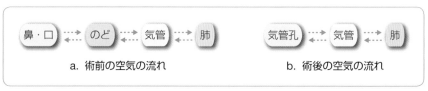

a. 術前の空気の流れ　　　　　　　b. 術後の空気の流れ

▶図 6-1　喉頭全摘出術前後の気道の違い

鼻汁が知らない間に出ていたりすることもある。嗅覚の低下に伴い味覚の低下をきたすこともある。

(2) 気管呼吸のため，口腔・鼻腔を空気が流通しなくなり，口や鼻から息を吸ったり吐いたりできなくなる。そのほか，具体的には，汁物をすする，息を吹く，口からつばを吐く，口笛を吹くなどの行為が困難となる。急いで飲水をすると，飲み物が鼻腔に逆流することがある。また，努責ができにくくなり，その結果便秘をおこしやすい。

(3) 気管呼吸のために，気管が乾燥や出血をしやすい。乾燥しやすい季節には，気管も乾燥しやすく，そのために出血をおこすことがある。

(4) 喉頭摘出に伴い声帯を失ったため，声を喪失する。喉頭全摘出術によって音声機能を失った患者のリハビリテーションには，大きく分けて，人工喉頭による方法と食道発声による方法がある。いずれにせよ，日常的・社会的に適応できるような音声機能の獲得には適切な訓練が必要となる。

②形態・機能の変容に伴う喪失体験　声が出せないという喪失体験は，他者とのコミュニケーションがとれないこと，さらに自分の声や言葉を感じることができないことから，自己の存在そのものが不確かで，空虚な自己像をもつことが特徴といえる。自分の声が聞こえない，身体に響かないことと同時に，気管呼吸のために力んでも空気が抜けてしまったり，手足に力が入りにくいという体験は自分の存在確認を不鮮明なものにする。声を失うことは，言葉による自己表現の機会を失うと同時に，他者との連帯感をそこなうものであり，孤独感や不安，いらだちなどさまざまな陰性感情を引きおこすことになる。自分の言わんとすることが通じないもどかしさや，情けなさが積み重なることでいらだちや焦燥感をもたらしたり，慢性的なストレスが課される。

2 アセスメント

(1) 自覚症状：気管呼吸のため声が出ない，口や鼻から呼吸できないなど。

(2) 他覚症状：気管呼吸(最長呼気〔発声〕持続時間など)や嚥下機能の状態(口蓋反射，舌の動きなど)を観察する。

(3) 心理・社会的側面：声が出せないことや気管孔があることなど，自己像の変容に対する受けとめ方を注意深く把握する。あわせてリハビリテーションへの取り組みの状況などから，現状の受けとめ方や回復へ向けての意欲について把握する。

3 患者の看護

● 音声のリハビリテーション

喉頭摘出による音声の喪失に対するリハビリテーションの方法には，主として表6-1のようなものがある。

▶表6-1　音声喪失に対するリハビリテーション

1）新たな食道発声法の獲得
　　声帯機能の代用として，食道を用いて発声する方法。食道内に空気を取り込み，腹圧によって吸気を口腔に戻す際に食道を振動させて原音をつくる。
2）器具を使用した発声法
　　（1）笛式人工喉頭
　　　　気管孔にカップのようなものをあてて肺からの呼気を導き，カップの上方にはったゴム膜を振動させて音源とする。この音をチューブを通して口腔内に送り，構音運動を加える。
　　（2）電気式人工喉頭（エレクトロラリンクス）
　　　　スイッチを指で押して電気的に振動盤をふるわせて音をつくる。振動盤は，頸部にあて，振動音が皮膚を通して口腔内に伝達される。

　①**食道発声**　食道へ自由に空気を取り入れ，この取り入れた空気を食道内にとどめ，胃に届く前にこの空気を効率よく出す。仮声門で原音「ア」と発音できる，それを上方において共鳴，構音すれば食道発声となる。具体的には，次のように行う。
（1）肩の力を抜いてリラックスする。
（2）空気の取り入れ方として，吸引法を練習してもらう。
（3）鼻から空気を入れる場合は，「ん」の発声と同じようにして，口を閉じる。
（4）言葉の最後は必ず腹圧をかけて口を閉じ，鼻から息を吸う。
（5）声が連続して出せないときや，腹圧をかけても声が出ないときは，X線検査で発声部位を確認する。
　このリハビリテーションには，食道発声に習熟した同病者が指導者として参加していることが特徴である。習熟した同病者は，これから訓練を始めようとする患者にとってよいモデル，よい相談者となる。患者会（例：銀鈴会）が食道発声教室を開催している場合もあり，そこでは同病者との連帯感が強まり，精神的な安定をはかるうえでも大きな役割を果たしている。
　②**電気式人工喉頭による発声**　手術の瘢痕のない頸部に電気式人工喉頭をあて，ブザーを押しながら口を大きく，ゆっくり動かせば発声できる（▶13ページ，図1-1）。この代用音声は十分に言葉として聞き分けることは可能であるが，音声が平板・単調で，ブザー音が混入するため，種々の状況でどのような音量やテンポで言葉を発することが適当であるか，試してみることが必要である。

●嚥下のリハビリテーション

　喉頭全摘出術を受けた患者は，気道と食道への経路が分離されるため，誤嚥はおこりにくい。しかし，気道の経路がかわることで，飲み込みづらさや，すすることができないなどの食べにくさを体験する。時間をかけてゆっくり食べることや，食べるときの顔の位置などを工夫して，食べやすい状況をつくることが必要となる。
　一方，喉頭部分切除術を受けた患者は，声帯が温存され発声機能は維持でき

るが，喉頭の挙上障害，気道内圧低下，気道開放による嚥下反射の鈍化による嚥下障害が生じやすい。

　①障害のアセスメント　摂食とは，①先行期（認知期），②準備期，③口腔期，④咽頭期，⑤食道期の5つの段階に分けられる。このうち，口腔期，咽頭期，食道期の過程を嚥下という（▶242ページ）。

　喉頭部分切除術を受けた患者は，主として咽頭期の機能低下をきたしやすい。気管呼吸のため，水分や食塊を吸い込んだり，飲み込んだりすることに障害が生じる。また，飲み込みがうまくいかない場合には，鼻腔への逆流をおこすことがある。次のような，患者の訴えに注意をはらう必要がある。たとえば「飲み込む前やあとにむせる」「なかなか飲み込めない」などである。

　摂食時や会話時などの流涎の有無と程度を観察する。また，水分の嚥下時に，すするような飲み方，含むような飲み方，口唇からの水の流出，むせなどを注意深く観察する。

　②嚥下のリハビリテーションの実際　嚥下のリハビリテーションは，術後回復の状況をみながら開始される。手術時の気管挿管による気道損傷がある場合には，嚥下時の咽頭痛を訴え，口腔内にためた水分を飲み込むことを躊躇していることもある。この場合，医師による咽頭の観察のあと，リハビリテーションを開始する。

　具体的な方法としては，まず，咀嚼運動を円滑に行えるよう，スプーンで舌を押さえるように刺激したり，オトガイ筋や舌骨周辺を刺激したりして舌運動を強化する。食物が口唇からこぼれる，流涎があるときは，口唇を横へ引いたり（ウイと発音する），頭をやや上向き，軽く健側へ傾けたりするとよい。また，舌を出しにくい場合は，舌の体操や舌マッサージが効果的である。開口障害を伴う場合には開口運動も必要である。

　食べ方の工夫としては，口角を引いて口唇を閉鎖したあと，うなずき嚥下をしたり，ゴックンのあとに再度横向き嚥下をするなどがある。

● 精神的サポート

　喉頭全摘出術により声を失うことは，いままでの自己像を変容させる衝撃の体験である。自分の思っていることが言葉で伝えられないことで，自分が自分でなくなってしまったように感じて，自分の存在に意味を見いだせなくなることもある。思いを言葉であらわせないため，焦燥感や怒りを行動でぶつけてくることもある。術前とは違う患者の一面を細やかに察知して，メモやパソコン，スマートフォンなどにより，心のつぶやきを文章につづってもらうとよい。気持ちを文字にあらわすことは，患者が冷静に自分を見つめる機会にもなり，そのことにより気持ちの落ち着きを取り戻したり，本来的な自分のよさや価値が十分に残されていることなどに気づいていくことができるだろう。

　リハビリテーションに取り組むこと自体，新たな自分の可能性を見いだす機

会であり，そのことをリハビリテーション前に十分説明する必要がある。食道発声法などの音声リハビリテーションは患者会の先輩が参与していることが多いため，よいモデルとして患者には映り，そのことにより確かな目標や自己の能力への可能性をつかむことができるだろう。

② がん集学的治療を受ける患者の看護

耳鼻咽喉科におけるがん集学的治療は，主として頭頸部領域のがんに対して行われる。頭頸部領域は，口腔(舌，歯肉，口腔底頬粘膜，軟・硬口蓋)，喉頭，上・中・下咽頭，鼻腔，副鼻腔(上顎洞・蝶形骨洞)，甲状腺，唾液腺(耳下腺・顎下腺・舌下腺)，皮膚の多種の器官からなり，それぞれ複雑な形態と機能を有する。頭頸部のがんは，手術療法・放射線療法・化学療法(がん薬物療法)のうち二者併用あるいは三者併用といった集学的療法が行われることが多い。このような治療アプローチは，治療効果を高め，治療による侵襲をできるだけ少なくするうえで利点がある。一方で，多様な治療を長期的に継続するうえで，患者や家族は多くの努力を要する。

1 患者の問題

①疾病およびその治療により感覚，機能障害をきたしやすい　頭頸部領域は生命にかかわる感覚器，神経，リンパ節，血管が密集している部位でもある。そのため，腫瘍の進展およびその治療に伴う感覚障害や機能障害が生じやすい。また腫瘍の進展は，疼痛，易転移性，出血など患者の苦痛や生命の危険にかかわる深刻な問題をもたらす。さらに治療に伴い，形態的欠損，感覚・機能障害がおこりうる。口腔・咽頭・喉頭の腫瘍の場合，嚥下器官そのものが治療対象となることから，とくに嚥下障害が生じやすい。また，これらの器官は，気道や構語機能を有することから，気管孔の形成やコミュニケーション障害を生じることがある。

②疼痛や不快症状が持続しやすい　頭頸部領域は，先に述べた解剖学的特徴から，疾病の進行や治療により粘膜やリンパ，神経への侵襲がおこりやすく，そのために疼痛や不快症状が持続しやすい。口腔・咽喉頭に化学放射線療法[1]が行われた場合，粘膜炎や浮腫による疼痛，粘液の粘稠化や口腔乾燥などによる口腔不快症状が治療中に継続し，そのため嚥下障害につながることもある。

③多様な治療を長期的に継続しなければならない　頭頸部がんの1つである下咽頭がんの治療を例にとると，基本的に根治手術が行われ，これに放射線の

---

1) 化学放射線療法：放射線療法と化学療法(がん薬物療法)を併用する治療法。放射線療法の効果を化学療法によって増強すること，放射線療法の標的部位以外の遠隔転移を化学療法によって制御することなどを目的とする。

術前照射，化学療法が組み合わせられる。さらに術後照射を行うこともある。またリンパ行性転移をきたしやすいため，多くの場合，頸部転移が明らかでなくても頸部郭清術と甲状腺切除術が行われる。

　術後には，術後照射や手術侵襲による免疫能の低下に十分な注意をはらいながら，発声機能の獲得へのリハビリテーションが行われる。

　以上のように，多彩な治療に取り組み，治療に伴う苦痛やさまざまな有害事象に対処しつづけるために，患者は多大な心身のエネルギーを費やす。

2　アセスメント

(1) 自覚症状：腫瘍およびその隣接組織への進展に伴う自覚症状を把握する。上顎洞がんでは，鼻症状（鼻閉・鼻漏など），眼症状（流涙・複視など），頰部症状（腫脹感・疼痛など）がみとめられる。喉頭がんや咽頭がんでは，嗄声，嚥下時の違和感や痛みなどがみとめられる。また，手術療法・化学療法・放射線療法に伴う有害事象に留意する必要がある。

(2) 他覚症状：腫瘍の部位により多彩な他覚症状がみられる。上顎洞がんでは鼻漏・頰部腫脹・口蓋腫脹などがみとめられ，喉頭がんや咽頭がんでは腫瘍の増大に伴い，頸部リンパ節腫脹や気道圧迫による喘鳴・呼吸困難・血痰などがみとめられる。また，種々の治療に伴う副作用のほか，苦痛や形態・機能の障害の程度を把握する。

(3) 検査結果：腫瘍の進展度や組織的診断のために内視鏡下またはマイクロサージャリー下で，試験切除による組織検査が行われる。検査結果により治療法が検討されるため，十分に検査結果について理解しておく必要がある。

(4) 心理・社会的側面：治療に伴う形態・機能障害をどのように理解し，受けとめているのか，長期にわたり治療を継続していくことをどのように受けとめ，対処しようとしているのか，といった点について患者や家族とのかかわりを通して把握する。また，がんや障害のために，社会的役割の変容や社会的不利が生じていないかについて把握する。

3　看護目標

　疾患および治療から派生する機能・形態的障害，能力障害，社会的不利に適応し，治療の継続と生活に主体的に取り組める。

4　看護活動

●疾患から派生する疼痛の緩和

　頭頸部領域のがんの痛みは，解剖学的特徴から，進行したがんが近隣の骨・神経・軟部組織に達した場合，あるいは遠隔転移により骨転移・肺転移などを

おこした場合に発生する。また病状が悪化すると生活に関連した機能と動作に著しい障害があらわれ，さらに顔貌も変形を伴うことがあり，コミュニケーションに困難を生じやすい。これらは精神的なうつ状態を助長し，患者の身体的な疼痛にも関連してくる。

ペインスケールを用いて的確に痛みの程度を把握し，WHO方式がん疼痛治療法などに基づいて適切な疼痛コントロールを行う。骨膜などにがんが浸潤し，体性痛などが生じている場合は，モルヒネに加え，抗炎症薬（NSAIDs）や鎮痛補助薬などを併用していく必要がある。痛みを体験している患者の不安や苦悩についても十分に把握し，それらについて支援していくことが大切である。

● 術後の合併症予防と回復の促進

頭頸部のがんの切除は顔貌や音声など身体像の変容や，摂食・嚥下機能への影響をもたらすため，それを最小にするために再建術が行われる。術後の合併症予防として，再建組織への血管吻合の血行動態に留意しなければならない。頸部の安静を保ち，とくに縫合部の圧迫を避け，再建器官の性状を随時観察する必要がある。

また，この領域の手術創は露出されやすく，清潔が保たれにくい場所である。そのため創感染がおこりやすい。感染は手術創の治癒遅延をもたらし，壊死による離開，頸動脈出血をきたす場合もある。唾液や痰により汚染されやすいので，随時ガーゼ交換をして清潔を保ち，創部の状態を観察し，異常を早期に発見する必要がある。また，口腔内の自浄能力も低下しているため，口腔内に創傷がある場合はとくに看護師による適切な口腔ケアを行い，創部の回復に伴い自己管理ができるように指導する。

● 放射線療法による有害事象の予防と対処

頭頸部がんに対する放射線療法では，鼻腔・口腔粘膜症状の有害事象をおこしやすい。自発痛の増強，唾液分泌障害，味覚障害，潰瘍形成などが生じると，経口摂取になんらかの支障が出る。有害事象による治療の中断は治癒過程を遅延させる可能性もある。粘膜では20〜30 Gy照射ごろから粘膜の発赤，続いてびらん，白苔の付着などがあらわれ，嚥下時痛を中心とした摂食困難がみられる。喉頭部の照射では嗄声を生じる。

有害事象の対処としては，アズレンスルホン酸ナトリウム水和物による含嗽，局所の冷罨法，禁煙が有効である。照射終了後に氷片（角のない丸いものがよい）を口に含んで冷却すると，唾液の分泌促進や口腔内浄化，炎症の軽減につながり効果的である。有害事象の程度が強い場合は，アズレンスルホン酸ナトリウムにリドカイン（キシロカイン® ビスカス）などを加えた薬液の含嗽，ステロイド吸入，食事形態・内容の変更（軟食，刺激の少ないもの，薄味，熱すぎないものなど）を行い，必要な栄養状態を保てるように援助する。また，毎日，口

腔内のアセスメントをして状態に応じたケアをする必要がある。鼻粘膜に対しては，乾燥を防止・軽減するためにネブライザーやマスクの着用などをすすめる。びらんや炎症などが生じている場合には，ジメチルイソプロピルアズレン（アズノール®軟膏）などを塗布する。

●化学療法による有害事象の予防と対処

頭頸部がんに対する化学療法は，経静脈的投与のほか，経動脈的投与が行われる。後者は動注療法ともよばれ，病変部位を支配する動脈内にカテーテルを挿入して薬剤を注入するもので，抗がん薬の抗腫瘍効果増強と有害事象の軽減をはかるものである。目的により化学療法は大きく3つに分けられ，①術前化学療法（腫瘍の縮小と潜在的な遠隔転移の予防），②補助化学療法（転移の予防），③照射同時併用療法（腫瘍の局所制御力を高める）がある。

がんの組織像や進行度に伴い，種々の抗がん薬が用いられるが，いずれの薬剤においても脱毛や吐きけ，骨髄機能抑制などが生じる。また，薬剤によっては，腎毒性や心臓毒性を生じる場合もある。

吐きけについては，適切な制吐薬の投与や，食事時間・内容の工夫が必要である。脱毛に関しては，オリエンテーションを行い，心身の苦痛を軽減するとともに，かつらなどの準備を行う。骨髄機能抑制に関しては，抗がん薬投与の経過にそって白血球数や好中球数，血小板数，ヘモグロビン値などを把握する。

●心理・社会的サポート

頭頸部がんによる形態・機能の障害や喪失は，いままでにつくりあげてきた「自己」のイメージの変容をもたらす。患者が自分の病気や治療に伴い，形態・機能変化をどのように受けとめているのかを把握することが重要である。同時に，患者を支える社会的支援が整っているかについても把握する必要がある。

頭頸部がんでは，顔貌の変化や，音声の喪失，構音障害，嚥下障害，味覚障害，頸部運動障害，視覚障害などのさまざまな障害が重なり合い，社会的役割を失ったり，周囲からの阻害や孤立感をこうむりやすい。看護師は患者の特性や価値観，家族・社会での役割を理解したうえで，新しい役割を習得するため，あるいは以前の役割を補うための援助が必要となる。新しい行動について想像的あるいは現実的なリハーサルで準備をし，徐々にその役割が受け入れられるように家族も交えてはたらきかけていくことも必要となる。

長期にわたる多様な治療に主体的に取り組むうえで，病状や治療に関する適切な理解が促され，選択肢について十分に話し合いがなされて，自己決定の過程を進んでいけるよう，看護師はつねに患者の擁護者としてサポートする。

③ 内視鏡手術およびマイクロサージャリーを受ける患者の看護

　耳鼻咽喉科治療の画期的な進歩の1つは，内視鏡手術およびマイクロサージャリー(顕微鏡手術)である。これらは，手術療法の1つであり，マイクロサージャリーは顕微鏡下に，内視鏡手術は患部をテレビモニター上に映し出し，その監視下で手術的手技を行うものである。

　内視鏡手術およびマイクロサージャリーは低侵襲手術であり，複雑で狭い管状の形態をなしている耳鼻咽喉領域において，形態・機能を温存し，後出血や術後疼痛を最小にとどめることなどの利点がある。一方で，十分な解剖学的知識と技量により，安全で確実な手術を行うことが求められる。

　これらの手術を受ける患者の看護では，用いられる機器や患部へのアプローチ方法など手術法の特徴を理解し，それらに伴う合併症の予防，術後回復過程の促進をはかることが重要である。

1 患者の問題

　内視鏡手術およびマイクロサージャリーは，主として鼻腔・副鼻腔・喉頭，中耳などの疾患に対して行われている。個々の部位や疾病の種類により手術侵襲や術後合併症は異なるが，以下の問題は耳鼻咽喉領域で行われるこれらの手術に伴って生じる共通する問題である。

　①手術の危険性を過小評価する可能性がある　これらの手術は手術創が小さく，痛みも少なく，術後回復もこれまでに行われてきた手術に比べて早いという利点がある。一方で，耳鼻咽喉領域は，解剖学的に非常に複雑で直視できない死角となる部位が多く，周囲に頭蓋底や視神経などの重要な器官が存在することから，手術には高度の技術を要し，機器操作や手技による種々の危険性を伴うこともある。

　利点ばかりが認識されると，患者が手術に伴う危険性を小さく見積もったりして，手術の理解が十分にはかられなかったり，術後回復を急ぐあまりに無理をして安静がまもれなかったりする可能性がある。手術をどのように理解し，受けとめているのかを十分に把握することが重要である。

　②局所麻酔下で行われる際の不安や緊張が強い　安全で低侵襲の手術を行うために，手術は局所麻酔下で行われる。局所麻酔下で手術が行われる場合，手術器具の音，術者と看護師との会話などが聞きとれる場合がある。手術に対する不安や緊張が高い患者が会話などを聴取することにより，さらに不安や緊張のレベルを高めてしまうことがある。

　手術アプローチにより，声を発することができない場合は，患者の不安や緊張を把握しづらいため，表情や身体の緊張状態などをよく観察する必要がある。

③術後合併症の把握がむずかしい　手術創が小さく，侵襲も少ないことから，術後回復が順調に進んでいるように見受けられても，術式の特徴から生じる術後合併症が潜行していることがある。たとえば，副鼻腔の手術操作により頭蓋底や視神経などを損傷した場合に，髄液漏や視力障害をきたす可能性がある。これらの合併症は，バイタルサインの変化を見逃したり，患者が症状を訴えない場合，把握するのが遅くなり，生命にかかわる危険性をもたらすことがある。

2 アセスメント

(1) 自覚症状：原疾患に伴う症状（例：副鼻腔炎では鼻漏，鼻閉塞感，嗅覚の変化など，声帯ポリープでは嗄声，高音発声困難，長時間の会話による疲労感など）の性状，持続期間などを聞く。術後の自覚症状は，術後合併症の早期発見のために重要であり，後鼻漏・視力低下・視野欠損・顔面腫脹感などを術後経過にそって把握する。

(2) 他覚症状：後出血はどの部位においても多くの場合は少量である。創部のガーゼやタンポンへの滲出の程度のほか，喀痰や鼻汁に混在した血液の性状と量を把握することが重要である。

(3) 検査所見：原疾患の広がりと悪性度を把握するために，X線所見，MRIやCTの所見について把握する必要がある。また，内視鏡下で切除された切片の病理学的検査結果を把握することも重要である。悪性度が高い場合には，術後の化学療法や放射線療法が計画される。

(4) 心理・社会的側面：手術への期待とともに，複雑な手術に対する心配や不安をいだいていることもあるため，手術をどのように理解し，受けとめているかについて十分話を聞く。

3 看護目標

手術の利点と危険性の適切な理解のもとに手術に対する心身の準備ができ，術後の早期回復が促進できるよう援助する。

4 看護活動

● 手術に対する心身の準備

手術に対する理解度や受けとめ方を把握し，過度の緊張や不安のある場合や，手術を過小評価して術後経過を的確に描けていない場合には，再度手術ならびに術後の経過に対する説明を行う。

術前の身体的準備として，口腔内の保清や禁煙を指導する。喉頭の手術では，術後に一時的に発声が禁じられるため，非言語的コミュニケーションが行えるように筆記用具などの準備について説明する。

また，クリティカルパスなどを用いて，術後の状態や経過，それに伴って実

施すべきセルフケアなどについて，具体的に理解ができるようオリエンテーションを行う。

● 術後合併症の予防，早期発見と対処

術式の特徴から後出血は少量と考えられるが，切除組織周辺の血管への侵襲がある場合には，術後に持続した出血がおこってくる。止血のために挿入したタンポンガーゼの汚染状況を観察したり，近隣の器官(後鼻孔，咽頭，あるいは気管など)に流出する血液について患者の流出感の訴えを聞いたり，喀痰や唾液の性状などを観察する。また，髄液鼻漏(例：水様性鼻漏，激しい頭痛を伴う)にも注意をはらう。

創部感染に関しては，発熱の持続やC反応性タンパク質(CRP)・赤沈などの炎症所見を継続的に観察する。創部の腫脹や痛みが強度であったり，遅延する場合には，感染が疑われるため，ほかの検査結果と総合して感染の徴候を把握する必要がある。

その他，頻度として多くはないが，手術操作による侵襲から顔面神経や反回神経など近接している神経障害をおこす可能性もある。顔面神経麻痺や嗄声，嚥下時違和感などの症状の出現に注意をはらう。

● コミュニケーションの工夫

喉頭・中耳・副鼻腔の手術では，原疾患自体により聴力や発声などの機能低下があるため，それらを補うコミュニケーション手段を用いることが必要となる。筆記やサインなどの方法を手術前に打ち合わせて準備しておく。また，一時的に沈黙をしいられる喉頭の手術の場合は，それに伴うストレスを緩和する方法(例：リラクセーションや散歩など)を患者とともに考えられるとよい。

E｜疾患をもつ患者の看護

① 難聴のある患者の看護

難聴とは，伝音部あるいは感音部になんらかの障害が生じ，そのために聴力が低下して，外界のさまざまな音を的確に聞きとることが困難な状態をいう(▶45ページ)。難聴は，それがおこっている解剖学的部位により，またその程度や原因などによっていくつかの種類に分類されるが，いずれにしても難聴のある患者の看護で大切なことは，残存機能を最大限に発揮させるような援助・指導を行っていくことである。さらに，聞こえないことに伴って生じてくるさまざまな心理的葛藤を，患者自身がのりこえ，新しい自己像を受けとめることができるように，継続的な心理的支援が重要である。

1 患者の問題

　難聴のある患者の問題として，次のようなことがあげられる。

　①言葉による円滑なコミュニケーションがむずかしい　外耳および中耳までの，音が伝わる機構の障害によっておこる伝音難聴では，内耳に伝わっていく音の振動が減弱され，聴覚閾値が上がる。そのため，通常の大きさの音では聞こえない状態をまねく。

　一方，感音難聴は，複雑な音を分析・総合する機能をもつ内耳，ならびに聴覚中枢への聴覚伝導路の障害でおこってくる。感音難聴の原因は数多く，虚血，感染，強大音外傷，加齢，耳毒性薬物，自己免疫などさまざまな病態が考えられる。そのため，確立した治療を行うことがむずかしいことがある。感音難聴は，音の大きさばかりではなく，音の性質の判別機能が著しく低下し，たとえ音を大きくしたとしても，語音が不明瞭で聞こえにくい状態をもたらす。

　このような聴力の低下が生じると，他者の言葉を明瞭に聞きとることができなくなり，相手の意思や思いを円滑に受け取ることがむずかしくなる。その結果，適切な応答や自分のいだいている考え，思いなどを十分に伝えられず，信頼関係にも影響をきたすことにつながる（▶15ページ）。

　②聴覚の代償を得ようとして心身ともに緊張しやすい　音が聞きとりにくいぶんだけ，他者の表情や口の動き，動作などに注意を注いで，視覚によってメッセージをつかもうとする。そのため緊張の持続をしいられ，心身ともに疲れやすくなる。また，音楽や自然界の安らぎに満ちた音色によって，気分転換やリラックスをはかることができないため，ストレスが生じやすい。

　③事故をおこしやすい　外界からの音による危険を予測することがむずかしく，それを避けるための円滑な行動をとることができないので，さまざまな生活上の危険にさらされやすくなる。また聴覚の障害は，視覚の障害とは異なって他者には一見してわかりにくく，障害者は，ともすると健常者と同じような行動がとれるものと判断されやすい。そのため，思わぬ事故に遭遇する危険性がある（▶9~10ページ）。

　④自尊感情が低下しやすい　人は，主として言葉によって他者とかかわりをもち，そのなかから自分という存在のありようを築いていく。それゆえ，他者の考えや思いが十分に理解できないような，あるいは有用な情報を聞きとることができないような状況におかれると，人は，「確かにこの人の考えや思いをつかめただろうか」「自分は間違ったことを言わなかっただろうか」というとまどいや不安を感じる。自信をもって自分の意見を述べることに躊躇することもある。このような自信のない，あいまいな態度は，相手にいらだちや反感を引きおこしやすい。他者からこのような否定的な感情を受けると，疎外感・孤独感に陥りやすく，さらに自尊感情の低下をまねく危険がある（▶16ページ）。

2 アセスメント

難聴の種類と程度▶　①**種類**　難聴の発現時期やその経過を把握することは，難聴の原因を考えるうえできわめて重要である。急激にあるいは突発的におこる代表的なものとしては感音難聴の1つである突発性難聴（▶124ページ）があるが，このほかにも，耳垢がたまって急に難聴を強く感じるもの，耳垢が水分でふやけて外耳道をふさいだためにおこるもの，さらに老人性難聴（▶123ページ）などがある。近年，騒音性難聴（▶121ページ）が注目されている。長期間，騒音にさらされ，徐々に進行することが特徴である。騒音下での仕事や，イヤホン・インカムの長期間装着，たえず音を聞きつづけていないかをアセスメントする必要がある。

　②**程度**　難聴の程度は，問診の声に強弱をつけながら相手の反応を観察することで，ある程度は推定することができる。大きな声で話すと話の内容がよく通じるような場合は伝音難聴が，大きな声で話しても話の内容の理解がわるい場合は，感音難聴が疑われる。

随伴症状▶　眩暈，耳鳴・耳漏などは，難聴の随伴症状として見逃せないものである。難聴に反復する耳漏が伴う場合は慢性中耳炎が考えられ，眩暈や耳鳴が随伴する場合は突発性難聴やメニエール病が疑われる。このような場合には，原疾患に対する治療とともに，苦痛のある症状への適切な看護ケアが必要になってくる。

検査▶　耳鏡検査や純音聴力検査の結果（オージオグラム）に注目する必要がある（▶65〜69ページ）。視診により外耳道の耳垢が発見されて，難聴が容易に改善される場合があり，またオージオグラムを見ることで，聴力の大きさの閾値と聞こえにくい音の性質を推定することができる。オージオグラムによるもののほか，人の言葉を聞かせて語音の明瞭度を評価する（語音聴力検査）ことも，日常生活上の聴力障害の程度を把握するうえで有用である（▶69ページ）。

誘因・増悪因子▶　騒音下での職業に従事していないかどうか，また聴力に影響をもたらす薬剤（例：ストレプトマイシン硫酸塩，ループ利尿薬など）を使用してはいないかなどについても把握する。

心理・社会的側面▶　難聴に対する受けとめ方，さらに難聴をもつ自分に対する受けとめ方などを，患者自身のみならず家族からもじっくりと聞く。また難聴のある生活のなかで，どのような社会的活動の制限を受け，それをどう受けとめて，どのように対処しているか，などについても把握する。

3 看護目標

（1）事故防止に努め，適切な手段でコミュニケーションをはかることができる。

（2）残された感覚機能を統合して用いることによって，環境への適応がはかられ，自立した社会生活が送れる。

4 看護活動

●予防

　感音難聴では，原因疾患に対する適切な予防行動の啓発が必要である。たとえば，ムンプス難聴に対しては，ムンプス（流行性耳下腺炎）ワクチンの予防接種がある。騒音性難聴では，職場における騒音対策を地域の産業保健センターと連携して進めることなどが考えられる。

●コミュニケーションの工夫と配慮

発症や進行の防止▶　健康診査で定期的に聴力検査を受けるようすすめる。騒音性難聴では低い音域である日常会話は問題なく聞こえるため，異常の早期発見はむずかしい。高音域が聞きとりにくい，あるいは「キー」「シー」といった高い音の耳鳴りなどの症状の有無に注意し，受診をすすめる。

会話時の配慮▶　①環境への配慮　難聴患者は，音を受容し，言葉として理解する過程でさまざまなゆがみを受ける。そのため，集中しないと話の内容が理解できない状態にある。したがって，会話に際しては静かな落ち着いた環境で，双方の表情がはっきりと見えるような位置で話し，じらしたり緊張させないように配慮する。

　②話し方と声の調整　老人性難聴や感音難聴の場合には，音や言葉を正しく聞き分けることがむずかしい。そのため，話の内容を聞き間違えることも多い。明瞭な言葉を用い，要旨を先に簡潔に伝え，次にその説明を加えるなど，さまざまな工夫と配慮が必要である。あまりに大きな声は，うるさいだけで逆に言葉の明瞭性を奪うことになる。患者の反応を綿密に観察しながら，声の大きさを適切に調整する。

非言語（非音声）的▶　①メモ・パンフレットなどの活用　重要な説明事項に関しては，メモやパンコミュニケーションの活用　フレットなどを用いて，正確に情報を伝える必要がある。また，内容が患者のプライバシーにかかわる場合は，言葉より筆談のほうがよい場合もある。痛みなど，苦痛を伴う症状について患者から情報を得たい場合には，患者にその意図が適切かつ敏速に伝わるように，メモや図などを示しながら，具体的にすみやかに意思の疎通をはかることが望ましい。

　②読唇法・手話など　重度な聴力障害の場合には，読唇法や手話，指文字などによる非言語的な新しいコミュニケーション方法の獲得が必要となる。読唇法は，口唇と顔面筋の動きを視覚的に読み取る方法である。後述する補聴器との併用で，より効果的なコミュニケーションが可能になる。家族や身近な人にはゆっくりと話すように協力を求め，会話の内容を理解する経験が積み重ねられることで上達する。手話や指文字の習得には，言語聴覚士などによる専門的な訓練が必要である。そのような訓練がどこの施設で，どのような手続きで行えるのかについて，必要な情報を提供する。

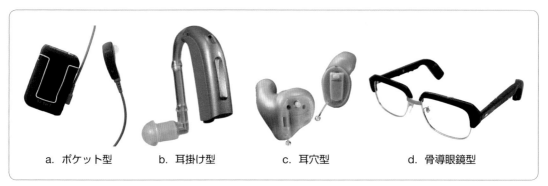

a. ポケット型　　b. 耳掛け型　　c. 耳穴型　　d. 骨導眼鏡型

▶図6-2　補聴器の種類

▶表6-2　補聴器による利益と不利益

利益	不利益
①音が大きく聞こえる ②音がはっきり聞こえる ③まったく聞こえなかった音が聞こえる ④音の強弱・テンポ・リズムが理解できる ⑤音が聞こえることにより精神が安定する	①かっこうがわるい ②音にひずみ，雑音が多い ③よく聞こえない，ガンガンする ④遠くの音が聞こえない ⑤イヤホン・コードがじゃまになる ⑥操作が不便 ⑦高価

補聴器の活用▶　補聴器使用者の大多数は，老人性難聴を代表とする感音難聴の患者である。感音難聴の特徴として，内耳の感覚細胞および聴覚路の神経の減少がある。そのため，小さい音が聞こえないことに加え，大きい音は正常者以上にうるさく感じ，さまざまな音が音質の劣化した不自然な音に聞こえたりする。どのような補聴器を使用しても，完全に補うことができないことを理解する必要がある。

　①種類と適応　補聴器は，外界の音の大きさを拡大して伝える装置であり，マイクロホン・電気増幅器・イヤホン・電源部から構成されている。補聴器の性能は，デジタル技術の導入でゆがみのない音の増幅が可能となってきた。ポケット型・耳掛け型・耳穴型・骨導眼鏡型などさまざまな型式がある（▶図6-2）。原則的には，音が明瞭で，ゆがみや耳ざわりな点が少ないことが必要である。補聴器の装着・適応には，表6-2で示すような利益・不利益がある。使用にあたっては，患者の聴力のみならず，生活環境や本人の意思などを考慮して判断されるべきである。

　②処方と使用訓練　補聴器の処方は，専門の医師などによってなされることが望ましい。日本耳鼻咽喉科学会による補聴器相談医に相談することもできる。適切な補聴器が選択された段階で，補聴器の使用練習を始める。はじめは静かな場所を選び，1人で短時間使用する。次に，静かな場所で1人の相手と2人だけで話をする。徐々に，人々が大勢いる場所で使用したり，ラジオやテレビで音を聞く練習をしながら補聴器に慣れていく。音が響きすぎたり，ガンガン

と騒音が聞こえる場合には，音量の調整が必要である。

　話し手の表情，口の動きなどをよく観察すると補聴効果が上がることを患者に伝え，より効果的な補聴器の活用ができるように指導していく。

　③補聴器活用に対する啓発・健康教育　聴力検査結果から得られた65歳以上の高齢者の調査では，補聴器を必要とする障害程度であっても，約6割が補聴器を使用していないことが報告されている[1]。補聴器のタイプや機能，効果を適切に理解できるように，さまざまな健康教育の場を活用し，啓発を進めていくことが必要である。健康教育の1つに，補聴器を使用することで，音の聞こえがよくなるばかりでなく，うつや社会的孤立を防ぐなどの心理・社会的な効果もあることを伝える。

● 事故防止への視点

沈着な行動▶　車の音や人の足音が聞きとれない場合などは，迫りくる車や人を瞬時に避ける動作がとりにくい。あまりあせったり，緊張したりせず，落ち着いた行動をとることが，危険から身をまもるうえで重要であることを強調する。

介助と環境の整備▶　突発性難聴や感音難聴の場合には，眩暈や耳鳴を伴っていることがあり，それらの症状が増強すると，転倒や衝突の危険性が高まる。ときに安静の保持や歩行時の介助が必要となる。

　また，自分のおかれている状況を視覚面から十分に把握できるように，照明は明るくし，騒音の少ない環境を整えることも大切である。

● 心身の安息

　社会生活において，意思の疎通をはかるために人一倍の緊張感や不安感をしいられる難聴患者は，心身ともに疲れやすい状態にある。したがって，日常生活においては心身をリラックスさせることが大切となる。ゆっくりと入浴を楽しむ時間や十分な睡眠時間の確保などを，意図的に日常生活に織り込んでいくことを指導し，またストレス解消のための運動や趣味を楽しむことの重要性を説明する。緊張感や疲労感の強いときには，深呼吸や筋弛緩法などによるリラクセーションも効果的である。

● 心理的支援

話を聞く姿勢▶　難聴患者は，意思の疎通を支障なく保とうとするあまりに，相手の言葉が聞きとれない場合でも聞き返すことはせずに，聞こえた部分のみをヒントに内容を推測しながら話を組み立ててしまうことがある。その結果，他者から，都合のよいことだけしか聞かない，といった誤解や非難を受け，ともすると患者は

1）一原由美子ほか：地域在住の高齢者における補聴器に対する知識および補聴器利用に対するイメージと精神的健康度に関する研究．純真学園大学雑誌 3：119-128, 2014.

引っ込み思案になり，自分の殻に閉じ込もりがちになる。

　このような場合，落ち着いてゆっくりと患者の話を聞く姿勢を示すことが，患者の緊張感をやわらげ，劣等感を取り除く意味で大切である。それによって，患者は他者の言葉にじっくりと耳を傾けることができるようになり，ためらうことなく，自分の思いや考えを相手に伝えられるようになる。

自尊感情の尊重▶ 　補聴器の利用や手話の活用は，聴力障害のあることを他者の目にはっきりとわからせることにつながる。そのため，その使用・活用を避けたがる患者も多い。したがって，患者にこれらの利用の必要性を一方的に伝えるのではなく，まず，患者のとまどいや不安，障害に伴うコンプレックス，さまざまな苦悩などを表出してもらってそれを受けとめ，そのあと，それらの感情を患者がみずから処理できるように支援していくことが大切になる。

　患者が気がねなく自分の感情を表出できるように，ゆとりのある態度で積極的に患者とかかわっていく。患者の喜びや悲しみなど，受けとめた感情・思いに対しては，言葉だけではなく，からだ全体でこちらの思いを表現し伝えていく。そのなかで，患者は疎外感や劣等感をぬぐい去っていくことができる。

● 社会資源の活用

　難聴患者は，障害に伴って，生活や人生における楽しみや豊かさの追求をあきらめてしまいがちである。もし利用の可能な物的資源や人的資源をうまく活用できれば，社会的な生活はさらに大きく広がっていくだろう。これらの資源を活用する手続きや具体的な方法をわかりやすく説明・指導する。

　とくに身体障害者として認定された場合には，公的な制度を活用することができる（▶表6-3, 4）。

② 慢性中耳炎患者の看護

　慢性中耳炎（▶113ページ）患者の看護では，①患者が生活上の誘因・増悪因子をコントロールして，炎症の再燃・増悪を予防できるようセルフケア能力を高めること，②聴力改善のための手術による侵襲からの心身の回復を促し，より質の高い社会生活を目ざすことができるように支えていくことが大切である。

1 患者の問題

　慢性中耳炎患者の問題として，次のようなことがあげられる。

　①耳漏・耳鳴・難聴など，苦痛を伴う症状を長期にわたり繰り返す　慢性中耳炎患者は，中耳の慢性的な炎症症状として，長期間にわたり耳漏・耳鳴・難聴などに悩まされている。炎症の静止期には耳内は乾燥して，これらの症状はみとめられないか，あるいはみとめられても軽度である。上気道感染や外耳道に水が入ったときなどに感染して急性増悪をおこすと，耳漏が著明にあらわれ

▶ 表6-3　聴覚・平衡機能障害者が受けられる援助の例

医療	更生医療・育成医療 重度障害者医療費の助成	税金	所得税の障害者控除 住民税非課税および控除 相続税の障害者控除 自動車税等の減免
自立 支援	補装具の交付 日常生活用具 手話通訳者派遣 要約筆記奉仕員派遣 聴覚言語障害者生活相談	交通	JR・私鉄旅客運賃割引 市営交通の運賃割引 民営バスの運賃割引 航空運賃の割引 有料道路交通料の割引
手当	特別児童扶養手当 児童扶養手当 児童育成手当(育成手当) 児童育成手当(障害手当) 福祉手当 心身障害者福祉手当	住宅	住宅改修費 水洗便所設備の特別助成
		各種 料金の 減免	NHK放送受信料(免除) 水道料金,下水道使用料
年金	障害基礎年金 障害厚生年金 心身障害者扶養共済	その他	郵便等による不在者投票 ゴミの持ち出しサービス

注)地方自治体によって援助制度が異なる。また年齢・所得・障害内容(程度)などによって制限がある。

（地方自治体の資料に基づき筆者作成）

▶ 表6-4　日常生活用具の給付または貸与の例

聴覚障害者用屋内信号装置
携帯用会話補助装置
聴覚障害者用通信装置
聴覚障害者用情報受信装置
ファクシミリ貸与

注)地方自治体により異なる。また所得に応じて自己負担がある。

（地方自治体の資料に基づき筆者作成）

る。これらの症状の背景に，気管支喘息などの合併がある場合，好酸球性中耳炎（▶116ページ）が疑われ，検査・治療が慎重に進められる。

耳漏は粘液性ないしは粘液膿性であるが，骨破壊を伴う真珠腫性中耳炎の場合には，悪臭が強い。また，炎症に伴う骨破壊が骨迷路に及ぶ場合には，眩暈をおこしやすい。

難聴は多くの場合，炎症に伴う鼓膜穿孔と耳小骨の融解によるものであり，伝音難聴が生じやすいが，炎症が内耳に及ぶと感音難聴を伴うことがある。

②中耳炎合併症をおこしやすい　中耳炎によって発現する合併症（▶116ページ）として，耳性顔面神経麻痺・内耳炎・頭蓋内合併症などがある。

顔面神経麻痺では，顔貌の変容，構音障害，味覚異常などを伴うことがあり，患者の心身の苦痛は増加する。

頭蓋内合併症では，硬膜外膿瘍・化膿性髄膜炎・脳膿瘍など，生命の危険をもたらすような重篤な合併症をおこす。したがって，頭痛・項部硬直・嘔吐・病的反射などが出現した場合，また意識障害などの脳神経系症状を併発した場合には，緊急に検査・治療が必要である。

③聴力悪化に対する不安・恐怖が強い　炎症の繰り返しによる病態の進展に伴って聴力の低下が進行すると，患者は聴力の悪化に不安をいだき，失聴の恐怖を感じる。

また，聴力改善を目的とした鼓室形成術などの中耳手術を受けたあとにも，患者は，術後の聴力回復状況に一喜一憂する。術後，病巣の再発などによって

期待した聴力の改善が望めなくなった場合には，絶望感や焦燥感をいだきやすい。また手術によって聴力が改善された場合でも，改善した聴力が炎症の再燃によって悪化するのではないかという，不安や懸念をいだくことがある。

2 アセスメント

自覚症状 ▶ 　耳漏の量・性状ならびにその変化，また耳漏分泌の変化に伴う難聴の増悪の有無などを綿密に聞く。また，耳漏の増悪の誘因となるような日常のできごと（水や異物の耳内への侵入，疲労など）についても，生活をふり返りながら話してもらうとよい。

他覚症状 ▶ 　慢性中耳炎の耳漏は，その性状から粘液性と粘液膿性の2つがみとめられる。炎症の急性増悪期には耳漏の増加をみることが多く，早期治療のためのサインとして見逃せない。真珠腫性中耳炎では，悪臭膿性の耳漏が分泌される。

検査所見 ▶ 　鼓膜所見や，耳漏からの菌の検出の有無，X線所見などから病状について把握できる。また難聴のタイプやその程度については，オージオメトリによる聴力検査の結果から把握する。

心理・社会的側面 ▶ 　多量の耳漏の持続は，ときに外耳や耳朶（耳たぶ）・頭髪などへの汚染をもたらし，患者は不快感をもつことがある。さらに他者への配慮から，患者は羞恥心や気がねをいだくこともあるので，よごれることへの悩みや心配について聞いてみる必要がある。幼少時からの長い炎症の繰り返しのなかで，聴力の低下をきたした患者は，適切な受診行動をとらなかった自責の念や，あるいは親に対する怒りなどをいだいていることもある。聴力低下をきたしている場合には，日常生活ならびに社会生活にさまざまな影響をきたしているので，それらについての情報を得ることも必要となる。

3 看護目標

(1) 生活上の誘因・増悪因子を除去して，炎症の再燃・増悪を予防できる。
(2) 聴力改善のための手術による侵襲から，心身の回復をはかることができる。

4 看護活動

●再燃・増悪の予防

誘因・増悪因子の ▶ コントロール 　慢性の鼻疾患は上気道感染の引きがねになりやすく，慢性中耳炎の再発を引きおこす可能性がある。既往のある者には早期の受診・治療をすすめる。外出から帰ったあとの含嗽の励行や，十分な栄養の摂取も大切である。
　耳内への水や異物の侵入の防止を心がけ，侵入した場合には専門医を受診する。無理に取り出そうとすると，逆に異物を押し込んでしまうことがある。

清潔の保持 ▶ 　粘膜ならびに皮膚の清潔に心がける。持続する耳漏のため，外耳や耳朶は汚染されやすい。そのため，かゆみやただれを感じて，ついつい耳かきなどで機

械的刺激を与えてしまうことがある。外耳に貯留している耳漏は，清潔な綿棒などで，あまり刺激を加えないように取り除く。また，耳漏の滲出により，耳朶のかゆみやただれのある場合は，やわらかい清潔な布で清拭し，乾燥させる。

悪臭の強い耳漏の場合には，それらが頭髪などに付着して，においがいつまでも残ることのないように，整髪と洗髪を十分行うことが大切である。

休息と睡眠▶ 疲労や心理的負担は免疫能を低下させ，炎症の再燃の引きがねになりやすい。したがって，それらを軽減するための十分な休息・睡眠が重要となる。静かな環境でリラックスした時間をもつことは，心身の緊張緩和を促すばかりでなく，低下してきている聴力の温存にもよい影響をもたらす。

● 症状の観察と自己管理

抗菌薬が処方された場合，指示された用量や服用回数などを的確にまもるよう指導する。また，症状が改善されたからといって，服用中止などを自己判断しないように説明する。一方，なかなか症状が改善しない場合は，抗菌薬の耐性化をおこしている可能性があり，医師にすみやかに相談することをすすめる。

● 聴力の維持・改善

低下した聴力の回復をはかるため，患者は鼓室形成術などを受けることがある。以下，術前と術後に分けて，中耳手術を受ける患者の看護について述べる。

術前の心身の準備▶ ①術後の感染症の予防　術前からの口腔ならびに鼻腔の清潔が重要である。患者に対して，術後，耳管からの感染の危険性があること，それを予防するために，歯みがきの励行や含嗽により口腔の清潔を保つことの必要性を説明する。また鼻腔内のよごれが著明な場合には，綿棒などでよごれを除去する。

②心理状態の把握　長期にわたり難聴で苦しんできた患者にとって，聴力回復への期待は大きいが，その反面，術後の合併症によって聴力の改善が望めなくなるのではないかという不安もいだいている。このような患者の心理状態を十分に把握し，不安が強い場合には，安心して手術にのぞめるように，手術ならびに術後の経過，聴力の回復状況などについて医師から十分に説明が行われるように調整する。

術後の回復の促進▶ ①体位の工夫　術後は患部を上にして，患者にらくな体位をとらせる。また患部に振動を与えないように，砂囊などを用いて頭部の固定を行う。

②症状への対応　術後には，耳鳴，眩暈，吐きけ・嘔吐など，内耳症状が出現する場合があるので注意する。吐きけ・嘔吐がみられた場合には，すみやかに吐物を処理し，含嗽を促して，口腔の清潔を保持する。

③感染・障害の防止　耳内の圧の変動や細菌による感染を防ぐために，医師の許可があるまでは鼻をかむことは禁じる。なお洗髪は，術後経過にもよるが，術後1週間前後で許可される。入浴・洗髪時には，耳に水が入らないように注意・指導する。喫煙は血行障害をおこす可能性があるので，術後，医師の許可

があるまでは禁煙するように説明する。

④**不安の緩和**　聴力の回復に対して不安をいだいている患者も多い。回復の経過には個人差があり，いちがいに同時期に同じ手術を受けた患者との比較はできないことを伝え，あせることのないように説明する。

⑤**退院後の生活指導**　退院後は十分な休息・睡眠をとるように，また疲労や過度のストレスが重ならないように生活の調整をはかってもらう。水泳は退院後1年間は禁止であり，その後は医師の指示を受ける必要がある。

● 中耳炎合併症の早期発見と対処

最も重篤な合併症は頭蓋内合併症である。この場合は，生命の危険を防ぐための緊急処置・治療が必要となる。

化膿性髄膜炎をおこした場合には，頭痛，吐きけ・嘔吐，項部硬直などの髄膜刺激症状が出現する。ただちに強力な化学療法が必要となるため，患者がこのような症状を訴えている場合には，ただちに医師へ連絡する必要がある。

硬膜外膿瘍や脳膿瘍では，初期のうちは頭痛・微熱など，慢性中耳炎の急性増悪期に類似した症状が出現するのみであるが，膿瘍の増大とともに，吐きけ・嘔吐，意識障害などの頭蓋内圧亢進症状があらわれる。頭蓋内圧亢進症状が持続すると生命の危機に陥り，緊急手術が必要とされる。看護師は，冷静かつすみやかに手術の準備を行うとともに，緊急事態にとまどいや不安をいだいている患者・家族を，心理的に支えていくことが重要である。

● 心理的支援

①**自信の回復，自尊感情の尊重**　長年にわたり耳漏の不快感や聞こえにくさに悩まされている慢性中耳炎患者は，ともすると，そうした症状や障害をもつ自分自身に対して自信を喪失したり，他者に対する気がねやコンプレックスなどをいだくことも多い。また看護師のなにげない言動によって，患者は自尊感情を傷つけられることもあるので，誠意をもってあたたかくかかわることが大切である。疾病・症状のコントロールに対する困難や苦悩について，ゆっくりと話し合える時間がもてれば，患者は落ち着いて，緊張することなく医療者との関係を保つことができよう。

②**不安・恐怖感の緩和**　病状の進展に伴って聴力の低下が進行すると，患者は聴力の悪化に不安をいだき，失聴の恐怖を感じやすい。病状の経過や今後の見通しについて，医師と十分に話し合いができるように調整を行う。また，聴力改善のための手術が決まった場合には，患者の心の準備ができるように，術前準備の計画や術後の経過などについて説明し，患者の疑問や不安の軽減につとめる。

③ メニエール病患者の看護

　メニエール Ménière 病（▶119ページ）の原因は内耳のリンパ水腫であるが，リンパ水腫がなぜおこるのかについてはまだ解明されていない。患者は眩暈・耳鳴・難聴などを反復し，画期的な改善を望めない状況におかれている。メニエール病患者の看護では，患者自身が，発作を誘発する生活上のさまざまな誘因・増悪因子をコントロールし，また発作に伴う心身の苦痛を緩和して，社会生活を円滑に送ることができるように援助することが重要である。

1 患者の問題

　メニエール病患者の問題として，次のようなことがあげられる。

　①眩暈・耳鳴・難聴など，苦痛を伴う発作を繰り返す　メニエール病による眩暈は，回転性で，数分ないし数時間持続し，一般に特別の誘因なしに発来・反復する。眩暈発作中には，自律神経症状として吐きけ・嘔吐，冷汗，顔面蒼白，頻脈などを伴うことが多い。耳鳴は，発作の間欠期においても完全に消失することはない。発作の回数を重ねるにつれ，間欠期のこれらの症状の残り方が大きくなり，症状が固定してしまうことが多い。眩暈や耳鳴のため，患者は身体の平衡感覚がつかめず，転倒や障害物への衝突などの危険性も高まる。

　随伴症状として，難聴，頭痛・頭重，肩こりなどがおこってくる。難聴の程度は，病気の初期には軽度の低音障害型であるが，発作を繰り返しているうちに高度になることもある。

　メニエール病では，症状が突然におそってくることから，また発作の間欠期にも症状が遷延し，それらが徐々に悪化してくることから，患者は身体的のみならず，心理的にも大きな苦痛を感じる。

　②心身のストレスにより発作が誘発されやすい　メニエール病の原因は現在はっきりとはわかっていないが，ストレスが発作誘発の引きがねとなっていることはみとめられている。心身のストレスが自律神経系の興奮をもたらし，内耳血流の異常をまねき発作を誘発すると考えられている。

　③日常生活の制限を受けやすい　発作時には強い眩暈や耳鳴のため，歩行はもちろんのこと体動も困難となる。体動により発作が強まることがあるので，患者はじっと身体をかたくして発作のおさまるのを待っている。したがって，発作時には日常生活動作の援助が必要となる。

　間欠期においても，発作への不安から行動範囲を制限したり，あるいは発作のために他者に迷惑をかけたくないとの思いから，行動を制限したり，社会的活動を控えたりしがちである。

　④発作や症状の進行に対する不安・恐怖が強い　メニエール病では治癒を期待できる治療法は確立されていない。患者は突発的に発作をおこし，反復する発作の進行に，強い不安や恐怖感をいだきながら生活を送っている。そのため

心身の緊張感やストレスは高まっている。

　また家族にとっても，いつおこるかわからない発作は脅威である。効果的な改善策がないために，自分の目前で苦しんでいる患者を，手をこまねいて見ていることへの無力感にさいなまれる。ときに，患者と家族が互いに遠慮や気づかいをするあまり，両者の関係が悪化していくこともある。

　発作の反復のために，生活や人生設計の変更を余儀なくされることもあり，その場合には，将来への焦燥感や絶望感につながることもある。

2　アセスメント

自覚症状▶　眩暈・耳鳴・難聴の三主徴の訴えを的確に把握する。眩暈は一般に回転性であるが，患者は発作性の弱い動揺感，フラフラ感として訴えることもある。耳鳴と難聴は間欠的にも持続することが多く，患者の日常生活に多大な影響をもたらす。難聴は主として感音性であり，病状の経過とともに聴力は変動する。

他覚症状▶　間欠時にはまったく他覚症状はみとめられない。発作時には，眩暈・耳鳴などの訴えとともに，嘔吐を繰り返す。

検査結果▶　眼振検査では水平方向の眼振があらわれやすい。オージオグラムによる検査結果では，感音性・低音障害型を示すことが多い。

誘因・増悪因子▶　発作は突発的におこるため，確かな発作の誘因や増悪因子を把握することはむずかしい。しかし，患者の生活・心理状態を患者とともにふり返り，発作の引きがねと考えられる心身の状態や環境因子を明らかにすることは，病状をコントロールするうえで大切である。

心理・社会的側面▶　発作の反復をどのように理解し，どう受けとめているのか。効果的な治療法がない状況のなかで，病状の悪化をどのように受けとめ，どう対処しようとしているのか。また，聴力悪化傾向の強い場合は，難聴に対する不安・恐怖を感じていないか。これらの点についてじっくりと話を聞く。さらに，人生設計の変更を余儀なくされる場合，これに対してもどう受けとめ対処しようとしているのかを把握する。

3　看護目標

　心身の安静を維持することによって，発作の誘因を予防あるいは除去・修正し，症状を緩和して，社会生活に適応することができる。

4　看護活動

● 発作時の苦痛の緩和

安楽な体位▶　発作時には激しい眩暈ならびに耳鳴におそわれ，少しの体動によっても苦痛が増強する。まず閉眼させ，最も安楽な体位で臥床させる。嘔吐を伴う場合は，側臥位で安楽な体位をとらせる。頭や身体は安静にし，動かす必要のあるとき

は静かに行う。

与薬▶　眩暈をとめる速効性のある治療法はないが，各種の抗めまい薬，抗ヒスタミン薬，抗不安薬などが眩暈の軽減のために与薬される。

環境の調整▶　騒音は眩暈や耳鳴を増強するので静かな環境に調整する。また快適な寝具・寝衣を用いて，ここちよい環境を整える。頭部の安定感のために，患者の好みの枕などを用いるのもよい。

●眩暈・耳鳴発作の誘因の予防と除去

前述のように，発作の誘因を明らかにすることはむずかしい。患者自身が発作の誘因を認識できるように援助していく。

早期診断・治療の▶
促進
メニエール病を早期に発見し，進行をくいとめることは，患者の QOL の充実にとって重要である。繰り返す眩暈を日常生活のなかで体験している人には，耳鼻咽喉科の受診をすすめる。

ストレスの除去・▶
軽減
誘因の 1 つと考えられる生活上のストレスを除去・軽減することが必要となる。たとえば過労や睡眠不足の改善などがあり，そのためには，仕事量や人間関係の調節をはかることも必要となってくる。また気分の転換をはかる意味で，時機をみての旅行や療養を実施するのもよい。

積み重なったストレスを主体的に積極的に軽減するためには，深呼吸や筋弛緩法などによるリラクセーション法の習得も効果がある。

●薬物治療の自己管理

薬物治療として，浸透圧利尿薬，内耳循環改善薬，抗不安薬，ビタミン B_{12} などを服用することがある。適切な服薬量・回数が理解され，主体的に服用していることを確認する。また，発作が改善すると薬物は減量されるが，減量後に発作が再発してないかを確認する。

●事故の防止

発作時には平衡感覚が保てず，転倒や衝突の危険がある。ベッド周囲の環境を十分に調整し，危険物は除去する。また，患者には危険について十分に説明し，動作時には，遠慮や気がねなく看護師の援助を受けるように話す。

●心理的支援

不安の表出・軽減▶　発作時には，生命に危険はないこと，眩暈は必ずおさまることを十分に説明し，不安を軽減する。前述のように，眩暈や耳鳴は他者には見てとることのできない自覚症状であり，患者はその苦痛をわかってもらえないもどかしさ，つらさをいだきがちである。患者が気がねや遠慮をすることなく，自分のつらさや不安を表出できるように，あたたかい言葉かけなどの援助を配慮する。

生活と疾患▶　反復する発作は，ときに日常生活や社会生活の制限を患者にしいる。それゆ

え患者は，将来への不安・あせり・いらだちなどを感じがちであるが，この精神面のストレスは，病気をなお悪化・遷延させるものであることを十分に説明する必要がある。患者が病気をもちながらも，生活のありかたを自分のなかで意味づけていけるように，じっくりと患者と話し合っていく。

● 家族への指導・支援

発作時の対処方法や，発作の誘因のコントロールなどについてわかりやすく説明する。家族も患者と同様に，突然の発作や徐々に悪化する耳鳴・難聴に対して不安や恐怖をいだいている。病状や経過について，医師から十分な説明が受けられるように関係を調整する。また，疾患の経過に伴って揺れ動く患者の心理状態を，どう判断し，どのように対応すべきかがつかめず，とまどっている家族には，家族の患者に対する思いなどを十分に聞き，その思いを保証し，今後どのように患者を支援していけるかについて話し合う。

④ 慢性副鼻腔炎患者の看護

慢性的に繰り返す炎症に伴って生じる鼻閉・鼻漏は，患者に不快感と苦痛をもたらすばかりでなく，生活上の支障や心理的負担をも引きおこす。炎症の再燃・増悪が予防できるように，セルフケア能力を高めるとともに，症状改善のための手術から心身の回復を促進することが，看護の重要なポイントである。

1　患者の問題

慢性副鼻腔炎（▶139ページ）患者の問題として，次のようなことがあげられる。

①鼻閉・鼻漏，嗅覚障害など，苦痛を伴う症状を長期にわたり繰り返す　慢性的に繰り返す鼻腔ならびに副鼻腔の炎症によって，鼻閉・鼻漏・嗅覚障害などをおこしやすい。

鼻閉は，慢性的な炎症に伴う鼻甲介の腫脹と肥厚がおもな原因である。鼻腔内への空気の通気度がわるくなると，鼻腔の閉塞感がおこる。

鼻漏は，上顎洞・篩骨洞・前頭洞など，各副鼻腔の炎症に伴って生じる。分泌が多量の場合には，鼻腔への排出だけでなく，後鼻漏として咽頭へ流れ込むこともあり，患者の口腔内の不快感にもつながる。

においがわからなくなる嗅覚障害は食物を味わうことの楽しみにも影響する。

②頭痛や神経症状のために日常生活に支障をきたす　頭痛の発現機序は，炎症が周囲の神経線維を圧迫するためとされている。患者は，前述した鼻症状とともに頭痛に悩まされ，疲労を感じやすく，精神的に不安定に陥りやすい。

慢性副鼻腔炎患者は，注意散漫や健忘・倦怠感などの神経症状をおこしやすいといわれる。しかしその原因は十分にはわかっていない。仕事に対して倦怠感が生じると，ときには性格そのものが疑問視されることにもつながり，人間

関係に影響をもたらすこともある。

　③症状に伴う心理的影響が大きい　鼻閉や鼻漏は患者をうつうつとした気分にさせ，頭痛や倦怠感の持続は集中力や意欲に影響をもたらす。

　このような症状が慢性化したり，悪化するにつれ，患者は症状の改善に対して不安をいだきはじめ，病状のコントロールに自信を失っていくことがある。

2　アセスメント

自覚症状▶　鼻漏の量・性状ならびにその変化，鼻閉の程度とそれに伴う頭痛・頭重感の有無や程度などについて綿密に聞く。また，鼻漏・鼻閉の誘因や増悪因子となるような日常のできごと（かぜ・疲労・寒冷刺激など）についても，生活をふり返りながら話してもらうとよい。

他覚症状▶　鼻漏の性状は一般的に粘性・膿性のことが多い。鼻アレルギーを伴っている場合は漿液性のものが多量に分泌される。炎症に伴う浮腫のため，副鼻腔の洞から鼻腔への自然口が狭窄（きょうさく）している場合には，鼻漏がみられないこともある。

検査所見▶　鼻鏡による鼻腔粘膜の所見（長期の鼻粘膜の炎症から，粘膜が変化した鼻茸（はなたけ）（鼻ポリープ：▶140ページ，図5-36, 37）がみられることがある），X線検査および CT所見などから病状を把握できる。

心理・社会的側面▶　長期間にわたる鼻漏・鼻閉，頭痛の持続によって，患者がどのような精神的負担を受けているのか，またそれに対してどのように対処しているのかを聞く。さらに，頭痛や倦怠感のために生活への影響が生じていないか，そのことが他者への羞恥心や気がねにつながっていないか，などについても把握する。

3　看護目標

　（1）生活上の誘因・増悪因子を除去して，炎症の再燃・増悪を予防できる。
　（2）炎症改善のための手術による侵襲から，心身の回復をはかることができる。

4　看護活動

●誘因・増悪因子のコントロール

　上気道感染は炎症の引きがねになりやすい。外出後の含嗽の励行や十分な栄養の摂取が大切である。また換気や室温の調整，粉塵の除去などによって，鼻粘膜への刺激を減じることも重要である。

　頭痛や倦怠感が強い場合には，適度の休息と睡眠をとるようにすすめる。

●保存的療法の支援

　ネブライザー療法（▶94ページ，図4-53）や，抗菌薬の投与が行われる場合には，指示された治療を中断しないよう，治療の必要性の理解を促す。

● 鼻閉・鼻漏の改善

鼻閉・鼻漏の改善のために，患者は鼻中隔矯正術・下鼻道開窓術・上顎洞手術などの副鼻腔の手術を受けることがある。手術はおもに内視鏡鼻内手術により行われる。以下，術前と術後に分けて患者の看護について述べる。

術前の心身の準備▶ 　①清潔の保持　歯みがきや含嗽の励行，綿棒などによる鼻腔内のよごれの除去などを促す。これは術後の感染症の予防につながる。

②不安の除去　長年にわたり苦しんできた鼻閉や鼻漏が，手術により改善されるのかどうか，患者は手術への期待とともに不安もいだいている。患者の心理状態を十分に把握し，不安が強い場合には，手術ならびに術後の経過，症状の改善などについて，医師から納得のいく説明が得られるように調整する。

術後の回復の促進▶ 　①安静と感染予防，不快感の除去　術後は仰臥位あるいは側臥位にさせ，安静を保たせる。また，術後出血ならびに感染の予防のために鼻腔に挿入してあるガーゼや綿球に手を触れないように説明する。前鼻孔からだけでなく，後鼻孔へも血液や分泌物が流れる。その血液や分泌物などを嚥下すると，吐きけ・嘔吐を誘発することがあるので，吐き出すように説明する。含嗽は感染予防や口腔の不快感を除去するために必要である。しかし頻回な含嗽は患部を刺激し，ときに出血を助長することもあるので，過剰に行わないように注意する。また実施する際には静かに，患部に振動を与えずに行うよう指導する。さらに，入浴や洗髪も患部の刺激となるので，医師の指示があるまでは控える。

②合併症の予防　術後合併症として，髄液漏や視神経障害がおこる危険性があるので，その症状の有無に注意をはらう。

髄膜の損傷をおこしたときには，髄液の漏出がみとめられる。漿液性の分泌物の流出が持続する場合には髄液の漏出が疑われ，医師の診察が必要である。同時に発熱・頭痛・意識状態の変化なども合わせて観察し，髄膜炎の徴候の有無を観察する。視神経障害が生じた場合には，眼痛・複視・視力障害・眼球運動障害などの症状が出現する。

このような状態に陥った場合の対処は，個々の患者によって異なり，迅速な対処が必要となるので，医師に緊急連絡をとる必要がある。医師によりただちに抗菌薬の与薬や再手術などの処置が行われることがある。

③退院後の生活指導　退院後は，上気道炎に罹患しないように含嗽を励行させ，十分な休息・睡眠をとらせる。また疲労や過度のストレスが重ならないように，生活を調整することの大切さを指導する。

副鼻腔の粘膜が安定するまでに1年あまりを要するため，退院後は通常の生活に戻っても受診を忘れず，経過観察を受けることの重要性を説明する。

● 心理的支援

慢性副鼻腔炎患者は，鼻症状とともに頭痛などの神経症状をおこしやすい。

その結果，倦怠感や集中力の低下にもつながり，仕事や人間関係に影響をもたらすこともある。生活上のストレスの軽減をはかり，心身をリラックスした状態におくことがこれらの症状の緩和につながることを説明し，日常生活のなかで，どうしたらリラックスした状況をつくれるかについて話し合う。

また，症状の慢性化や悪化に対して不安をいだいている患者には，患者が自分の思いをじっくりと語ることのできる時間をもてるように配慮する。さらに症状や今後の見通しなどについて，医師と十分に話し合える時間を調整することも大切である。

⑤ 上顎洞がん（上顎がん）患者の看護

上顎洞がん（上顎がん）は，副鼻腔領域のがんであり，組織学的には，上顎洞の粘膜に発生する扁平上皮がんがほとんどである（▶143ページ）。

頰部皮下の上顎骨内の空洞に発生するがんであるので，症状としては鼻閉・鼻漏・血性鼻漏などの鼻症状が最も頻度が高いが，慢性副鼻腔炎とも重複するため，その鑑別がむずかしい。また上顎洞は骨に囲まれた洞であるため，腫瘍の進展によって上顎洞壁を破壊し，眼窩縁・硬口蓋・骨・頭蓋底に浸潤しやすいのも特徴である。直接生命にかかわる感覚器・神経・リンパ節・血管などが密集している部位への浸潤は，感覚障害をはじめ種々の機能障害が生じやすい。また疼痛・易転移性・出血など，患者の苦痛や生命の危険にかかわる深刻な問題をもたらす。さらに，腫瘍の進展によって顔貌の変化をきたす可能性もあり，その治療として行われる手術療法によっても形態的欠損を免れないことがある。病気の受けとめ方や治療の選択に伴う心の揺れ動きを，十分に配慮してケアすることが大切である。

1 患者の問題

①苦痛を伴う多彩な症状がある　腫瘍およびその隣接組織への進展に伴って，種々の痛みが出現する。上顎洞内に発生する腫瘍は，骨面・軟部組織の破壊をもたらすため，頰部痛はもとより，持続する鼻閉・鼻漏・血性鼻漏といった不快症状を生じる。隣接組織への進展に伴って，眼痛・歯痛・頭痛など，持続するがんこな痛みが生じやすい。腫瘍の進展は，さらに機能障害を伴う苦痛症状として，嗅覚障害や開口障害，流涙や複視などを引きおこすことがある。

②治療に伴う苦痛が大きい　上顎洞がんの治療に際しては，手術療法・放射線療法・化学療法の三者併用，局所動脈内投与と手術療法，放射線療法と手術療法といった，集学的治療が行われることが多いが，早期の低分化型扁平上皮がんや，移行上皮がんなどを除き，多くの場合に手術療法が実施される。

手術療法には上顎部分切除法，上顎全摘出術などがある。腫瘍部位が眼球などの重要な感覚器官と隣接しており，その機能や形態の温存が必要である。現

在は併用療法の進歩と相まって，患者の QOL を重要視し，顔面の創傷や欠損ができる限りないように，いかにがん腫を一塊として摘出できるかを考慮にいれた術式が検討されている。

しかし，きわめてまれではあるが，上顎骨をこえて周囲組織にまで腫瘍が進展している場合は，上顎拡大全摘出術が行われ，上顎部・眼窩骨膜・頬部皮下組織・眼窩内容物などを欠損する場合がある。その再建のためには，各種の骨付き筋皮弁・遊離皮弁（▶図6-3）などが，同時にまたは術後あらたに追加して行われる。術式が広範にわたると，機能喪失，顔面の変貌，摂食・会話障害などの深刻な障害が出現する。術後の口蓋の欠損に対しては，口腔と鼻腔の遮断のため，プロテーゼ[1]もしくは再建手術により閉鎖する必要がある。

放射線療法は，根治（的）療法というより，術前・術後照射あるいは姑息的治療として用いられることが多い。外部照射あるいは腔内照射が行われるが，照射野に歯肉・口蓋・頬粘膜などが含まれるため，強い粘膜炎をおこしやすい。

化学療法は，浅側頭動脈経由で局所動脈内挿管注入法により行われることが多い（▶図6-4）。薬剤によっては持続注入（2〜24時間）が行われ，その際には挿入カテーテルの固定が重要であり，そのため薬剤により，吐きけ・嘔吐，食欲不振といった副作用に悩まされるばかりでなく，拘束感などの苦痛がさらに重なることがある。

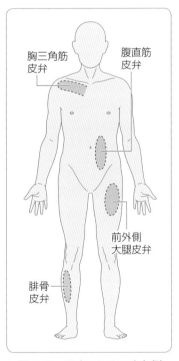

▶ 図6-3　再建のための皮弁例

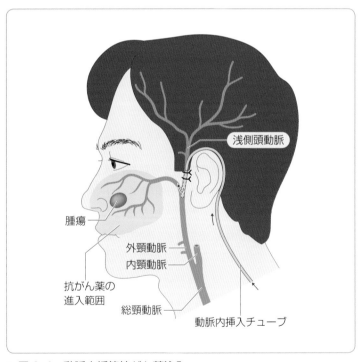

▶ 図6-4　動脈内挿管抗がん薬注入

1) プロテーゼ：身体の欠損部を補う人工物のこと。補綴物ともいう。

　放射線療法と化学療法の併用療法が行われるときは，放射線皮膚炎や粘膜炎が重篤になる場合があり注意を要する。また，放射線療法を受けた患者は，数か月経て，晩期有害反応をおこすことがある。白内障・緑内障・角膜炎などの眼症状に注意する。

　③**機能障害をきたしやすい**　上顎洞がん患者は，疾病自体とその治療のために機能障害をきたしやすい。上顎全摘出術や上顎拡大全摘出術のような広範な手術を行った場合には，頬骨弓部の切断により顎関節の運動が妨げられ，開口障害をおこしたり，かみくだき運動(咀嚼運動)が困難になることがある。

　また，放射線照射や術後の局所感染のために術創の瘢痕化がおこり，顎関節の動きをさらに悪化させて，開口障害が増強する可能性もある。

　さらに，手術による硬口蓋の切除や，術後の開口障害などのために構音障害をきたしたり，発声時に空気がもれて構音が不明瞭になったり，意図しない発音になってしまうことがある。

　④**食生活への影響が大きい**　開口障害や咀嚼困難があったり，硬口蓋切除などを受けている場合には，飲食物をすする吸啜力が低下したり，鼻腔への食物の逆流がおこりやすくなる。また，手術により嗅覚の変化を伴うことがあり，食を楽しむ喜びがそこなわれてしまうこともある。

　さらに，先述したように食物が鼻腔・口腔から逆流したり，こぼれたりしてうまく食事ができないと，身辺が不潔になったり，食べることにあせりやいらだちを生じて食事を中断してしまうこともある。食後は口腔や鼻腔に食物残滓がとどまりやすく，そのままにしておくと不快感をもたらすばかりでなく，口腔・鼻腔の不潔をまねき，創部の感染を誘発しやすくなる。術後の化学療法や放射線療法がなされている場合には，口内炎や歯肉炎をおこす可能性も高い。

　⑤**ボディイメージの変容をきたしやすい**　手術による創傷や眼窩縁の消失による陥没，眼球摘出などによる顔貌の変化は，義眼や，形成手術によりある程度はその変化を防ぐことができるが，それでも完全に修復することはむずかしい。顔貌の変化は，当事者だけでなく周囲の人々に対してもとまどいや躊躇の気持ちを引きおこさせる。こうした周囲の人々の反応は，ときに，それでなくとも打ちひしがれている患者の気持ちをさらに深く傷つけることにもなる。容貌の変化ばかりでなく，開口障害や構音障害などによってコミュニケーションが円滑にとれなくなると，フラストレーションがたまるばかりでなく，自尊感情の低下をきたす可能性もある。他者の目が気になり，人とのかかわりを控えるようになったりすると，社会生活への影響も出てくることがある。

2 アセスメント

自覚症状▶　腫瘍およびその隣接組織への進展に伴う自覚症状を把握する。鼻閉・鼻漏・血性鼻漏といった症状のほか，眼痛・歯痛・頭痛などの多彩な症状(▶表6-5)の訴えを見逃さないようにする。持続するがんこな痛みが生じやすい。

▶表6-5　上顎洞がんの症状

鼻症状	鼻閉・鼻漏・血性鼻漏
眼症状	眼球突出・流涙・眼痛・複視
頬部症状	頬部異常感・頬部腫脹・頬部痛
歯症状	歯異常感・歯痛・歯肉腫脹
その他	口蓋腫脹・開口障害・頸部腫瘤・頭痛

他覚症状▶　腫瘍の浸潤ならびに炎症に伴う腫脹は，頬部に限らず歯肉・硬口蓋・眼窩に及ぶ。機能障害としての開口障害や咀嚼障害，聴力の低下なども忘れてはならない観察ポイントである。また術後は，再建した皮殖片の生着状態や口腔粘膜について，医師による専門的な観察結果に着目する必要がある。

検査結果▶　X線・CT・MRIなどによって腫瘍の進展を調べる。また，組織の病理組織学的検査により診断の確定がなされる。

心理・社会的側面▶　がん，ならびに容貌の変容を伴う治療について，どのように理解し，どう受けとめているのか，どのように対処しようとしているのか，といった点について患者や家族とのかかわりを通して把握する。

3　看護目標

　疾患および治療に伴う機能・形態的障害，能力障害，社会的不利に適応でき，障害を自分のものとして受けとめ，新しい自己概念を築き上げることができる。

4　看護活動

●症状のコントロール

　骨・神経・軟部組織に達する強い痛みを軽減するためには，適切に鎮痛薬を用いることが必要である。同時に，がん腫の縮小をはかるための放射線療法や化学療法は，一時的には副作用のために苦痛が高まるが，治療の経過とともに，がん腫自体や放射線療法の副作用による，炎症に伴う痛みや圧迫痛などは軽減するという見通しを伝え，鎮痛薬をじょうずに用いながら治療を継続していけるように励ます。

●治療に伴う苦痛の軽減

出血への対応▶　鼻腔・副鼻腔は血管に富んでおり，かつ手術部位が狭く深いために術後出血をおこす可能性が高い。圧迫止血のために，副鼻腔および鼻腔内にはガーゼタンポンが挿入されており，それに伴う圧迫感が強い。止血および鎮痛効果を高めるために，局部に対して氷嚢などによる冷罨法を施したり，臥床時も上半身をやや挙上した体位を保つようにして，局部のうっ血を防ぐ。

　止血のため鼻腔からの呼吸は困難となるので，口呼吸が行われる。そのため口腔内は乾燥をきたしやすく，さらに，唾液が口腔内に貯留すると不快感や苦

痛も増す。含嗽や口腔洗浄器による洗浄を行う。

炎症の処置▶　放射線照射に伴う炎症のために，充血（発赤・紅斑），血管透過性の亢進（浮腫，水疱形成など）が生じやすい。ことに，口腔粘膜は細胞分裂が盛んで放射線感受性が高い組織であり，血管透過性の亢進が強く，浮腫と炎症から口内炎を生じやすい。口内炎に対しては，照射後に冷水や氷などで口腔内の冷却を行う。また，照射開始時から粘膜収斂，修復効果のある含嗽薬（ハチアズレ®など）による含嗽を食後や就寝前などに行う。粘膜の刺激は極力避ける。酸味や味の濃い物，香辛料を含んだ食品の摂取は避ける。疼痛の強いときには，医師と相談のうえ，鎮痛薬や表面麻酔薬（キシロカイン®ビスカスなど）を用いる。感染症を合併しているときは，抗菌薬・抗真菌薬などが処方される。

吐きけ・嘔吐への▶
対応　化学療法に伴う吐きけ・嘔吐に対しては，制吐薬の適切な与薬とその効果の観察が重要である。また，吐きけ・嘔吐を誘発する要因（たとえばご飯の湯気など）を患者とともにさがし，化学療法中・後にはそれらが刺激とならないように配慮する。一度吐きけ・嘔吐を経験すると，出現への予期的不安や恐怖が強くなる。点滴は，治療の直前まで目に触れないように配慮したり，あるいはすぐに片づけたりすることも大切である。

●円滑な開口および構音のためのリハビリテーション

開口障害があるときには，患者は開口に伴う痛みを感じていることが多いため，開口することをできるだけ避けることがある。まず，開口訓練の必要性と方法を説明し，過剰な不安を取り除くと同時に動機づけを行う。開口器やゴム球を用いることもあるが，身近な割りばしや舌圧子を使用し，鏡を見ながらそれをかむ練習を行う。徐々に舌圧子に巻くゴムの厚さを増していく。

構音障害がある場合には，意思の疎通がうまくいかないことから会話に対して消極的になることがある。会話自体がリハビリテーションになることを説明し，あせることなく日常会話を行うよう励ます。同時に家族にも協力を依頼する。会話に際して流涎があるときには，話す前にふきとるか，唾液を飲み込んでから話すとよい。

●食べる楽しみの充足

咀嚼・開口障害，鼻口腔瘻による鼻腔への食物の流入，顎堤欠損や頰部の形態変化，嚥下障害は食べる楽しみを半減させる。口腔内の創傷が治癒するまでは，胃チューブによる経管栄養が行われる。この期間にも，摂取している食事の内容を説明したりして，栄養や食事に対する関心を失わせないようにかかわる。咀嚼・開口の状態や歯の状態をみながら，水分摂取から重湯・ヨーグルト・ゼリーなどの半固形物に移行する。固形物に関しては，まずミキサー食やきざみ食を試みることで，咀嚼や嚥下に慣れさせていく。

飲食物がもれ出たり，誤って気管に入らないように，できるだけ口を大きく

開けてもらい，食物を健常なほうに入れてゆっくりかむようにさせる。嚥下の際には，やや上向きかげんにし，鼻腔を押さえて飲み込むように指導する。

食事中はリラックスできるようにはからい，他人の目が気になるようであったら，カーテンなどを引く。衣服をよごす場合もあるので，エプロンやシートなどを用いて食物によるよごれを最小限に防ぐ。あせりやいらだちがあるときには，無理をさせないで，気分の落ち着いたときに食事を開始させるなど，柔軟に対応することが大切である。

食後は必ず口腔内の清潔をはかる。食物残渣（ざんさ）が口腔内にとどまっていることが多いので，含嗽や口腔内洗浄が必要である。

● 心理的支援

ボディイメージの変容に伴う悲嘆のプロセスにおいて，患者は現実を直視することができず，投げやりになったり，あるいは周囲の人々へやり場のない怒りや嘆きをぶつけることがある。こうした患者の反応は，悲しみを受けとめるための大切な取り組みだととらえてかかわることが大切である。感情的な言葉にその場限りの対応をするのではなく，その背後にある患者の嘆きや悲しみを受けとめるよう共感的態度でかかわる。

あまりに精神的な落ち込みが激しく，うつ状態が続くようであれば，リエゾンナースや精神科医へのコンサルテーションが必要なこともある。

⑥ 下咽頭がん患者の看護

下咽頭は空気と飲食物が通過する部位で，飲食物が通過するときには，喉頭蓋が気管をふさぎ，誤嚥を防ぐなどの機能的な役割がある（▶喉頭の構造と機能については，34 ページ）。そこにがんが発生すると，それらの機能に障害が生じるリスクがある。また，下咽頭は喉頭に隣接し周囲にリンパ節が複数あるため，がんが喉頭に浸潤し，周囲のリンパ節に転移しやすいという特徴がある（▶咽頭がんの病態については，155 ページ）。

早期下咽頭がんの場合は，喉頭温存手術や放射線療法（根治的照射）が選択されることが多い。一方，進行がんの場合は，手術療法が標準治療である。このように，下咽頭がんは進行度によって治療法が異なり，それによって生じる外見の変化や機能・形態障害も異なってくる。患者は日常生活に多大な問題をきたし，また人生にも大きく影響を受けることになる。これらを念頭において看護を行うことが必要である。

1 患者の問題

①がんの脅威　下咽頭がんという診断を受けることは，患者にとって死が迫るような脅威をもたらす。喉の違和感や閉塞感，嚥下痛，血痰など症状そのも

のが死の恐怖を増大させることにもなる。

②合併症や治療に伴う有害事象のリスク

(1) 術後肺合併症や感染のリスク：下咽頭がん患者は喫煙者が少なくないが，喫煙の継続は術後肺合併症のリスクを高める。また，歯・口腔内が不衛生だと感染のリスクが高まる。

(2) 化学放射線療法による粘膜障害・嚥下障害：化学放射線療法による粘膜障害は患者に著しい疼痛をもたらし，治療中断の要因にもなる。そのため，痛みの症状緩和が不可欠である。また，放射線療法は唾液分泌低下や味覚障害，喉頭・咽頭の感覚低下，知覚鈍麻などを生じることがあり，嚥下機能に大きく影響する。

③機能・形態の変容や障害による喪失体験
下咽頭がん患者は，機能・形態の変容や障害を少なからず受ける。たとえば，声を失うという喪失体験により，社会生活に影響を受けるだけでなく，自分自身の生きる意味や価値までもおびやかされる（▶失声の看護については，188ページ）。

2 アセスメント

自覚症状▶　下咽頭がんは，早い時期に症状や徴候に気づくことはむずかしく，進行した状況で診断されることもある。喉の違和感，閉塞感，嚥下痛などの自覚的な症状や徴候がないかを観察し，病態との関連をアセスメントする。

他覚症状▶　腫瘍の浸潤・増大により嗄声や血痰が生じることがある。

嗜好品・生活習慣▶　飲酒は下咽頭がんの代表的な危険因子である。長期的に治療を継続し，また再発を防ぐためにも，患者がどのような嗜好品をたしなんでいるか情報を収集し，生活習慣の改善をはかる必要がある。

検査結果▶　下記の検査結果を統合して確定診断がなされる。

(1) 喉頭ファイバースコープによる腫瘍の進展状況や範囲の確認・評価

(2) 上部消化管内視鏡による食道病変の有無や通過障害の原因などの検査

(3) CT，超音波エコー，MRIなどによる転移の有無や進展度を検査

心理・社会的影響▶　下咽頭がんの診断による患者の心理的影響や，社会的役割の変化，経済的な問題などについても情報を得てアセスメントする。また，病状や治療法などについて，患者は医師から説明を受けるが，あまりの衝撃に説明内容を十分に把握できないことがある。看護師は患者・家族が病状や治療をどのように受けとめ理解しているかをアセスメントする必要がある。

3 看護目標

がんや治療に伴う症状マネジメントを行い，機能・形態的障害や能力障害に適応しセルフケア能力を高めて，新たな生活を歩みだすことができる。

4 看護活動

● 心理的な支援

　下咽頭がんと診断されても，患者個々に受けとめかたは異なる。個々の患者が診断や治療に対してどのように認識し，またどのような影響を受けているのかについて，患者の声を聴き，理解することが個別的な支援を検討するうえで基盤になる。患者のニーズに適した支援をしなければならない。

● 合併症や治療に伴う有害事象のリスクの予防

　①術後肺合併症や感染の予防　禁酒・禁煙は不可欠である。患者とその必要性を共有し，動機づけ，禁酒・禁煙行動を継続できるよう支援する。また，治療開始前に歯科・口腔外科を受診し，齲歯や歯肉炎の治療を行って口腔内の清潔保持に努めることで，合併症予防や感染予防になる。痰の吸引方法，ベッド上での起き上がりの方法など，術後の状態に応じた対処方法を練習しておく。

　②化学放射線療法による粘膜障害・嚥下障害の緩和　治療前に，治療に伴う合併症や有害事象をオリエンテーションして，患者が粘膜障害や皮膚障害の重篤度に応じた悪化予防のためのセルフケア方法を習得し，継続できるように支援する。放射線療法は嚥下機能に影響するため，治療前からリハビリテーションを行い，治療後はできるだけ早く経口摂取を開始するよう努める。

● 機能・形態の変容や障害による喪失体験への適応を支援する

　下咽頭がんによる機能・形態の変容，障害，そしてそれに伴う多様な喪失体験を，患者がどのように意味づけ，患者の社会生活にどのような影響を与えるのかを聴き，解決策や対処方法をともに検討する。その際には，患者を中心に，医師，看護師，放射線技師，理学療法士，言語聴覚士，医療ソーシャルワーカーなどの専門職者が集い，チームで最善な方法を検討し支援する。

⑦ 喉頭がん患者の看護

　喉頭がんは声門上がん，声門がん，声門下がんに区分され，それぞれ臨床症状や進行に特徴がある（▶166ページ）。早期がんに対しては，放射線治療または喉頭温存手術が推奨される一方，進行がんでは，年齢や全身状態，患者の希望を考慮し，喉頭機能温存治療か喉頭全摘出術を検討することとされている[1]。

　喉頭は，嚥下機能と構語機能を有するため，喉頭全摘出術が行われた場合には嚥下障害や失声が生じる。また，術後は気道と食道が分離され，気管孔が形

1）日本頭頸部癌学会編：頭頸部癌診療ガイドライン，2018版．金原出版，2018.

成される。喉頭機能温存治療が行われた場合でも，化学放射線療法などによる有害事象（疼痛や気道狭窄など）に悩まされる。治療選択に際しては，喉頭全摘出術による失声や気管孔に対する喪失の脅威に着目し，患者が納得いく決断ができるよう医療チームが一丸となって支援する必要がある。生命の維持や日常生活において不可欠な喉頭機能をできる限り良好な状態で保持し，治療を遂行できるよう，治療に伴う有害事象への的確な対応が求められる。

1 患者の問題

①治療選択に対する葛藤　喉頭がんの診断を受け，「生命を失うかもしれない」という脅威を多くの患者が体験する。そのような脅威にさらされながら，患者は治療選択に際し，喉頭全摘出術を受けるか，喉頭機能温存治療を受けるかという，生命の確保と失声をはかりにかけたむずかしい意思決定をしなければならない。患者が喉頭全摘出術後の障害について事前に十分に認識できていないと，術後の失声に対する喪失が大きく，退院後，予想しなかった日常生活上の困難を体験したり，社会生活への適応がむずかしくなったりすることがある。治療法のメリット・デメリットを具体的に理解し，機能障害やそれに伴う生活の変化について想定することができるようになったうえで，納得のいく決断ができるように支援しなければならない。

②機能障害（失声や永久気管孔）に伴う喪失体験　喉頭全摘出術を受ける場合，患者は，「声を失う」「首の穴から息をすることになる」など，失声や永久気管孔に伴うボディイメージの喪失を体験する。不安や不確かさがつのり危機状況に陥ることがある。また，言葉や声を介するコミュニケーションができないことは，ボディイメージの変容をもたらすだけでなく，他者との意思疎通が困難になるため社会的な孤立を生じやすい。喉頭機能温存治療を受けた患者でも，ときとして嗄声や嚥下障害をおこすことがあり，その場合，ボディイメージの変容につながることがある。

③機能障害をきたしやすい　喉頭全摘出術により永久気管孔が再建された場合，食道と気道は分離された経路となり，呼吸，気道防御，発声といった喉頭の機能が失われる。また，肺に送る空気の加湿・加温，さらに濾過（除塵）の機能も低下するため，永久気管孔を通して冷たく乾燥した空気が直接気管と肺に入り，下気道感染を引きおこしやすくなる。そればかりでなく，味覚の低下や鼻をかめない，いきめないなどの不都合が生じる。一方，喉頭機能温存治療を受けた患者では，声門の部分切除部位によっては，声門の防御機能の低下がみられ，嚥下障害による誤嚥のリスクがある。

④放射線療法あるいは化学放射線療法に伴う有害事象　放射線療法あるいは化学放射線療法を受ける患者は，さまざまな有害事象を体験する。早期喉頭がんでは，放射線療法が単独で行われるが，進行がんに対しては，化学放射線療法が行われることがある。放射線治療開始から3〜4週で急性粘膜炎が出現し，

軽度から中等度の咽頭粘膜炎，嚥下困難，皮膚炎（放射線皮膚炎），嗄声など が一過性に出現する。これらの有害事象は治療後2週程度で消失するとされて いるが，患者の苦痛は大きい。また，化学放射線療法のほうが有害事象の程度 は悪化する。ことに，治療後半には中等度〜高度の粘膜炎，皮膚炎の増強，疼 痛，味覚異常，唾液腺障害などから高度の嚥下障害が生じ，栄養状態や全身状 態の悪化が生じることがある。

2 アセスメント

自覚症状▶　治療前には，腫瘍の増大による嗄声や喉のつかえ感などの訴えに着目する。 喉頭全摘出術後は失声のほか，気道の変更に伴う種々の症状（味覚低下や口腔 乾燥など）が出現する。一方，放射線療法では咽頭の違和感や嗄声，皮膚炎に 伴う痛みや瘙痒感に注意が必要である。

他覚症状▶　会話を通して嗄声や発声障害について確認する。気管孔を造設した患者では， 縫合部における瘻孔形成の徴候である発赤，腫脹，疼痛などをアセスメントす る。放射線療法を受けている場合は，照射野の皮膚の状態（紅斑や乾燥など） を観察する。

検査結果▶　腫瘍の部位や進展などについて，画像検査結果（X線，CT，MRIなど）から 把握する。また，嚥下障害については嚥下造影検査の結果から把握する。

心理・社会的側面▶　がんや治療法，そしてその結果としての機能障害について，患者がどのよう に理解し，どのように受けとめているのか，治療についてどのような選択をし ようとしているのか，これからおこる事態にどのように対処しようとしている のかなどについて，患者や家族とのかかわりを通して把握する。

3 看護の目標

患者が治療選択に主体的にのぞめるよう意思決定支援を行うとともに，治療 に伴う機能障害や有害事象に適切に対処できるよう，自己管理支援やリハビリ テーションを行い，患者にとって質の高い生活・人生を目ざす。

4 看護活動

● 治療選択に対する意思決定支援

患者は，がんという事実に直面し，ショックや強い不安を感じている。その ようななかで，喉頭がんの治療選択に関し，むずかしい意思決定をしなければ ならない。まずは安心できる療養環境を提供することが必要である。

医師から病状や治療法，治療に伴う機能障害についてどのような説明を受け， それをどう理解し受けとめているかについて，落ち着いた環境のもとで確認を する。その際，患者にとってどのようなことが気がかりであり，治療の選択肢 をどのように考えているのか，選択する際になにを大切にしたいのかなどにつ

いて語ってもらう。看護師に自分の理解していることや自分の思いを語ることで，自分にとっての最善の状態や選択肢を確認することができる。不安や心配ごとについて受けとめることができるよう，言葉がけや気づかいをさりげなく行う。

　もし，患者に治療への疑問や懸念が生じている場合，医師から再度説明を受ける機会を設定する。治療選択をしてからも，その決断が自分にとって本当によかったのかどうか葛藤がなくなるわけではない。看護師は折にふれて患者の不安に耳を傾けることが必要である。

● 機能障害（失声や永久気管孔）に伴う喪失へのサポート

　喉頭全摘出術を受ける患者は，失声に対する困惑と不安をもつ。とくに，失声により言葉によるコミュニケーションができないことにより，家庭や社会の役割を担うことができず自己概念が大きく揺るがされる。つらいことではあるが，治療を受ける前に，失声によりどのような状況に直面することになるか，具体的にイメージできるよう情報提供を行う必要がある。患者が望む場合，同様の手術を受けた経験者に会う機会を提供することも検討する。

　術後，実際に声がでない現実に直面した患者は，絶望感や虚無感をいだく。患者は，その思いを言葉にして表出できず，かかえこんだまま孤立しがちである。筆談や電子媒体を通して，自身の思いやニーズを医療者や家族に表出できるよう状況を整える。患者の喪失感が強く，うつうつとして日常生活に支障が出ている場合には，専門家による精神的支援が必要となる。

● 機能障害に対するリハビリテーション

　喉頭全摘出術により喉頭の機能が失われた患者には，喉頭発声にかわるコミュニケーション手段が必要となるため，リハビリテーションを行う。笛式喉頭による発声や電気喉頭による発声，食道発声などがある。食道発声は，同じく喉頭全摘出術を受けた経験者による発声教室などで練習を行う。数か月に及ぶ地道な練習が必要となるため，医療者や家族による精神的支援が求められる。

　喉頭の部分切除術を受けた患者は，術後に声門閉鎖不全をきたすことがある。声門閉鎖の強化を促す方法として，医師や言語聴覚士の指導のもと，息こらえ嚥下法などが行われる。また，誤嚥を予防するために，摂食における正しい姿勢などの指導が必要となる（▶音声ならびに嚥下の障害に対するリハビリテーションと看護については，188ページ）。

● 放射線療法あるいは化学放射線療法に伴う有害事象への対応

　放射線療法に伴う皮膚炎については，皮膚の清潔と保湿・保護が基本となる。皮膚の洗浄は，弱酸性の石けんなどを用い，こすらないように泡でよごれを落とす。洗浄後は，ぬるめのお湯で十分に洗い流す。入浴の際には，皮膚のマー

キングをこすって消さないように注意をはらうよう指導する。グレードが進み，湿性落屑などの症状が出現してきた場合，アズノール®などの軟膏が処方される。患者には，照射終了後にリント布や非固着性ガーゼに軟膏をたっぷりと塗布し，それを皮膚に固定するように説明する。固定にはストッキネットなどを工夫して用い，テープをはらないよう注意を促す。また，首まわりの衣服などによる照射部位への刺激を避けるように伝える。

　喉頭粘膜炎や咽頭粘膜炎が生じ，食事摂取時のつかえ感や違和感が強い場合には，誤嚥に気をつけ，少量ずつゆっくりとよく咀嚼して飲み込むことで粘膜が傷つかないよう指導する。食事内容については，粘膜への刺激を避けるため，熱いもの，香辛料を使った料理，かたい食材などは避けるよう説明する。唾液の分泌がわるく咀嚼などに困難感がある場合は，口腔の清潔保持とともに少量の水分を摂取することで口腔内の乾燥を防ぐことをすすめる。

ゼミナール
復習と課題

❶ 鼻出血に際しての緊急処置のポイントはなにか。

❷ 耳鼻咽喉領域の検査の特徴について説明しなさい。

❸ がん集学的治療を受ける患者の心理・社会的サポートについて説明しなさい。

❹ 内視鏡手術およびマイクロサージャリーを受ける患者への術前指導について考えてみよう。

❺ 難聴のタイプをあげ，それぞれの特徴について説明しなさい。

❻ 難聴患者のコミュニケーションの工夫と配慮について考えてみよう。

❼ 慢性中耳炎患者の特徴的な症状を説明しなさい。

❽ 慢性中耳炎患者の再燃・増悪の因子をあげなさい。またそれを予防・除去するための指導のポイントはなにか。

❾ メニエール病患者の眩暈，耳鳴発作の誘因をあげなさい。またそれを予防・除去するための指導のポイントはなにか。

❿ 上顎洞がんの治療に伴うさまざまな問題点をあげ，それに対してどのような看護活動ができるかを考えてみよう。

⓫ 喉頭がんの治療に伴うさまざまな問題点をあげ，それらに対してどのような看護活動ができるかを考えてみよう。

参考文献　1）後藤志保：がん放射線療法看護――治療計画から看護支援を考える喉頭がんの放射線治療計画とケア．がん看護 18（6）：592-595，2013．
2）千年俊一ほか：喉頭癌．JOHNS27（3）：412-416，2011．
3）日本頭頸部癌学会編集：頭頸部癌診療ガイドライン，2018年版．金原出版，2018．

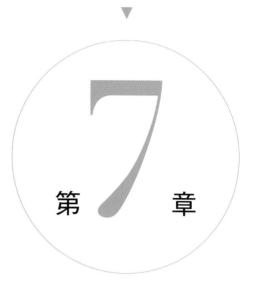

耳鼻咽喉

第 **7** 章

事例による
看護過程の展開

A 下咽頭がん患者の看護

　[状況 1]と[状況 2]を理解し，A さんに対する看護過程を展開してみよう。

① 患者についての情報

■ 患者のプロフィール

- 患者：A さん(58 歳，男性)
- 診断名：下咽頭がん
- 職業：建築業の現場監督
- 家族歴：妻(60 歳)との 2 人暮らし。息子(30 歳)は近所に妻(28 歳)，孫(2 歳)と暮らしている。
- 飲酒・喫煙歴：20 歳から飲酒・喫煙を始めた。日本酒 3 合/ほぼ毎日，喫煙歴 1 箱(20 本)/日×38 年
- 性格：がんこ，神経質，亭主関白
- 症状：嚥下(えんげ)時つかえ感，嗄声(させい)，耳の奥の痛み
- 既往歴：特記すべきことはない

② [状況 1]入院(20XX 年 11 月 10 日)〜手術前

　A さんは，3 か月前から，嚥下時に魚の小骨がひっかかったようなのどの違和感が生じていた。同じころから，かぜをひいていないのに声がれ(嗄声)が続き，最近になり，その症状がひどくなってきた。妻から，嗄声のことを指摘され，病院に行ってみてはどうかと促されていたが，「病院なんて嫌いだから行かない。入院するときは死ぬときだ」などと冗談まじりに答えていた。しかし，2 日前から耳の奥に鋭く差し込むような痛みが続くようになり，嗄声も強くなり，現場で大声で指示を出すときに声が出ないなど，仕事や生活にも支障が出てきたため，みずから病院に行くことを決めた。

　総合病院の耳鼻科を受診し，内視鏡下で生検が行われた。診察後，医師より「下咽頭というところに腫瘍がありました。腫瘍といってもポリープのような良性のものもあれば，がんのようにわるいものもあり，病理検査をしなければ確定できないので，今日は生検により腫瘍組織の一部をとりました。生検の結果は 1 週間後くらいに出ます。次回は検査結果を説明するのでご家族と一緒にいらしてください」と伝えられた。A さんは，腫瘍という言葉に驚いたが，医師にはなにも聞けずに帰宅した。妻へ，医師の説明と次の外来日を伝え，「がんだったらどうしよう……」と心配そうな様子で語った。1 週間後，妻の同席のもと，医師より検査結果の説明を受けた。病理検査の結果，扁平上皮がんというタイプの下咽頭がんと診断された。そして進行度を精査するための検査について計画された。

　その後，外来で CT や消化管内視鏡検査など精査を受けた。精査の結果，進行

度は，遠隔転移はなし（M0），所属リンパ節の転移なし（N0），甲状軟骨や輪状軟骨，甲状腺，頸部食道などの隣接組織に浸潤あり（T4a）であった。医師からAさんと妻へ「幸いにして，他臓器など遠隔転移はみとめませんでしたが，腫瘍そのものが甲状腺や食道の一部の組織に浸潤していることがわかりました。これに対する治療は，下咽頭・喉頭・頸部食道全摘出術という手術が必要になります。率直に言いますと，この手術により，咽頭だけでなく喉頭を含め切除するので，声を出すことがむずかしくなります。また，気管の断端を前頸部に縫合し，呼吸をするための気管孔を再建します。呼吸は口や鼻からではなく，のどに空けた気管孔から行うことになります。声を失ったとしても，現在はいろいろな代償法が開発され，リハビリをしていくことでコミュニケーションの手段はあります。手術後にリハビリに取り組んでいきましょう。術後の検査でがんが残存していると考えられる場合には，放射線治療も受ける必要があるかもしれません」と外来で説明された。本人も妻もショックを受け，ぼう然としていた。その後，Aさんは，看護師へ「がんかなと思ってはいたけど，声が出なくなるなんていう病気があるとは思ってもみなかった。仕事が忙しくて，現場の者に大声で指示を出さなければならないのに，声が出なければどうにもならない。仕事一筋でやってきて，定年までがんばるつもりだったのに，いったいどうしたらよいのか。のどに穴を空けるなんて，想像もできない……」と話していた。

　Aさんと妻は，「命にはかえられない」と話し合い，下咽頭・喉頭・頸部食道全摘出術を受けることに同意し，手術目的で入院となった。術式および術後の合併症，術後の永久気管孔，失声に対する状況について，事前に医師から説明された。術前の準備が始まったが，終日沈んだ表情でボーとしていることが多く，洗面や歯みがきもせず，食事も2〜3口で終えてしまう。「いらいらしてタバコが吸いたくてたまらない。口の中が乾いてしょうがない。食欲はないよ。つっかえるのでなにも食べる気がしない」と話していた。また，「仕事一筋でやってきたのに，これからいったいどうしたらいいのかわからん」と看護師に言葉を投げつける場面もあった。妻は「夫はどうなってしまうのか。仕事のほうの整理もついていないのでとっても不安ですが，仕事のことはまったく私に相談もしてくれない。おそらく，とっても不安だと思いますし，お酒もタバコも禁止されてとってもつらいのだと思います」と語った。5日後に手術が予定されており，術前カンファレンスにおいて全身状態の改善に向けたケア計画が検討された。Aさんに術前のオリエンテーションを実施したが，「もう俺は終わりだ。声も出せなくなるし，食べることもできなくなるのだろう。いっそのこと，手術なんか受けないで，好きなだけ酒とタバコをやってこのまま死んでいくほうがらくかもしれない。手術に向けた準備なんて必要ない」と看護師に怒りをぶつけてきた。

3 術前の検査結果

　白血球数8,730/μL，赤血球数478万/μL，血色素量12.1g/dL，ヘマトクリット38.5%，血小板31万/μL，総タンパク質6.1g/dL，アルブミン3.2g/dL，PO_2 97mmHg，PCO_2 42mmHg，BUN30mg/dL，クレアチニン1.0mg/dL，AST30U/L，ALT29U/L，体重57kg（最近3か月で-3kg），身長170cm

✔チェックポイント

- ☐ **疾病の経過**：現病歴・既往歴からどのような経過をたどったか。
- ☐ **治療**：どのような手術が行われ，術後合併症はなにか。
- ☐ **身体的状況**：患者の心身に苦痛をもたらす要因はなにか。
- ☐ **病気についての理解**：病気・手術をどのように受けとめているか。

② 看護過程の展開──[状況1]入院～手術前

ここでは，入院から手術前の看護過程を展開する。

1 アセスメント

精神的問題▶　Aさんは医師の診断・手術の説明を受け，自分ではどうすることもできない事態に直面し，ぼう然自失し，これまでの自分を失ってしまうという喪失を体験している。具体的にはがんという死をもたらす病にかかったことと，手術によって声を失うことにより，これまで築いてきた役割や生きがいを失ってしまうという脅威から強度の不安，思考の混乱をきたしている。妻も夫と同様に，いままでの夫ではなくなってしまうことに脅威を感じている。Aさんは，永久気管孔を造設し，声を失った自分を現実にイメージすることができず，不確かな状況のなかで，不安が高まり，現実逃避をおこしている。

栄養状態▶　腫瘍による圧迫や疼痛により嚥下困難が生じていること，加えて，喪失体験による陰性感情のために食事をとる意欲が阻害され，経口摂取量が低下している。その結果，低タンパク質血症，体重減少がおこっている。下咽頭・喉頭・頸部食道全摘出術は広範な組織切除を伴い，低栄養の状態で手術を受けることにより，創感染や吻合不全が予測される。

術後肺合併症の▶
**　　危険性**　ヘビースモーカーであることに加え，腫瘍の増大に伴う口腔・下咽頭・下気道の正常な免疫機能の低下が予測される。また，嚥下障害と疼痛，喪失体験により食べる意欲，清潔に対する関心の低下をおこしている。さらに栄養状態の低下があり，このままの状態で手術を受けた場合，口腔内の清浄化が保持できず，術後の肺合併症の大きなリスク要因となる。

2 看護問題の明確化

以上のアセスメント結果から，次のような看護上の問題を明らかにした。

#1 がんの診断，永久気管孔および失声の脅威に対する喪失体験

#2 嚥下困難などによる低栄養状態

#3 術後肺合併症のリスク

3 術前の看護目標と看護計画

#1 がんの診断，永久気管孔および失声の脅威に対する喪失体験

看護目標▶ がんの脅威，ならびに失声という喪失の脅威に対し，現実的に受けとめ，手術に向けて心身の準備ができる。

看護計画▶ 喪失体験に対する危機介入を行う。

(1) チームメンバー間による介入の方向性検討：Aさんは，永久気管孔を造設し，声を失った自分を現実にイメージすることができず，不確かな状況のなかで，不安が高まり，現実逃避をおこし，手術を拒否する言動がみとめられる。さらに，現実をつきつけられることに，怒りの感情を見せている。Aさんの心情について，主治医・担当医を含めたチームカンファレンスにより，意見交換を行い，Aさんが現実を受けとめることができるよう，危機介入の方向性を検討する。

(2) 安心と保証を与える：Aさんと妻に対し，つらい胸の内や自分ではどうしようもない思いを，医療者はつねに受けとめる立場にあること，直面している問題についても，ともに解決策をさがしていくつもりであることを説明する。怒りや不安を高じさせないために，気持ちが落ち着くまでは，無理に術前オリエンテーションを進めないことを説明する。

(3) 現実認知を促す：主治医および担当医より，病状と術式，術後の回復過程について再度説明を受ける機会を設定する。その際，看護師が付き添い，質問や疑問を医師に発することができるよう，励まし，支える。失声により，仕事ができなくなることに大きなショックを受けており，失声に対するリハビリテーションと代償発声法については具体的に説明する。Aさんが必要とする場合，同病者によるピアサポートを依頼する。

#2 嚥下困難などによる低栄養状態

看護目標▶ 術後合併症予防に向けて栄養状態が改善される。

看護計画▶ (1) 心理的支援：前述の喪失体験に対する危機介入により，心理的安定をはかる。食事に際しては，食べることを強要せず，患者や家族とともに，食事時間，形態について調整を行う。

(2) 経口摂取の工夫：とろみのついた食事に形態を変更したり，栄養価の高い補助的飲料を提案し，経口摂取量を増やす努力をする。

#3 術後肺合併症のリスク

看護目標▶ 術後に呼吸器合併症をおこさずに退院する。

看護計画▶ (1) 口腔の清浄化：食前・食後に含嗽をすすめる。含嗽は，水を口腔内全体に含ませて，ていねいに行う。痛みが強い場合は医師に相談し，保湿剤や洗口水などを処方してもらう。また，食後，就寝前にヘッドの小さいやわら

かい歯ブラシを用いて歯みがきをすることを促す。

(2) 歯科受診による歯垢などのケア：ヘビースモーカーは，歯に脂が付着しやすい。医師が診察し，必要な場合，歯科の受診をすすめ，歯垢を除去する。

(3) 呼吸訓練：術後の無気肺を予防するために，呼吸法の練習を実施しておく。気管孔がつくられるため，空気の流入経路が変更になるが，腹式呼吸は可能であり，仰臥位で腹式深呼吸を行う。

4　実施と評価

チームカンファレンスが開催され，主治医より再度，Ａさんと妻に対し，病状説明，手術および術後の経過，リハビリテーションについて説明が行われた。説明後，本当は手術など受けたくないこと，声を失うことで，現場監督の役割が果たせなくなり，失職することが最も心配であることを医師に打ち明けることができた。

医師より，リハビリテーションが必要であるが，代償発声法により，日常生活で会話が可能なことが説明された。「手術を受けなければ，腫瘍が大きくなって，いずれのどがふさがれ，命にかかわることはわかっている。まだ，仕事でもやり残したことがあり，やはり，命は惜しい……」と話した。

医師からの説明後，「自分ひとりで考え込んでいた。医師や看護師，そして家族がサポートしてくれていることに気づけた」と話していた。その後，気持ちが落ち着いた様子で，術前の口腔ケアや呼吸の練習に取り組みはじめた。経口摂取については，栄養士にも相談しながら，嚥下できる栄養価の高い食品を選択し，少しずつ食べる量を増やしていった。

③ 看護過程の展開──［状況2］術後の嚥下訓練

ここでは，術後の嚥下訓練について看護過程を展開する。

■ 手術について

- 手術日：20XX 年 11 月 16 日
- 術式：下咽頭・喉頭・頸部食道全摘出術
- 麻酔：全身麻酔

2 術後の経過

術後の経過は良好で，全身状態は安定したが，気管孔からの気道分泌物が多く，頻回に吸引が行われた。離床後は廊下などで歩行を一生懸命行い，それとともに気道分泌物の量も少なくなった。経口摂取が開始されたが，咽頭や喉頭がないため飲み込みがうまくできない。また，することができなかったり，熱いものが飲めなかったりして食事に時間がかかり，食事を楽しめないため，摂取量が増え

ない状況が続いていた。「飲み込みづらいし，顔を下に向けると飲み込んだもの
が戻ってきてそのまま出そうになるし，食物の味がしない。唾液が出ないのか口
の中がパサついていて，口の中にたまったままになる」とメモに書いて看護師に
訴えていた。失声に対しては筆談でコミュニケーションをとり，意思疎通をはかっ
ていた。

　失声に対するリハビリテーションと永久気管孔の自己管理が進められた。

1　アセスメント

　Aさんは，下咽頭・喉頭・頸部食道全摘出術により，嚥下反射の惹起不全
と嚥下圧の形成不全が生じ，飲み込みがうまくできない状態にある。また，術
後の造影検査では，食道入口部開大不全が生じていた。唾液分泌の低下による
口腔の乾燥など，摂食の困難感がある。また，味覚障害も伴っていることから
食事を楽しむことがむずかしい。

2　看護問題の明確化

#4　食事の摂取困難

3　看護目標と看護計画

#4　食事の摂取困難

看護目標▶　経口摂取が可能になる。

看護計画▶　(1) 嚥下訓練：嚥下反射の低下に対しては，アイスマッサージ（▶253ページ，表
5）などの寒冷刺激を用いた訓練を行う。舌根押上げ嚥下法により，舌根の
後方運動の改善をはかる。「口とのどのすべての筋肉を使ってしぼり出す
ように」嚥下させる。

(2) 口腔ケア：食事後には含嗽（口腔中のブクブクうがい）や歯みがきをすす
め，口腔のよごれを取り除くとともに水分によりうるおいを与える。

(3) 経口摂取の工夫：リラックスした食事環境を整える。食事の姿勢は，誤嚥
予防につながることを説明し，椅子に深く腰掛けたり，ベッド上では上半
身を起こし，安定した姿勢をとらせる。液体を飲むときは，顎を上げてゴ
クゴクと一気に飲まず，1口ずつ含み，顎を引いて飲むように指導する。

(4) 食材・調理の工夫：とろみのある食材を用いたり，ミキサーにより飲み込
みやすい食材を工夫する。温度についても，熱すぎたり，冷たすぎたりし
ないようにする。

(5) 味覚障害への対応：視覚や温度により食物がおいしそうと感じることがで
きる工夫を行う。

4 実施と評価

　嚥下訓練を実施しながら，少しずつ経口摂取量が増加した。ときどき，一気に水分を飲み込もうとする様子がみられる。大量に水分摂取すると通過障害につながることがあるので，少しずつ水分摂取をすることの必要性を再度，説明した。家庭における食事内容・方法について妻とともに栄養指導を受け，退院の目途がたった。

◉まとめ

　この事例は，下咽頭がんのため下咽頭・喉頭・頸部食道全摘出術を受ける患者の，術前の手術の受け入れ，術後の嚥下訓練について行われた看護過程をまとめたものである。

　声を失い，呼吸経路が変更される手術を受け入れることは，患者にとって容易ではない。家族とともに医療者は患者を支える存在であることを納得してもらい，手術にのぞめるようにはたらきかけることが大切である。嚥下訓練は，方法を患者に十分に説明し，理解を求め，セルフケアにつなげる。

B｜メニエール病患者の看護

　メニエール病（▶119ページ）はめまい発作・難聴・耳鳴を三主徴とする代表的な内耳疾患の1つであり，現代病の1つとして近年増加傾向にある。好発年齢は30～40歳代で，働き盛りで社会的に多くの役割を担う人に生じるため，日常の生活や仕事などに支障をきたすことも少なくない。主症状であるめまいにより日常生活を中断せざるをえなくなるため，職場での人間関係や信頼関係に問題をもたらす可能性もある。当事者に限らず，周囲の人や環境にとっても大きな問題である。

　メニエール病の病態は内耳の内リンパ水腫といわれている。蝸牛の内リンパ水腫により内耳性難聴，前庭の内リンパ水腫によりめまいが生じる。その原因としてストレス・睡眠不足・疲労・気圧の変化・きちょうめんな性格などがあると考えられている。つまり，メニエール病は日常の生活や対人関係などの社会的な面と切り離せない病であり，日常生活に支障をきたす重要な病だといえる。このようなメニエール病をもつ人の看護を理解することは不可欠である。

　ここでは，メニエール病と診断された患者に対して，症状を緩和し，再発・進行を防ぐための看護について，事例を通して考えてみよう。

① 患者についての情報

1 患者のプロフィール

- 患者：Bさん（48歳，女性）
- 診断名：メニエール病
- 既往歴：とくになし，元来健康，入院経験なし
- 職業：保育園主任
- 嗜好品：喫煙歴なし，飲酒は付き合い程度
- 性格：きちょうめんで1つひとつの仕事や家事は手を抜かないで責任をもって行う。
- 家族：夫（45歳）と2人暮らし。昨年，息子（23歳）が大学を卒業し，他県の企業に就職した。電車で30分ぐらいのところに夫の両親（義父：78歳，義母：75歳）が住んでいる。半年前に義父が脳梗塞を発症し，後遺症で右半身麻痺が残り，義母が介護をしている。訪問介護員も週3日来ている。

2 入院前の生活と経過

　Bさんは長年，仕事と子育て，家事などを両立し，忙しい日々を送っていた。とくに保育園の主任に就任して以来，子どもの安全管理や保護者からの苦情，要望に対応する立場で責任の重い役割を担っていた。一方で，昨年息子が大学を卒業し，今年の春にひとり暮らしを始め，母としての役割も減り，どことなく空虚に感じてもいた。その1か月後，義父が脳梗塞を発症した。Bさんも都合がつく限りは夫の実家に行き，義母を休ませるために家事や介護を手伝ってもいた。そのため，帰宅は遅く，また週末も休みはとれず睡眠不足が続いていた。

　Bさんは7月の月曜日の朝，朝食をつくっていたところ急に「ゴー」「ボー」という耳鳴とともに天井と床がグルグルまわるようなめまいが生じ，立っていられずしゃがみ込み，夫を呼んだ。夫があわてて支え，リビングまでかかえるように連れていき横になるよう促した。その日，Bさんは仕事を休むことにした。夫はどうしても出席しなければならない会議があり出勤した。

　Bさんは自宅で安静にして2時間ぐらいするとめまいが少し落ち着いた。安心して，朝食の片づけをしていたら，再び激しいめまいと耳鳴，聞こえにくさも強くなり，吐きけをもよおし，そのまま横たわった。Bさんはいったい自分になにがおきているのかわからず，不安が高まり，あわてて夫に電話した。夫は会社を早退し，妻を病院に連れて行った。

　近所の病院の耳鼻科外来を受診し，精密検査をした結果，メニエール病の発作の急性期と診断された。回転性のめまいが強く，外来で点滴治療を受けることとなった。

　Bさんは看護師に「メニエール病になった人は何人か知っています。そのときはめまいで仕事を休むなんて……，と思ったこともありますが，こんなにつらいとは思いもしなかったです。なんでこんなことになったのかしら……」と話した。

　外来にて治療を行い，7%炭酸水素ナトリウム（メイロン®）250 mL点滴とグリセリン（グリセオール®）500 mL点滴，メトクロプラミド（プリンペラン®）

10 mg 注を投与され，4 時間ほど安静にしていると症状が改善した。医師から，発作時の頓用薬としてジフェンヒドラミンサリチル酸塩・ジプロフィリン合剤（トラベルミン®）と定時薬として，メコバラミン（メチコバール®），アデノシン三リン酸二ナトリウム水和物（アデホス）300 mg/日を処方され，帰宅した。

【発作3日後】

　保育園が忙しい時期でとても気がかりだったが，ふわふわした症状が続いていたため2日間仕事を休んだ。3日後にはめまい・難聴・耳鳴の症状が改善したので，保育園に出勤した。仕事中，少しふわふわするように感じたが，そのまま様子をみて仕事を終えた。帰宅途中に夕食の買い物をして，家の近くまで来たところで突然，回転性のめまいが生じた。急に吐きけが強くなり嘔吐した。立っていられず道にしゃがみ込み，通りがかりの人にたすけを求めて救急車を呼んでもらい，先日の病院に救急車で運ばれた。

【入院後】

　診察では，メニエール病による発作と判断された。B さんはめまいと耳鳴と吐きけが強く，恐怖感を訴え，緊急入院となった。入院後，前回と同じ点滴治療を受けた。点滴治療により症状が落ち着いた B さんは「急にめまいがおきて，本当にこわかった」と何度も看護師につぶやいた。「医師が病気の説明をしてくれたが，発作を繰り返す可能性があると言われました。保育士なのでこれからも子どもを抱いたりしているときに発作がおきたらどうしたらいいのか。外でひとりのときに発作がおきたらどうなるのか，考えるだけでこわい……」と語った。

❸ 外来診察時の症状と治療

主観的症状：耳鳴りは「ゴー」「ボー」という低音性のものが聞こえると本人談，回転性のめまい，難聴

客観的症状：起立保持は困難，嘔吐3回，眼振（＋）

検査：標準純音聴力検査にて低〜中音障害型感音難聴をみとめた。平衡機能検査として立ち直り検査，足踏み検査を行い，平衡障害をみとめた。

治療：鎮暈薬，制吐薬，精神安定薬
　　　7% 炭酸水素ナトリウム（メイロン®）250 mL 点滴
　　　グリセリン（グリセオール®）500 mL 点滴
　　　メトクロプラミド（プリンペラン®）10 mg 注
　　　ジアゼパム（セルシン®）5 mg

✔**チェックポイント**

□ **疾病の経過**：現病歴・既往歴からどのような経過をたどったか。

□ **治療**：どのような処置が行われ，合併症などはあるか。

□ **身体的状況**：患者の心身に苦痛をもたらす要因はなにか。

□ **病気についての理解**：病気をどのように受けとめているか。

② 看護過程の展開

1 アセスメント

発作時の苦痛を▶
伴う症状

Bさんは突発的な回転性のめまい，「ゴー」「ボー」という低音性の耳鳴と難聴が生じ，メニエール病と診断された。突発的な発作が間欠的に生じて混乱したBさんは，あわてて夫や他者にたすけを求めていた。元来健康なBさんにとって，回転性めまいや耳鳴，吐きけ・嘔吐などの症状は脅威で苦痛な症状であるといえる。適切な治療を行い日常生活を支援することにより，できる限り心身の安静を保ち，症状の改善と回復を促す必要がある。

発作や症状の▶
悪化に対する
不安やストレス

繰り返す発作が予期できない状況で生じている。Bさんは，発作，症状が反復することを理解し，今後の仕事や生活への影響，事故などへの恐怖をいだいている。とくに，職業が保育士であるため，子どもとかかわっている最中に発作がおきる可能性もある。Bさん自身の安全の確保および他者への影響を防ぐ必要がある。発作に対する不安・恐怖がさらなる発作の誘因になる可能性もある。発作時の安全な対処方法についても指導し，セルフケアできるよう支援する必要がある。

生活，介護や▶
仕事における
ストレス

メニエール病の発症の要因として，精神的ストレス・疲労・不眠などが指摘されている。Bさんはもともと，仕事や家事はいっさい手を抜かないで責任をもって行うきちょうめんな性格なうえ，仕事の多忙さと義父の介護，家事の手伝いを続けていることなどが心身の負担でもあったと考えられる。また，息子が他県に就職し，母親としての役割が減り，空虚感が生じているように転機を迎えているといえる。病や繰り返す発作の症状をどのように理解し，受けとめているのか，どのように対処しようと考えているのかを聴き，ともに考える必要がある。また今後の発作の反復や難治性めまいや難聴へと進行することを防ぐために，これらの誘因をBさん自身が理解し，対処，予防できるように，生活・仕事なども含め把握し，支援を検討する必要がある。

2 看護問題の明確化

#1 発作時の回転性めまい・嘔吐・耳鳴に伴う苦痛がある。
#2 予期できない発作に関連した不安・恐怖感がある。
#3 メニエール病の誘因となりうる介護や仕事のストレスがある。

3 看護目標と看護計画

看護のゴール：メニエール病の症状に伴う心身の苦痛が改善し，誘因の予防や発作に対するセルフケアができる。

#1 発作時の回転性めまい・嘔吐・耳鳴に伴う苦痛がある。

看護目標▶　発作時に転倒・転落などの事故がなく，安全に対応できる。

観察計画▶ ● めまいの有無と状態(回転性，揺れる感じなど)

● 難聴の有無と程度

● 頭重，耳閉感

● 吐きけ・嘔吐，食欲

● 肩・頸部のこり

● めまいの発作時期，長さ

● 意識レベル

● 日常生活動作(臥床，起座，歩行など)と症状との関連

● 心理的状態(不安，恐怖，ストレスなど)

実施計画▶ (1) 発作時の対処

・確実な薬物療法の実施：例)鎮暈薬，制吐薬，精神安定薬など

・本人にとって最も安楽な体位をとらせる：患耳を下にするとめまい，吐きけが増悪する。

・転倒・転落，衝突などの事故の防止：めまいの症状に応じて，トイレや洗面所には車椅子もしくは付き添い歩行を行う。転倒に十分注意する。

・吐きけ・嘔吐の可能性があるのでガーグルベースンを用意する。吐物はすぐに片づけ，においや汚染などで不快を与えないようにする。

・発作に対する不安・恐怖感を聴き，心の安定をはかる。

(2) 安楽・安全な生活環境の支援

・静かな環境を整える：部屋を静かにし，刺激がないように少し暗くする。

・睡眠の確保：寝具の調整(枕や寝具など，安楽が保てる寝具を調整する)また必要時は精神安定薬・睡眠薬の使用を検討する。

・症状が緩和しているときは安静にしすぎず，歩行・散歩などの軽度の運動療法を行う。

#2 予期できない発作に関連した不安・恐怖感がある。

看護目標▶　メニエール病の特徴と対処方法を理解し，不安・恐怖感が軽減する。

観察計画▶ ● 観察項目は #1 同様

実施計画▶ ● はじめての入院生活であるため，疾患や症状に関する不安や恐怖感など気持ちを傾聴する。頻回のめまい発作や吐きけ・嘔吐を繰り返す場合は不安が強くなるため，薬剤を使用し，苦痛の緩和に努める。

● 病気や症状の特徴および要因について説明し，今後の発作や悪化予防に必要な誘因(生活，仕事など含む)の調整方法について B さんとともに話し合う。

● 食事療法として適度に水分と塩分を制限する。カフェインや香辛料の摂取を控える。

家族への支援▶ ● メニエール病の特徴や誘因などについて，医師から十分な説明を行う。その

後，看護師は，家族と面接し，理解の確認や，不安・疑問・相談を受ける機会を調整する。Bさんへのかかわり方への不安，とまどいなどがないか，また，退院後の生活を見すえて，調整が必要なことを聴き，必要な支援を行う。

- 患側を下にするなどの安静の保ち方や発作時の対応について説明し，指導する。
- 内リンパ水腫を改善するために適度に水分と塩分を制限する。内耳神経の過剰反応を避けるため，カフェインや香辛料の摂取を控えるよう指導し，具体的に日常の食生活において実施可能な方法を相談する。

#3 メニエール病の誘因となりうる介護や仕事のストレスがある。

看護目標▶ 誘因について自身が気づき，対処法やセルフケアを考えることができる。

看護計画▶
- 自宅での日常生活や習慣について具体的に情報を収集する。生活状況やストレス要因などの情報を収集する。
- これまでの生活や社会的役割などを含めて発作の誘因となるようなストレス状況のふり返りを行う。とくに，介護の負担や，家族役割の変化，心身のストレス（疲労，睡眠状態）などの誘因と考えられることに対し，どのように改善・対処するのかを患者自身が見いだせるようにかかわる。
- 保育士として勤務を続けるために患者が誘因への対応を見いだし，自信をもって社会復帰の準備ができるようにともに考える。
- 介護の負担を軽減するために夫の協力を得て，社会資源の活用，紹介などを行う。

4 実施と評価

#1 発作時の回転性めまい・嘔吐・耳鳴に伴う苦痛がある。

上記の看護計画に基づき，看護を実施した。薬物療法および心身の安静を促し，症状は徐々に改善した。発作の症状に伴う対処方法を指導したことで，転倒・転落などの事故はなく，安全に療養できている。めまいは改善したものの，「ゴー」という耳鳴は依然として持続しているため，内服薬の確実な服用およびストレスを避け，発作の誘因を防ぐ必要はある。

#2 予期できない発作に関連した不安・恐怖感がある。

入院中に病気の説明を受け，症状の特徴や誘因，対処方法を理解することができていた。とくに，突発的に間欠的に発作が出現すること，嘔吐はメニエール病に伴う症状であることも理解できていた。ただし，発作そのものは非常に苦痛を伴うため，発作を繰り返す可能性については，理解しつつも不安を表出していた。とくにこれまで家族や職場で他者の世話をする役割を担ってきたBさんにとっては，日常生活に支障が生じて，自分のことを他者にゆだねなければならないことが苦痛であると話していた。今後も不安や苦痛を表出できるよ

うにかかわるとともに，再発予防のためのセルフケアを促すことが求められる。

#3 メニエール病の誘因となりうる介護や仕事のストレスがある。

　入院中に，看護師と面談を行い，そのなかで自分の生活を見直すことを通して，誘因となりうる仕事のハードな状況，介護の心身の負担，息子がひとり立ちしたことへの母親役割の転機であることを自覚し，表出することができていた。義父の介護は訪問介護員を導入することになった。急に仕事を減らすことや，役割を減らすことは，Bさん自身にとってさらなるストレスとなり，意欲の低下につながる可能性があり，バランスを自身でコントロールできる必要がある。退院後も引きつづき，生活・仕事などの状況を観察し，Bさんとともに話し合い，評価する必要がある。

参考文献　A　下咽頭がん患者の看護
1）阿曽洋子ほか：基礎看護技術，第7版．医学書院，2011．
2）日本耳鼻咽喉科学会編：耳鼻咽喉科学用語解説集．金芳堂，2010．
3）野村恭也監修：新耳鼻咽喉科学，第11版．南山堂，2013．
4）森満保：イラスト耳鼻咽喉科（イラストベーシックシリーズ），第4版．文光堂，2012．
　　B　メニエール病患者の看護
1）伊藤彰紀：メニエール病の原因と治療方法．難病と在宅ケア7（12）：68-71，2002．

推薦図書　1）森山寛監修：今日の耳鼻咽喉科・頭頸部外科治療指針，第4版．医学書院，2018．
2）森山寛・小島博己編：耳鼻咽喉科エキスパートナーシング，改訂第2版．南江堂，2015．
3）小林俊光ほか編：耳鼻咽喉科イノベーション——最新の治療・診断・疾患概念（ENT臨床フロンティア）．中山書店，2016．

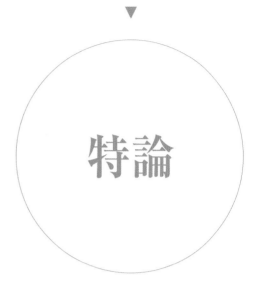

耳鼻咽喉

▼

特論

摂食・嚥下障害患者の看護

摂食・嚥下運動▶
とは

摂食とは，食物が認知されて口の中に取り込まれ，口腔，咽頭，食道を経て胃内に移送される一連の過程をいう。食物の通る解剖学的位置から，①先行期（認知期），②準備期，③口腔期，④咽頭期，⑤食道期の5段階に分類される。このうち，口腔期，咽頭期，食道期の過程を嚥下（えんげ）という。①から⑤までの5段階を摂食・嚥下運動ということもある。

(1) 先行期（認知期）：食物の認知
(2) 準備期：食物の口への取り込み，咀嚼（そしゃく）と食塊（しょくかい）形成
(3) 口腔期：舌による食塊の咽頭への送り込み
(4) 咽頭期：食塊の咽頭通過と食道への送り込み
(5) 食道期：輪状咽頭筋の弛緩と食道蠕動（ぜんどう）運動による食塊の食道通過と胃への送り込み

A 嚥下の解剖学

① 嚥下運動

上述したように，嚥下運動はおおまかには，①口腔期，②咽頭期，③食道期の3期に分類される（▶図1）[1]。食塊が口腔→咽頭→喉頭→食道と移動する嚥下運動は，随意運動と不随意運動からなり，口腔期は自身の意思で食塊を送り込む随意運動であるが，咽頭期・食道期は反射によって引きおこされる不随意運動である。

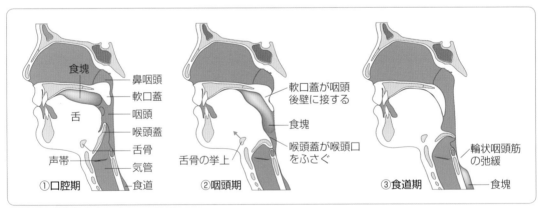

食塊
鼻咽頭
軟口蓋
舌
咽頭
喉頭蓋
舌骨
声帯
気管
食道
①口腔期

軟口蓋が咽頭後壁に接する
食塊
喉頭蓋が喉頭口をふさぐ
舌骨の挙上
②咽頭期

輪状咽頭筋の弛緩
食塊
③食道期

▶ 図1　嚥下運動のなりたち

1) 口腔期，咽頭期，食道期のほかに，口腔相，咽頭相，食道相という用語が用いられることもある。期 stage は，脳による嚥下運動の指令の時間的推移を示す用語で，相 phase は，食塊の移動の状態を示す用語である（進武幹：[第95回日本耳鼻咽喉科学会総会・学術講演会宿題報告：嚥下の神経機序とその異常]Ⅶ．神経機序からみた嚥下機能検査．耳鼻と臨床 40：2〔2Supplement〕，1994）。健常者では期と相はほぼ一致するが，嚥下障害患者では不一致がみられることがある。

② 嚥下に関与する筋肉・神経

筋肉▶ 　嚥下運動に関与する筋肉としてはおもに以下の筋が重要である（▶図2）。

　①**舌筋群**（内舌筋・外舌筋）　口腔内で咀嚼された食品は舌筋群のはたらきにより食塊となり，舌運動によって咽頭へと送り込まれる。

　②**口蓋筋群**（口蓋帆張筋・口蓋帆挙筋・口蓋垂筋・口蓋咽頭筋・口蓋舌筋）口蓋筋群のはたらきによって軟口蓋が鼻咽腔を閉鎖し，嚥下圧を形成して食物を中咽頭へ送り込む。

　③**舌骨筋群**（舌骨上筋群・舌骨下筋群・胸骨甲状筋）　咽頭後壁の反射トリガーによって嚥下反射が引きおこされると，舌骨筋群のはたらきによって喉頭蓋が動き，気管にふたをして呼吸を停止し誤嚥を防ぐ。

　④**咽頭筋群**（上咽頭収縮筋・下咽頭収縮筋〔甲状咽頭部・輪状咽頭部〕・茎突咽頭筋）　咽頭筋群の収縮によって食塊は下咽頭へ送り込まれ，食道の入り口にある輪状咽頭筋（下咽頭収縮筋の輪状咽頭部）が開いて食塊が食道内へと移動する。輪状咽頭筋は肛門と同様に括約筋であり通常は閉じた状態にある。食物が通過する際に開くしくみになっているが，輪状咽頭筋の弛緩不全をおこすと，食物の食道通過障害を生じる。

　⑤**食道**（内輪筋層・外縦筋層）　食道に入ったあとは，食道の筋のはたらきで**蠕動運動**により胃へと運ばれていく。

嚥下に関与する▶ 　嚥下運動に関与する脳神経としてはおもに以下の神経が重要である。
脳神経

　①**顔面神経**（Ⅶ）　顔面の表情筋に関与する。顔面神経麻痺では眼瞼が閉じられなくなり（閉眼困難），口唇も閉じることができず口角が下垂する。口唇閉鎖不全では涎や食品が口の端からこぼれてしまう。

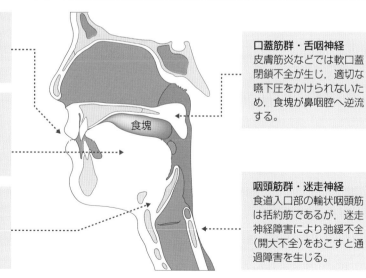

顔面神経
顔面神経麻痺により口唇を閉鎖できないと，食品が口からこぼれる。

舌筋群・舌下神経
重症筋無力症や口腔がんでは，食塊を形成して咽頭へ送り込む機能が低下する。

舌骨筋群
咽頭挙上を行う。脳神経障害などにより咽頭筋群との協調運動が阻害されると誤嚥を生じる。

口蓋筋群・舌咽神経
皮膚筋炎などでは軟口蓋閉鎖不全が生じ，適切な嚥下圧をかけられないため，食塊が鼻咽腔へ逆流する。

食塊

咽頭筋群・迷走神経
食道入口部の輪状咽頭筋は括約筋であるが，迷走神経障害により弛緩不全（開大不全）をおこすと通過障害を生じる。

▶ 図2　嚥下に関与する筋群および脳神経

②**舌下神経**（XII）　舌の動きに関与する。舌下神経に障害があると食塊を形成し，のどに送り込む運動がじょうずにできなくなる。

③**舌咽神経**（IX）　鼻咽腔閉鎖や嚥下反射に関与する。通常，嚥下時には軟口蓋が閉鎖して鼻腔と咽頭腔を遮断（しゃだん）するが，**鼻咽腔閉鎖機能不全**では軟口蓋が閉じないために，鼻腔に食物が逆流する。

喉頭蓋は気管と食道の交通を遮断する役割がある。嚥下反射の**低下**や**消失**があると喉頭蓋が閉じるタイミングが遅れ（**喉頭閉鎖不全**），食物が気管に流入して誤嚥をおこす。このため食物を飲み込んだときのむせが多くなる。

④**迷走神経**（X）　下喉頭神経（反回神経）は迷走神経の大きな枝であり，喉頭麻痺（反回神経麻痺）では声がかすれる嗄声（させい）が生じる。迷走神経のその他の枝は咽頭収縮筋や輪状咽頭筋に分布し，これらの神経が障害を受けると嚥下に関与する筋運動が阻害される。

B 嚥下障害の原因となる疾患・手術

① 疾患

嚥下障害をおこす疾患を**表1**に示す。とくに，脳梗塞・脳出血が代表的なものである。**延髄**には呼吸や嚥下などの生命に重要な中枢が存在する。このため，延髄の嚥下中枢が障害を受ける**球麻痺**や，延髄の両側性上位運動ニューロン障害による**仮性球麻痺**では嚥下障害や構音障害が発生する。また嚥下運動には延髄のほかに大脳など脳の他の部位も関与しているので，大脳の一側性病変でも嚥下障害が生じることはある。

▶ 表1　嚥下障害の原因となる疾患

	疾患名
脳血管障害	脳梗塞，脳出血，ワレンベルグ症候群
神経・筋疾患	パーキンソン病，進行性筋ジストロフィー，重症筋無力症，皮膚筋炎，筋萎縮性側索硬化症（ALS），アカラシア
腫瘍	脳腫瘍，口腔がん，咽頭がん，喉頭がん，食道がん
外傷	頭頸部外傷
炎症・膿瘍	脳炎，口内炎，脳膿瘍，咽頭膿瘍
形態異常	食道憩室，強直性脊椎骨増殖症（フォレスティエ病）
心因性疾患	神経性食欲不振，拒食，認知症，うつ病

　また，脳卒中以外の多くの疾患でも嚥下障害を生じることがあるので，これらの疾患の患者に対しては，嚥下に関する十分なアセスメントやリハビリテーションが必要となる。

② 手術

　口腔がん，咽頭および喉頭がん，食道がんなどの手術では術後の嚥下障害がしばしば問題となる。

　①口腔がん　食塊の形成困難や舌による送り込みが困難となる場合が多いので，食事開始時は食品形態に工夫が必要である。舌運動障害には嚥下補助床を用いることがある。口腔がんでは喉頭に手術操作が及ぶことはないが，頸部郭清や遊離皮弁再建の影響により喉頭挙上が阻害されることがある。

　②咽頭および喉頭がん　喉頭全摘出術後などでは安静のため，唾液も嚥下しないでティッシュペーパーなどでふきとる必要がある。創部が落ち着けば経口摂取は可能となるが，鼻咽腔閉鎖機能不全により鼻腔へ食物が逆流することがある。また，永久気管孔を設置すると汁物をすすることができなくなるので，めん類などの食品は摂取が困難となる。

　③食道がん　食道がんでは術後に反回神経麻痺をおこすことがあるので，術後は誤嚥の危険性が高い。胸骨前食道再建の場合は，吻合部の狭窄による通過障害が生じ，逆流性誤嚥がみられることがある。対処法として，手で胸をなでおろすと食物通過に有効である。

　これらの術後障害が脳梗塞などによる嚥下障害と大きく異なるのは，①手術によって口腔・咽頭の形態自体が大きくかわってしまうということ，②事前に障害の発生が予測できること，などがあげられる。このため，術前の患者指導においては嚥下に関する十分な説明が重要である。患者が術後におきる障害について正しくイメージできていないと，術後にその落差に落ち込む場合がある。リハビリテーションを受け入れやすくするためには術後の機能障害について患者がどれだけ理解しているのか確認し，看護目標は術前に手術内容に関して患者が完全に疑問がなくなる状態とする。回復意欲をそこなわないようにする精神的ケアも，大事なリハビリテーションの一部である。

③ 末期がんと嚥下障害

　がんの終末期において経口摂取が困難となる事例は少なくない。口腔・咽頭がんだけではなく，乳がんや肺がんの周囲リンパ節・神経浸潤や，他臓器腫瘍の脳転移などでも嚥下障害が生じることがある。多くの人間にとって，「口から食べること」は「生きること」と同義であり，食事ができないことから絶望感に陥る患者も多い。また，医療者側も「安全な栄養管理」と「患者の希望」

のはざまで迷うことも多い。

　そうした状況に対して近年では，終末期患者への摂食・嚥下リハビリテーションの有効性が示されるようになってきた。姿勢の調整や食形態の選択，環境調整(▶256ページ)といった代償性リハビリテーションの効用については「なにかできることがある」「治療がまだ続けられている」という患者と家族へ安心感を与える精神的な援助効果もある。

④ その他の要因（廃用性萎縮，サブスタンスPの減少）

　一般に筋肉は活動しない状態にあると，廃用性萎縮(い しゅく)により1週間で10〜15%の筋力が低下するといわれている。長期間絶飲食の状態にあると咽頭筋群の廃用性萎縮が生じるので，食べ物がうまく飲み込めないことが多く，食事再開時には嚥下機能のアセスメントが必要である。また，経鼻経管栄養チューブを長期留置していると咽頭粘膜の反射が低下し，喉頭蓋の動きを阻害するので二次性の嚥下障害を引きおこすこともある。このため，長期留置が必要な場合は胃瘻(いろう)などほかの栄養経路の検討が望ましい。

　また，加齢，大脳基底核の脳梗塞，アルツハイマー Alzheimer 病，パーキンソン Parkinson 病や抗うつ薬の副作用による嚥下障害もある。加齢やこれらの疾患，または薬物の副作用によって脳内のドパミンが減少する。カテコールアミンの一種である神経伝達物質のドパミンは嚥下にも関与しており，ドパミンから合成を刺激される脳内物質(サブスタンス P)が減少すると，咽頭反射(咳反射・むせ反射)が低下することがある(▶図3)。

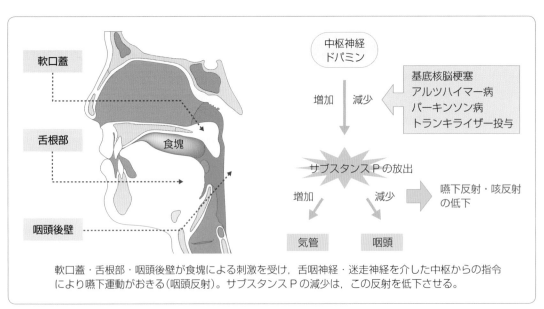

軟口蓋・舌根部・咽頭後壁が食塊による刺激を受け，舌咽神経・迷走神経を介した中枢からの指令により嚥下運動がおきる(咽頭反射)。サブスタンス P の減少は，この反射を低下させる。

▶ 図3　嚥下に関与する脳内物質(サブスタンス P)

C 嚥下障害のアセスメント

① 嚥下に関連する全身状態の評価

前述したように，嚥下機能は加齢やさまざまな病態により障害されることがある。徐々に機能が低下する場合や，疾患により突然その機能を失う場合，また機能回復のためのリハビリテーションによりその回復過程にある場合もある。また，嚥下障害による低栄養から，さらなる機能低下をもたらすこともある。嚥下機能を評価する際には，飲み込みに関する機能だけでなく，呼吸や循環・消化器症状などのほか，口腔内の状態や義歯適合の有無，摂食・嚥下運動に必要な筋肉量，栄養状態について評価する必要がある。問診や摂食・嚥下時の観察を行い，総合的にアセスメントをする（▶表 2）。

② 嚥下機能評価方法

嚥下機能の評価には，前項の問診や観察に加え，さまざまな評価法がある。一般的なスクリーニング検査としては，反復唾液嚥下テスト，水飲みテスト，フードテストがあげられる。さらに客観的な評価として，嚥下造影検査，嚥下

▶ 表 2 　評価のポイント

身体所見	□栄養状態，脱水の有無 □呼吸状態（呼吸数，咳，痰，胸部の聴診所見，気管切開の有無） □循環動態（血圧，心拍数およびその変化） □消化器症状（胃食道逆流症・下痢・便秘の有無） □発熱の有無，感染徴候の有無 □口腔・咽頭粘膜の状態（よごれ・乾燥・潰瘍・炎症の有無） □義歯の有無と適合，歯周病の有無
問診	□食事の摂取量に変化はないか □日中や睡眠時に唾液でむせることはないか □痰が増えていないか □痰の粘性が増していないか □流涎が多いか □ろれつがまわりにくいか □発熱を繰り返していないか □体重が減少してきたか
摂食時の観察	□嚥下後にむせる □嚥下後，湿性嗄声がある □嚥下時に違和感や痛みがある □呼吸の変調，呼吸数や酸素飽和度の変化 □咽頭や肺の聴診で雑音がある □口角から食塊がこぼれる □食塊が鼻から出てくる □食事で疲労する，時間がかかる

内視鏡検査がある。嚥下造影検査による評価が最も多くの情報が得られるため，嚥下造影検査とほかの検査を組み合わせて評価していくことが望ましい。

しかし，嚥下造影設備のない施設ではそのほかの検査を組み合わせて評価し，嚥下造影検査が必要な場合には嚥下造影検査の可能な病院へ紹介するなどの連携が重要となる。

1 医師とともに実施する検査

①嚥下造影検査 videofluoroscopic examination of swallowing（**VF**）　X線透視装置を使用し，造影剤を含んだ食品や液体を嚥下する様子を動画で録画する検査である。食塊を口腔から食道へ移送・嚥下する様子を，正面・側面像で実際に目で見て評価することが可能であり，器質的疾患の有無の確認，口腔・咽頭・喉頭・食道の運動，誤嚥の有無などを観察することができる。誤嚥した場合には，誤嚥の原因や，防御機能としての咳嗽・むせの有無（不顕性誤嚥の有無）などを評価する。また，姿勢や食物形態をその場で調整し，評価することで誤嚥のリスクの少ない摂食方法を客観的にさがすことができる検査である。ただし，被曝のリスクがあるため，造影はできるだけ短時間にする必要がある。

②嚥下内視鏡検査 videoendoscopic examination of swallowing（**VE**）　鼻咽腔喉頭ファイバーにより直接口腔や咽頭の嚥下状態を評価する方法である（▶動画A，275ページ）。嚥下造影検査と異なり被曝がなく，ベッドサイドでも在宅でも施行可能な検査である。実際の摂食場面での評価・観察が可能で，粘膜や唾液の状態を直接評価できるなどの利点がある。しかし，嚥下の瞬間が見えないといった欠点もあるため，嚥下造影検査などほかの検査との併用が望ましい。

嚥下運動

▶ 動画 QRコード
275ページA

2 ベッドサイドで可能なスクリーニング検査

①反復唾液嚥下テスト repetitive saliva swallowing test（**RSST**）[1]　ベッドサイドでも簡便に実施することのできる検査である。口腔内を湿らせたあとに，30秒間，空嚥下を繰り返してもらい，触知しながら喉頭隆起の動きを見て嚥下の回数を数える。嚥下回数が2回以下だと嚥下障害の可能性が高く，高齢者では3回以上を正常としている。

②水飲みテスト，改訂水飲みテスト modified water swallowing test（**MWST**）[2]水飲みテストは，30 mLの水を一気に嚥下してもらい，その際の嚥下の状態，嚥下回数，むせの有無，呼吸の変化を判定する方法で，比較的軽症例に用いることができる。

1) 小口和代ほか：機能的嚥下障害スクリーニングテスト「反復唾液嚥下テスト」(the Repetitive Saliva Swallowing Test：RSST)の検討 (1) 正常値の検討, (2) 妥当性の検討. リハビリテーション医学 37(6)：375-388, 2000.
2) 才藤栄一編：平成11年度厚生科学研究費補助金(長寿科学総合研究事業)「摂食・嚥下障害の治療・対応に関する統合的研究」総括研究報告書. p.13, 2000.

▶表3 改訂水飲みテスト

手技	判定基準
・冷水3mLを口腔底に注ぎ嚥下してもらう。 ・嚥下後，反復嚥下を2回行わせる。 ・4点以上なら最大2施行繰り返す。 ・最もわるい場合を評点とする。 ▶動画 QRコード 275ページB	1. 嚥下なし，むせる and/or 呼吸切迫 2. 嚥下あり，呼吸切迫（silent aspiration の疑い） 3. 嚥下あり，呼吸良好，むせる and/or 湿性嗄声 4. 嚥下あり，呼吸良好，むせなし 5. 4に加え，反復嚥下が30秒以内に2回可能

▶表4 フードテスト

手技	判定基準
・茶さじ1杯のプリンを舌背前部に置き食べてもらう。 ・嚥下後，反復嚥下を2回行わせる。 ・評価値が4点以上なら最大2施行繰り返す。 ・最もわるい場合を評点とする。	1. 嚥下なし，むせる and/or 呼吸切迫 2. 嚥下あり，呼吸切迫（silent aspiration の疑い） 3. 嚥下あり，呼吸良好，むせる and/or 湿性嗄声 and/or 口腔内残留中等度 4. 嚥下あり，呼吸良好，むせなし，口腔内残留ほぼなし 5. 4に加え，反復嚥下が30秒以内に2回可能

　改訂水飲みテストは中〜重症例にも実施できる検査であり，冷水3mLを口腔底に注いだあと嚥下してもらい，嚥下の様子を観察する（▶表3）。臨床的には改訂水飲みテストを初回評価で用いることが多いが，明らかに誤嚥が疑われるような重症例には，1mLの水，もしくはとろみつきの水で評価を検討することも必要である。

　③フードテスト food test（**FT**）[1]　口腔における食塊形成，咽頭への送り込みの機能を評価するための方法で，茶さじ1杯のプリンを舌背前部に置き，それを嚥下してもらい評価する（▶表4）。水飲みテストと同様，その際の嚥下の状態，嚥下回数，むせの有無，呼吸の変化を観察するが，嚥下後に口腔内にプリンが残留しているかどうかを確認する点で水飲みテストと異なる。

　重度の嚥下障害が疑われる場合には，プリンを誤嚥すると肺への侵襲が高いため，カロリーや甘さの少ないゼリーなどで評価するほうが望ましい。

　④頸部聴診法[2]　聴診器で頸部を聴診する方法で，嚥下前後の呼吸音，嚥下音を聞いて評価する方法である。聴診器は普及型を利用することもできるが，高齢者や小児の頸部聴診には，小児用/乳児用の聴診器のほうが頸部にあてや

1) 向井美惠：「非 VF 系評価法（フードテスト）の基準化」研究報告書．才藤栄一編：平成11年度厚生科学研究費補助金（長寿科学総合研究事業）「摂食・嚥下障害の治療・対応に関する統合的研究」総括研究報告書．43-50, 2000.
2) 高橋浩二：頸部聴診を用いた摂食・嚥下障害のスクリーニング．植松宏監修：セミナーわかる！ 摂食・嚥下リハビリテーション1巻，評価法と対処法．pp.72-87, 2005.

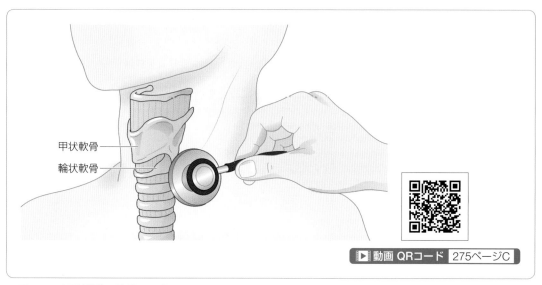

▶図4　頸部聴診法の聴診器の位置

すい。聴診時の接触子をあてる部位は，輪状軟骨より下方の気管外側上付近とし，嚥下時の喉頭挙上運動や嚥下に随伴する頭頸部の運動を接触子によって妨害しないように留意する（▶図4）。

　通常，正常な場合は0.8秒以内の力強い嚥下音が聞こえ，嚥下後には澄んだ呼吸音が聞こえる。しかし，長い嚥下音や弱い嚥下音，嚥下時にうがいのようなゴロゴロした音や，むせに伴う喀出音が聞こえてきた場合には，誤嚥，咽頭や梨状陥凹への残留が疑われる。

留意点▶　上記の4つの評価法は簡便ではあるが，水や食物を用いる直接的な評価は，必ず医師の指示のもとに実施する。また，誤嚥のリスクを考慮して，必ずすぐに吸引ができる状態で行う。

3 検査の適応と実施

　評価法を含む検査を実施するためには，意識が清明で，バイタルサインが安定していることが前提条件となる。意識障害がある場合は，とくに水や食べ物を用いる検査は行わず，口腔ケアや顔面・口腔器官の運動など，間接的な評価を中心に実施する。検査を実施する前には口腔ケアをしっかり行い，誤嚥したときのリスクを減らす。

　検査は経口摂取開始前に実施し，経口摂取が可能かどうかを評価して，経口摂取の開始段階（食事内容や姿勢）・嚥下訓練の内容を決定する。実際に嚥下訓練や経口摂取が開始されたあとも，食事形態の段階を上げる際などに再評価を随時行っていく。

　前述した検査は信頼性の高い検査ではあるものの，1回限りの検査では，その日の体調などにも左右される可能性もある。また，嚥下動態は日内変動があ

り，1回の食事の間でも変化するため，実際の食事や訓練場面の嚥下状態の観察に加え，必要に応じて検査を実施し再評価する。

D 嚥下障害患者の看護

① リハビリテーション

嚥下障害のリハビリテーションは，患者を中心に，医師・看護師・栄養士・リハビリテーション部門・歯科医師・歯科衛生士・医療ソーシャルワーカー・放射線技師などさまざまな部門が連携をとってアプローチすることが必要である（▶図5）。近年，とくに栄養サポートチーム nutrition support team（NST）と嚥下チームとの連携が重要視されている。

リハビリテーションの実施にあたり，まず嚥下機能の評価を行い，現状を知ることが必要である。患者の嚥下状態を把握し，誤嚥をおこす原因をさがし，そこを改善するアプローチを考える。短期・長期でのゴール設定を行うとよい。

嚥下訓練の実際▶ 嚥下訓練には大きく分けて，食物を使用する直接的訓練と食物を使用しない基礎的訓練（間接的訓練）がある。誤嚥のリスクの高い重度の嚥下障害患者に対しては，まずは基礎的訓練を実施し，嚥下機能・呼吸機能・発声機能などの基礎的な機能の改善を目ざす。

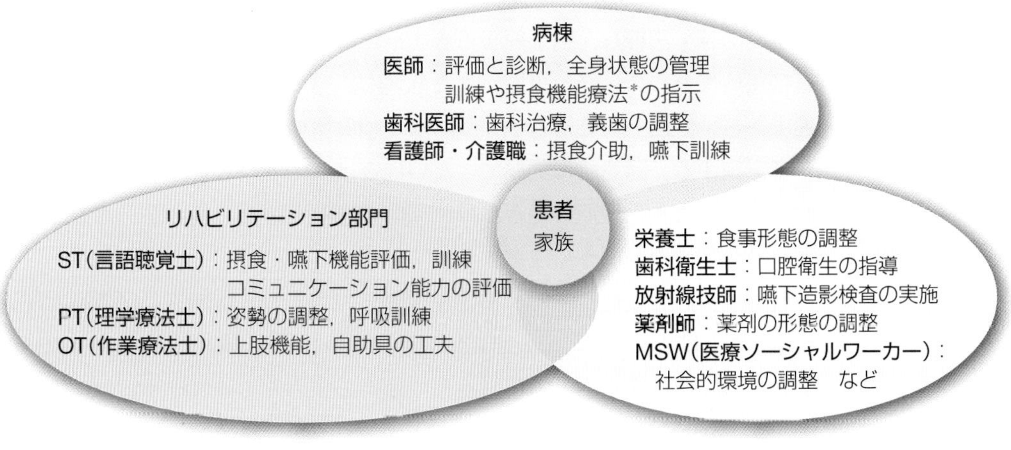

病棟
医師：評価と診断，全身状態の管理
　　　訓練や摂食機能療法*の指示
歯科医師：歯科治療，義歯の調整
看護師・介護職：摂食介助，嚥下訓練

患者
家族

リハビリテーション部門
ST（言語聴覚士）：摂食・嚥下機能評価，訓練
　　　　　　　　コミュニケーション能力の評価
PT（理学療法士）：姿勢の調整，呼吸訓練
OT（作業療法士）：上肢機能，自助具の工夫

栄養士：食事形態の調整
歯科衛生士：口腔衛生の指導
放射線技師：嚥下造影検査の実施
薬剤師：薬剤の形態の調整
MSW（医療ソーシャルワーカー）：
　　　社会的環境の調整　など

＊摂食機能療法は，看護師も嚥下訓練を実施することで診療報酬の算定が可能である。そのため，患者の嚥下機能向上のための介入を積極的に行うことができる。算定基準は，「摂食機能障害を有する患者に対して，個々の患者の症状に対応した診療計画書に基づき，医師または歯科医師，もしくは医師・歯科医師の指示のもとに看護師・准看護師・歯科衛生士・言語聴覚士・理学療法士・作業療法士が訓練指導を行った場合に限り算定できる」となっている。

▶ 図5　チームアプローチによる嚥下リハビリテーション

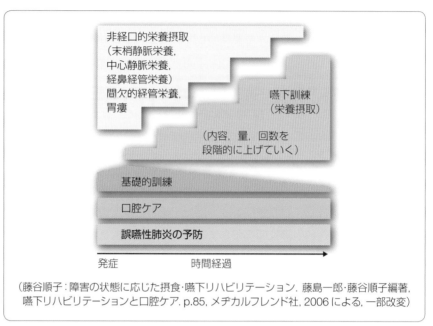

（藤谷順子：障害の状態に応じた摂食・嚥下リハビリテーション．藤島一郎・藤谷順子編著，
嚥下リハビリテーションと口腔ケア．p.85，メヂカルフレンド社，2006による，一部改変）

▶図6　段階的訓練の組み合わせの例

　直接的訓練は，嚥下訓練の開始基準を満たした場合に移行する。基礎的訓練
は，直接的訓練を開始したあとも並行して実施するのが望ましい。図6のよう
に訓練を組み合わせていく。「全身状態」「栄養摂取」「口腔ケア」と組み合わ
せて[1]リハビリテーションのプログラムをたてていくことが大切である。

1 基礎的嚥下訓練

　基礎的嚥下訓練は，嚥下障害患者すべてに適応できる訓練である。食べ物を
直接用いないので，経口摂取がまだ危険な誤嚥のリスクの高い患者にも実施可
能である。顔面・口腔器官や呼吸筋などの廃用の予防と，運動の改善を目的と
して実施する。随意的に実施できない場合は，ストレスを与えない程度に他動
的に行う。また急性期の場合，口腔周囲の過敏性が高い場合があるので，過敏
性をより高めないように注意する。

　目的に合わせて表5に示すような訓練を実施する。基本的には障害の部位に
対応した訓練方法がある。たとえば，食べ物の取り込み障害に対しては口唇の運
動を，口腔期の送り込み障害に対しては舌を中心とする口腔器官の運動・構音
訓練を，咽頭期の障害に対しては嚥下反射の惹起を誘発するような訓練を行う。

　頸部のリラクセーションや顔面・口腔器官の運動は，食事前の準備運動とし
ても簡便に行うことが可能である。

---

1) 藤島一郎・藤谷順子編著：嚥下リハビリテーションと口腔ケア．pp.85-92，メヂカルフ
　レンド社，2006.

▶表5　基礎的嚥下訓練の一覧

手技	目的	方法
頸部の運動 （▶図7）	頸部のリラクセーション 喉頭周囲筋の運動の促進	頸部の筋肉がかたくなり，動きがわるくなっていると，嚥下運動を妨げる。可動できる範囲で上下・左右回旋運動を行う。ただし，頸椎損傷症例などは注意を要する。
顔面・口腔器官の運動 （▶図7）	口腔期の送り込みの改善 舌根部の運動の改善 鼻咽腔閉鎖不全の改善 咀嚼・食塊形成の改善	開口・開閉訓練，舌のストレッチ・舌背挙上運動，舌尖挙上運動 舌巧緻性訓練・舌の左右運動，舌根後退訓練，口唇の突出・引き運動 咀嚼筋の運動，頬の運動 ブローイング訓練
構音訓練	口腔期の運動の改善	顔面・口腔器官の運動と構音は対応しているので，顔面・口腔器官の運動とあわせて行う。 「パ・バ・マ行」：口唇音→口唇の閉鎖の改善 「サ・タ・ダ・ラ・ナ行」：前舌・舌尖音→舌の巧緻性の改善 「カ・ガ行」：奥舌音→奥舌・舌骨挙上の改善
発声訓練	声量・発声持続の改善 喉頭閉鎖の改善	発声の持続が低下した患者に対して，10秒程度の持続を目標に練習を行う。
頭部挙上訓練 （shaker exercise）	舌骨運動の改善 食道入口部開大の改善	仰臥位をとり，両肩をつけたまま足の爪先を見るように頭部のみを挙上させる。
のどのアイスマッサージ	嚥下反射誘発 嚥下運動の持続時間の延長	凍らせた綿棒や冷水に浸した喉頭鏡などで，前口蓋弓に冷圧（味覚）刺激を与える。 ①全体　②正面から ▶動画 QRコード　275ページD
開口反射誘発法 （K-point 刺激法） （▶図8）	仮性球麻痺による開口困難例に開口効果 嚥下反射誘発	K-point を軽く圧迫刺激すると開口が促される。また，ここを刺激することで嚥下反射惹起を促すこともでき，唾液の嚥下訓練としても利用できる（直接訓練でも嚥下反射を誘発する方法として効果的である）。
OE法（間欠的口腔-食道経管栄養法），チューブ飲み訓練	咽頭期の嚥下運動の改善	経管チューブやネラトンチューブを経口で嚥下する。OE法の場合，チューブの先を食道に留置し，経管栄養を食道に流すことでより生理的な食塊の流れに近づく。
バルーン拡張法訓練	食道入口部の開大	おもに食道入口部開大不全のあるワレンベルグ症候群の患者に適応がある。バルーンつきカテーテルを経口あるいは経鼻から挿入し，バルーン部分を上部食道に置く。空気でバルーンを拡張させ，バルーンを引き抜く。開始時は3〜4 mL 程度を目安とし，6〜7 mL 程度まで拡張させる。
呼吸訓練	呼気筋の筋力増強 呼気持続の延長	呼吸コントロール訓練，口すぼめ呼吸，腹式呼吸，ハフィング，スクイージングなどの排痰訓練（PTと協力して行う）
咳嗽訓練	呼吸と声門閉鎖の協調性の改善 誤嚥物の喀出能力の改善	呼息のあと，息をとめる。 その後，強い咳・咳ばらいを促す。

① 深呼吸

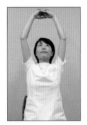 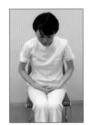

吸う：手を組んで上に上げ，息を吸い，肋間が開くのを感じる

吐く：下腹部に手をあて，ゆっくり息を吐き出す

② 肩の運動

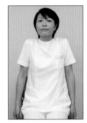 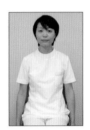

上げる：ゆっくり上げる

下げる：力を抜く

③ 首の運動

 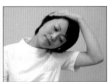

前後

左右回旋

左右横：ゆっくり息を吐きながら

［最後に首をぐるっとまわす］

④ 口の開け閉め

大きく開けて（アー）

閉じる（ン）

⑤ 頬の運動

 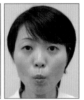

ふくらます（プーッ）

さっとすぼめる

⑥ 唇の運動

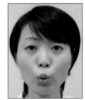 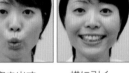

突き出す（ウー）

横に引く（イー）

［左右対称に］

⑦ 舌の運動（出す→引く）

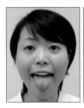

出す：力を抜いてまっすぐに（ベーッ）

引く：口を開けたまま舌を引っ込める

⑧ 舌の運動（右→左）

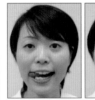

右　　　左

［首や顎が動かないように］

⑨ 舌の運動（上→下）

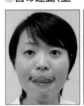 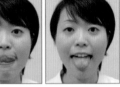

上　　　下

［舌だけを動かして上下につける］

▶ 図7　嚥下体操

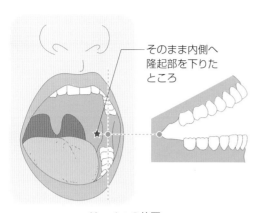
そのまま内側へ
隆起部を下りた
ところ

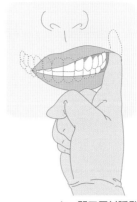
歯列にそって
指を奥に入れ
て K-point を
さわる。

a. K-point の位置　　　　　　b. 開口反射誘発法

(Kojima C. et al. : Jaw opening and swallow triggering method for bilateral-brain-damaged patients : K-point stimulation. Dysphagia, 17 : 273-277, 2002 より作成)

▶ 図 8　開口反射誘発法（K-point 刺激法）

2　直接的嚥下訓練

　　実際に食べ物を用いた訓練は，患者の「食べたい」といった要求も満たし，嚥下に必要な器官を実際に用いるため，嚥下運動・嚥下反射の惹起に直接的な影響をもたらすことができる。

　　実際に，適切な食物形態の食事での適切な訓練だけで改善する症例も多い。食事介助は看護業務として行っているので，その技術を向上させるのは看護の基本であり，多職種のチームワークのなかで，通常，看護部門が嚥下訓練の担い手となる。

開始基準▶　次のような開始基準を満たせば，基礎的訓練に加え，直接的嚥下訓練を開始する。開始基準には，①著明な発熱がなく，全身状態が安定している，②意識レベルがよく，ジャパン-コーマ-スケール（JCS）1 桁以上，③唾液の嚥下が可能（できれば指示嚥下が可能），④口腔内の清潔が保たれている，⑤咳が十分できる，などがあげられる。

　　直接的嚥下訓練開始時は，誤嚥のリスクに備えて SpO_2 モニター，吸引器などを準備しておく必要がある。なお，気管カニューレや経腸栄養チューブなどは，嚥下訓練にとってマイナスの要因となるが，直接的嚥下訓練開始が可能な場合もあり，気管カニューレ装着の場合はとくに慎重に進めていく必要がある。

　　経腸栄養チューブは可能であれば，できるだけ細いもの（8～10 Fr）を使用することが望ましい。直接的嚥下訓練は，姿勢の調整・食物形態の選択などを組み合わせて実施していく。

● 姿勢の調整

　嚥下障害がある場合には，リクライニング姿勢で食べるのが望ましい。リクライニング姿勢になると気道が上で食道が下となり，食物が気管に入りにくく，食道に入りやすいという嚥下に有利な姿勢となって，解剖学的に誤嚥がおこりにくくなる。また，食物の送り込み障害のある患者にも，重力を利用して口腔期の送り込みがたすけられるといった利点がある。

　90度におこした姿勢や車椅子座位で食べるのがよいと一般的に思われがちだが，必ずしもそうではない。覚醒を促したり，自力摂取をするには90度が効果的であることが多いが，嚥下訓練においては，90度だと誤嚥のリスクが高くなる場合が多い。基本的には中〜重度障害例は，図9のようにリクライニング30度程度から始めるのが望ましい。リクライニングの角度は30度，45度，60度と段階があり，嚥下障害に合わせた角度の選択が必要で，嚥下障害に改善がみられてきたら座位に近い角度にかえていく。ただし，胃食道逆流症がある場合には，90度に近いほうが望ましいこともあるので，注意を要する。

　また，誤嚥予防の姿勢として頸部前屈[1]がある（▶図9）。頸部を前屈させると頸部の前面の嚥下筋がリラックスし，嚥下運動が行いやすくなる。また，咽頭と気道に角度がつき，誤嚥を防ぐことができる。

　その他，嚥下に有利な手法を表6に示した。嚥下に有効な姿勢に加え，食事時間中（直接的嚥下訓練中）に疲労しにくく継続可能な姿勢を選択していく。

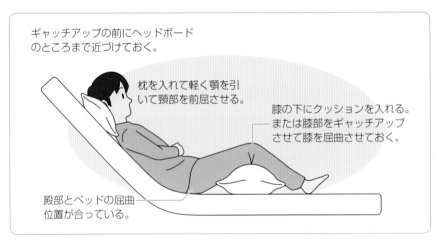

ギャッチアップの前にヘッドボードのところまで近づけておく。

枕を入れて軽く顎を引いて頸部を前屈させる。

膝の下にクッションを入れる。または膝部をギャッチアップさせて膝を屈曲させておく。

殿部とベッドの屈曲位置が合っている。

▶図9　嚥下に有利な姿勢（リクライニング姿勢と頸部前屈位）

---

1) 頸部の角度調整は，頸部前屈（屈曲）位と頭部屈曲位，頸部前屈突出位の3つを区別する必要があるが，嚥下に最も有利な頸部前屈位について記載した。

▶表6　嚥下機能改善のための手法

手技	目的	方法
30度リクライニング	重力により口腔期の送り込みをたすける。気道を上，食道を下にすることで誤嚥を防止する。	ベッドやリクライニング車椅子を用い，30度のリクライニング姿勢で嚥下訓練を行う。
頸部前屈位	喉頭蓋谷や梨状陥凹の残留をクリアにする。	頸部をやや前屈させた姿勢で嚥下する。
空嚥下 （複数回嚥下）	食物の咽頭残留を減らす。	食物を口に入れ，嚥下したあとに，もう一度空嚥下（食物を口に入れずに嚥下する，唾液を飲む）を促す。
息こらえ嚥下 （supraglottic swallow）	嚥下前にあらかじめ息をこらえて声門閉鎖をすることで気道に食物が入るのを防ぐ。	食物を口に入れたあと，鼻から息を吸ってしっかりとめる。その後嚥下して，呼気を吐く。
嚥下の意識化 （think swallow）	なにげなく無意識に行われていた嚥下を「意識化」することで誤嚥や咽頭残留を防ぐ。	食物を口に入れたあと，「しっかり飲み込んで」「ごっくん」などの声かけをして嚥下を促す。
交互嚥下	異なる形態の食物を交互に摂取することで咽頭に残留した食物を減らす。	食物を口に入れ嚥下したあと，最初のものとは異なる物性の食物を口に入れて嚥下する（ゼリー↔おかゆなど）。
一側嚥下	通過のよいほうの咽頭を食物が通過するようにし，通過のわるいほうに食物が残らないようにする。	リクライニング位をとり，通過のよい咽頭側を下に完全側臥位をとる。下にした咽頭側と反対に頸部を回旋させ，嚥下する。
横向き嚥下	頸部を回旋することで，通過のよい咽頭に食物が入るようにし，梨状陥凹や喉頭蓋谷への食物の残留を減らす。	頸部を回旋し，食物を口に入れる，もしくは食物を入れてから頸部を回旋させ，嚥下する。たとえば，右を向いて嚥下すると左側を食べ物が通過しやすくなる。

● 食形態の選択と段階的なステップアップ

　一般的に，嚥下障害例に対しては，液体にとろみをつけたものやゼリーなどの半流動食から嚥下訓練を開始する。最初の1口は，誤嚥のリスクもあるために，カロリーの少ない，万一誤嚥しても肺への侵襲性の低いものを用いる（とろみつきの水やゼリー＞プリン・ヨーグルト）。その後，段階的に食形態をステップアップしていく。嚥下食には，嚥下訓練食品（0jゼリー・0tとろみ水）→嚥下調整食1j（ゼリー・ムース状）→嚥下調整食2-1・2-2（なめらかなペースト・ミキサー食）→嚥下調整食3（形はあるが押しつぶし，食塊形成が容易なもの）→嚥下調整食4（軟菜食）→常食，といった段階がある（▶図10）[1]。

　1日1回ゼリー食の摂取が可能になれば，段階的に食形態・食事回数・摂取量を増やしていく。1つの食形態に対し2〜3日嚥下状態や摂取量を観察・評価し，問題がなければ次の段階へステップアップしていく。ただし，重症例は

1）日本摂食嚥下リハビリテーション学会嚥下調整食委員会：日本摂食嚥下リハビリテーション学会嚥下調整食分類2021．日本摂食嚥下リハビリテーション学会雑誌25（2）：135-149, 2021．

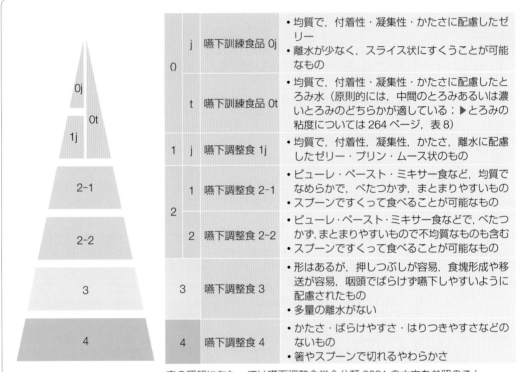

0	j	嚥下訓練食品 0j	・均質で，付着性・凝集性・かたさに配慮したゼリー ・離水が少なく，スライス状にすくうことが可能なもの
	t	嚥下訓練食品 0t	・均質で，付着性・凝集性・かたさに配慮したとろみ水（原則的には，中間のとろみあるいは濃いとろみのどちらかが適している；▶とろみの粘度については264ページ，表8）
1	j	嚥下調整食 1j	・均質で，付着性，凝集性，かたさ，離水に配慮したゼリー・プリン・ムース状のもの
2	1	嚥下調整食 2-1	・ピューレ・ペースト・ミキサー食など，均質でなめらかで，べたつかず，まとまりやすいもの ・スプーンですくって食べることが可能なもの
	2	嚥下調整食 2-2	・ピューレ・ペースト・ミキサー食などで，べたつかず，まとまりやすいもので不均質なものも含む ・スプーンですくって食べることが可能なもの
3	3	嚥下調整食 3	・形はあるが，押しつぶしが容易，食塊形成や移送が容易，咽頭でばらけず嚥下しやすいように配慮されたもの ・多量の離水がない
4	4	嚥下調整食 4	・かたさ・ばらけやすさ・はりつきやすさなどのないもの ・箸やスプーンで切れるやわらかさ

表の理解にあたっては嚥下調整食学会分類 2021 の本文を参照のこと。

（日本摂食嚥下リハビリテーション学会嚥下調整食委員会：日本摂食嚥下リハビリテーション学会嚥下調整食分類 2021．日本摂食嚥下リハビリテーション学会雑誌 25(2)：138-143, 2021 による，一部改変）

▶ 図10　嚥下調整食分類 2021

慎重に行う。むせが見られる場合には無理をせずにいったん中止し，再評価を行って安全な食形態の選択を行う。それでも発熱や喀痰量の増加など，誤嚥が疑われる場合には，基礎的訓練にたち戻ることや経口摂取以外の栄養摂取方法を考慮していくことも必要である。

　また，食形態のステップアップが困難な場合は，同じ食形態のなかで量の増加をはかる。たとえば，残歯や義歯がなく咀嚼が困難な場合などは，ミキサー食やソフト食がゴールになることもあり，その形態のなかで十分な栄養摂取が可能な献立を考える必要がある。最近は，高カロリーの補助栄養食品も多く販売されているので，市販品を併用するなど，栄養面を考慮しながらのサポートが必要である。栄養サポートチーム（NST）がある場合は，早期からの介入を検討する。

●一口量やペーシング

　最初はティースプーン 1/2～1 杯程度から始める。ゼラチンゼリーはスライス状で摂取すると口腔・咽頭を通過しやすく，スライス型食塊をまる飲みする

ことで咽頭残留・誤嚥を防ぐことができる。

摂取スピードのコントロールも重要であり，高齢者は食事の後半になって嚥下反射の惹起が遅延するケースが多くみられるので注意を要する。また，食事時間は30〜40分程度を目安とし，疲労しない範囲で摂取することが望ましい。

● 環境設定

半側空間無視・注意障害などの高次脳機能障害のある患者（▶266ページ，NOTE）や，認知機能の低下した患者（▶267ページ，NOTE）に対しては，食事に集中できるような環境を設定する。注意力が続かない患者の場合は，テレビを消す，食事中は必要以上に話しかけないなどの配慮が必要である。半側空間無視のある患者の場合，食べ物を認知しやすい位置に置くなどの工夫をする。

また，片麻痺などで上肢操作が困難な場合には，テーブルの高さや食器の工夫，上肢運動のリハビリテーションについて作業療法士（OT）と相談し，食事環境を整える必要がある。

● 経口摂取訓練の中止の判断

経口摂取訓練を開始後，以下のような状況がみられたら，誤嚥性肺炎（▶Column），原疾患の悪化や栄養状態の悪化，その他の感染症，摂食介助法の見直しも含めてアセスメントを行い，医師と相談して適宜訓練を中止する。中止の判断については訓練方法を見直すことによって継続可能な場合もあるため，1つの症状の出現のみで判断せずに総合的に評価しなければならない。

(1) 37℃以上の発熱
(2) 呼吸状態の悪化
(3) 肺野聴診上や胸部X線上の異常所見
(4) 痰の増加や膿性痰への変化

Column 誤嚥性肺炎

誤嚥とは，飲食物や口腔咽頭分泌物，胃内容物が声門をこえた下気道に入ることをいう。誤嚥した際に，咳嗽などの症状がある**顕性誤嚥**の場合は肺炎にいたらないことも多いが，誤嚥しても症状を伴わない**不顕性誤嚥**は多くの肺炎の原因と考えられている。

肺炎による入院患者の多くは高齢者であり，一般的に細菌性肺炎のほとんどは誤嚥によるものである。①明らかな誤嚥が確認された事例，②誤嚥が強く疑われる病態，③嚥下障害をみとめる，のうちいずれかがあてはまる場合に誤嚥性肺炎と診断されることが多い。

健常者の肺炎は，酸素投与や抗菌薬投与によって軽快し，再発はほとんどみとめないが，誤嚥性肺炎の場合は，誤嚥をおこす背景が存在する限り肺炎を繰り返すことになり，治療における抗菌薬投与の占める割合は相対的に低くなる。誤嚥の機会を減らすこと，誤嚥する細菌量を減らすこと，および多少の誤嚥でも肺炎を発症しない体力を維持することが，より重要となる。よって，適切な口腔ケアを含めた嚥下障害への包括的なリハビリテーションが期待される。

(5) 嚥下前後の声質変化(湿性嗄声)

(6) 炎症反応の悪化

(7) 体重減少

(8) 患者自身による異常の訴え

(9) 食事所要時間の遅延

● まとめ

　基礎的訓練・直接的訓練は，患者や訓練を実施する人にとって無理のない範囲で行う。障害に応じた訓練方法を選択し，継続的に行えるような計画をたてる。適宜，嚥下機能の評価を行い，訓練の効果が出ているか，訓練方法の見直しの必要性を考え，効率のよい訓練が行えるようにする。

② 食事介助

1　患者の問題

　摂食・嚥下障害をもつ患者の問題として，次のようなことが考えられる。これらは独立したものではなく，それぞれ関連して患者の全身状態の悪化をもたらす。

　①誤嚥・窒息・肺炎発症のリスク　窒息は生命の危機に直結する。また，誤嚥時に口腔内細菌を気管・肺へと吸引することによって肺炎を引きおこし，重篤な状態となることも少なくない。これを誤嚥性肺炎という。

　②低栄養・脱水のリスク　経口摂取量が少なくなると生命維持に必要な栄養や水分が不足し，結果として基礎疾患や感染症を悪化，遷延させることになる。

　③食べる楽しみの喪失　「食べる」ことは「生きる」ことである。摂食や飲水時にむせることによって呼吸苦が出たり，脱水や低栄養によって経口摂取そのものが負担になったりしてしまう。本来は楽しみである食事ができない，あるいは苦痛になるということは，生きる気力を失うことにつながる。

2　アセスメント

　嚥下障害をきたしやすい基礎疾患の有無と合わせて，廃用性萎縮や薬剤の影響も考慮する。

　認知機能が低下している場合は，とくに自覚症状として訴えないことが多いため，家族や介護者からも情報を得ながら，全身の身体所見と合わせて評価を行う。具体的な項目は表2(▶247ページ)に示されている評価のポイントを参照されたい。

　各段階における障害とその原因となりうるおもな要因を表7に示す。

▶表7　嚥下障害の段階と障害の要因

先行期（認知期）：高次脳機能	食事の認識ができない 集中できない 一口量が調整できない	意識障害，認知機能低下，高次脳機能障害
準備期：随意運動	口腔内取り込みができない	開口障害，口唇閉鎖不全
	咀嚼ができない	歯牙欠損，義歯不適合，咀嚼関連筋運動障害，顎関節障害，舌の運動障害
	食塊形成ができない	舌の運動障害，唾液分泌障害
口腔期：随意運動	食塊の送り込みができない 口腔内残渣が多い	舌の運動障害，口腔内感覚障害
	鼻腔や口唇からこぼれる	鼻咽腔閉鎖不全，口唇閉鎖不全，顔面筋麻痺
	嚥下前に咽頭へ流入する	舌の運動障害，口腔・咽頭感覚障害
咽頭期：嚥下反射	誤嚥，喉頭侵入，咽頭残留	嚥下障害，咽頭感覚障害，嚥下反射遅延
食道期：蠕動運動	食道に食物が入らない	食道入口部開大不全
	食道内逆流，胃食道逆流	食道憩室，蠕動運動不良，腹圧上昇

3　看護目標

(1) 肺炎や窒息などの合併症を予防し安全に食事ができる。

(2) 効果的な訓練により十分な水分と栄養が確保できる。

(3) 身体機能が改善し，よりよい生活を送ることができる。

(4) 必要な訓練が継続して実施される。

4　食事介助の実際

　まずは，看護師が食事介助はリハビリテーションであるということを認識することが必要である。基礎的嚥下訓練と直接的嚥下訓練を組み合わせ，段階的なステップアップを行うリハビリテーションの機会が，毎日の食事や口腔ケアの時間なのである。これを，患者本人と家族にも認識してもらうことで，嚥下機能の維持・向上につなげることができる。

●食事開始前

　①**食事環境の調整**　認知機能や高次脳機能に障害がある場合は，食事に対する集中力が欠けることで誤嚥のリスクが高くなるため，とくに注意が必要である。食事前に排泄をすませること，テレビなどは消し，適宜カーテンを閉め，周囲に注意が向かない環境とすること，必要以上に話しかけないようにすることなどに配慮する。また室温にも気を配り，必要に応じ衣類や掛け物の調整を行う。

　②**食器の調整**　麻痺や筋力低下がある場合，患者が持ちやすい自助食器の導入を検討する。スプーンは，小さく浅めのものが一口量を調整しやすい。認知

機能に問題がある患者は，ふだんから使い慣れたなじみの食器を使用することも検討する。

　③**姿勢の調整**　嚥下に有利な姿勢は図9（▶256ページ）に示した。リクライニング姿勢と頸部前屈位を基本とし，嚥下造影検査の結果などによって検討された，個人に合った誤嚥しにくい姿勢を調整する。胃食道逆流症や下部食道括約筋の閉鎖不全がある場合は，上半身の挙上が可能か検討する。座位の場合には，背面支持ができていること，足底が接地していることにより姿勢の安定が得られるため，クッションや足台を用いて調整する。また，目線や上腕の可動域を考慮してテーブルを配置し，高さを調整する。

　④**基礎的嚥下訓練**　発声訓練や，舌・口唇・頬・頸部の運動，リラクセーションなどを行う。食事前に数分でも基礎的嚥下訓練を加えることで，食事中の誤嚥を予防することができる。表5（▶253ページ）にあるなかから，患者に合った方法を選択する。

　⑤**口腔内環境の調整**　嚥下に有利な口腔内環境を整える面と，誤嚥性肺炎予防の観点からも，口腔ケアは重要である。経口摂取をしていない患者の唾液分泌量は減少しており，乾燥していることが多い。唾液による自浄作用も低下している。準備期の食塊形成において，唾液が果たす役割は大きいため，このような患者には唾液腺マッサージが有効である。口腔内を清潔にし，意識状態および口腔内の感覚を刺激するために，アイスマッサージも効果がある。また，必要に応じて義歯の調整を行う。

　⑥**吸引の準備**　痰は事前にしっかり喀出（かくしゅつ）しておく。必要時は喀痰吸引を行ってから食事を開始する。食事中にむせが見られた場合など吸引が必要となる場面もあるが，吸引刺激による嘔吐（おうと）に注意して行う。

　⑦**食形態の確認**　食形態の選択と段階的なステップアップは前項で述べた。そのうえで，患者個人に合った形態を調整する。好みの食品や味つけにすることで食事がスムーズに進むこともあるため，患者や家族の意見も取り入れるようにする。

● 食事時

(1) 介助者は，患者の健側に食物を運びやすいこと，利き手を使えることを考慮して患者の視界に入るように座り，目線を合わせて食事介助を行う（▶図11）。感染予防のため，介助者は必要時，手袋やマスクを装着する。

(2) これから食事が始まること，なにを食べるかを患者に見せて説明し，意識を食事に向けてもらう。「口を開けてください」「口を閉じてください」「ごっくんしてください」などと言葉をかけながら介助する。通常は無意識に行われる嚥下を意識してもらうことで，一連の嚥下運動を強固にする（嚥下の意識化 think swallow）。

(3) 一口量は小さいスプーン1杯（3 mL〜20 mL）が適切であるといわれてい

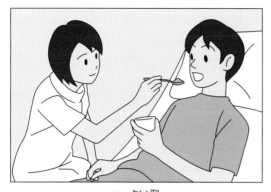

a．よい例

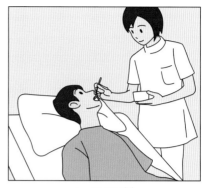

b．わるい例

- 介助者は目線を合わせて，やや斜め下から介助する。
  - ・頸部前屈を促しやすい。
  - ・目線が食物に向き，スプーンが近づくにつれて，「食べる構え」の準備がしやすい。
- 介助者が頸部の嚥下反射惹起の確認がしやすくなる。
- 介助者が座っているほうが介助も安定し，患者もリラックスしやすい。
- 患者に麻痺などがない場合には，介助者は利き手で介助できる位置に座る。自然な手の動きで介助でき，疲労しにくい。
- 患者が麻痺などで自力摂取困難な場合でも，持てるほうの手で食器を持ってもらうと，目線が食物に向きやすい。また頸部前屈を促しやすい。

[注] 標準予防策として，必要に応じ，マスクや手袋の着用が望ましい。

- 介助者が立っていると，目線が上を向きやすく，スプーンを上に抜きやすくなる。
  - ・頸部が伸展しやすい。
  - ・誤嚥をまねきやすい。
- 介助者が立っていると，嚥下反射惹起の確認がしにくい。
- 介助者が立っていると，介助者も疲労しやすく，患者も落ち着かない。
- 介助者が逆手で介助することで，口腔への食物の運び方が不自然になる。
- 横から食物が口に届くと，認知しにくい。

[よい例]

①基本的な食事介助

②自力で食器が持てる場合

③スプーンの抜き方

[わるい例]

①スプーンの抜き方

②逆手

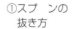

▶動画 QRコード 276ページE・F

▶ 図11 食事介助

るが，適量より多くても少なくても送り込みが困難となるため，患者に合わせて調整する。口腔内に食物が入っているときは十分に咀嚼してから嚥下を促し，口腔内に食物が残っていないことを確認して次の一口へと進める。患者があせることのないように介助を行う。また，食物を口腔内に入れる位置にも注意する。片麻痺のある患者は健側に食物を置くこと，送り込みができない患者は直接舌の奥のほうに置くことによって，嚥下がスムーズにおこる。片麻痺のある患者については，一側嚥下を行うことによ

り，麻痺側の咽頭に残留させないようにする。

(4) 数口ごとに咳ばらいや空嚥下（複数回嚥下）を促したり，交互嚥下を行ったりすることによって，咽頭の残留物を除去する。食事中の発声により，咽頭残留が疑われる場合には，上記を積極的に促し，改善しない場合は口腔や気道の吸引も考慮する。

(5) 必要時，水分には増粘剤を用いてとろみをつける。とろみの粘度は患者に合わせて調整する（▶表8）。コップや吸い飲みは，角度によって流量や速度が変化するため注意が必要である。また，液体残量が少なくなると飲水時に頸部が後傾し，誤嚥しやすくなるため，状況に合わせてストローを使用する。

(6) スプーンを使って介助している場合も，頸部前屈の姿勢が維持できるよう，斜め下へスプーンを抜くなどの配慮が必要である。

(7) 薬剤は，散剤や口腔内崩壊錠にすると内服しやすくなる。しかし唾液分泌が減少している患者にとっては飲みにくい場合もあるため，ゼリーやとろみのついた水分と混ぜて内服してもらう。錠剤は簡易懸濁法を用いるか，

▶表8　とろみの粘度について

	段階1 薄いとろみ　Mildly thick	段階2 中間のとろみ　Moderately thick	段階3 濃いとろみ　Exetremely thick
飲んだときの性状	「drink」するという表現が適切なとろみの程度 口に入れると口腔内に広がる液体の種類・味や温度によっては，とろみがついていることがあまり気にならない場合もある 飲み込む際に大きな力を要しない ストローで容易に吸うことができる	明らかにとろみやある感じがありかつ「drink」するという表現が適切なとろみの程度 口腔内での動態はゆっくりですぐには広がらない 舌の上でまとめやすい ストローで吸うのは抵抗がある	明らかにとろみがついていて，まとまりがよい 送り込むのに力が必要 スプーンで「eat」するという表現が適切なとろみの程度 ストローで吸うことは困難
見たときの性状	スプーンを傾けるとすっと流れ落ちる フォークの歯の間からすばやく流れ落ちる カップを傾け，流れ出た後には，うっすらとあとが残る程度の付着	スプーンを傾けるととろとろと流れる フォークの歯の間からゆっくりと流れ落ちる カップを傾け，流れ出た後には，全体にコーティングしたように付着	スプーンを傾けても，形状がある程度保たれ，流れにくい フォークの歯の間から流れ出ない カップを傾けても流れ出ない（ゆっくりかたまりとなって落ちる）
粘度 [mPa/s]	50-150	150-300	300-500
LST値 [mm] ※	36-43	32-36	30-32

この表を使用するにあたっては嚥下調整食学会分類2021の本文を参照すること。
※ LST：ラインスプレッドテスト Line Spread Test

（日本摂食嚥下リハビリテーション学会嚥下調整食委員会：日本摂食嚥下リハビリテーション学会嚥下調整食分類2021．日本摂食嚥下リハビリテーション学会誌 25(2)：143-146, 2021 による，一部改変）

ゼリーに包み込むようにするとスムーズに内服できる。

(8) 食事にかける時間は30〜45分程度を目安とし，患者の疲労度を評価しながら行う。

(9) 嚥下機能改善のための手法については**表6**(▶257ページ)，食事中の観察事項については**表9**に示した。

● 食後

(1) 食後に発声を促し，咽頭に残留物がないことを確認する。

(2) 口腔内残渣の有無を確認し，送り込みのアセスメントを行うとともに，しっかりと口腔ケアを行い，必要時は吸引を行う。とくに麻痺側の口腔内に残渣が残りやすいことを考慮する。

(3) 胃食道逆流や嘔吐防止のため，食後2時間程度は30度以上のリクライニング位で過ごしてもらう。

▶ 表9　食事中の観察事項と対処法

観察事項	アセスメント	対処法
・食事に反応しない ・食事に集中できない ・咀嚼や嚥下をしない ・一口量が多い ・口の中に詰め込む	認知機能低下 意識障害 注意障害 感覚障害	・覚醒を促す ・使用薬剤の見直し ・食事時間や環境の調整 ・声かけ ・小さなスプーンの使用 ・口腔内残渣確認
・食べ物をこぼす ・口に入れてもこぼれる	取り込みの障害 口唇麻痺，口唇閉鎖不全 顔面筋の麻痺 認知障害	・姿勢の調整 ・介助者による口唇や下顎の固定 ・声かけ
・特定の食品を避ける	口腔粘膜疾患 口腔内感覚障害 味覚障害	・口腔内疾患の治療 ・食事メニューの変更 ・使用薬剤の見直し
・咀嚼できない ・食塊形成できない ・ずっと咀嚼している	口腔粘膜疾患，口腔内感覚障害 義歯不適合 咀嚼関連筋の運動障害 唾液分泌障害 舌の運動障害	・口腔内疾患の治療 ・義歯の調整 ・健側に食物を入れる ・唾液腺マッサージ ・使用薬剤の見直し
・上を向いて嚥下する ・嚥下に時間がかかる ・繰り返し嚥下する	送り込みの障害 嚥下反射遅延 口腔内残渣，咽頭残留	・姿勢の調整 ・舌の奥のほうに食物を入れる ・交互嚥下，複数回嚥下，うなずき嚥下
・むせる，咳をする ・嗄声がある ・喘鳴がある ・つかえ感がある ・嘔吐する	誤嚥 咽頭残留 食道残留 胃食道逆流 疲労	・食前の基礎的訓練，アイスマッサージ ・姿勢の調整 ・食事メニューの検討 ・交互嚥下，複数回嚥下，うなずき嚥下 ・意識的な咳ばらいを促す ・食後の上半身挙上 ・食事時間の短縮 ・排便コントロール

● 就寝前

　　歯みがきや舌みがき, うがい, あるいは口腔内清拭など適切な口腔ケアを行って口腔内を清潔にすることにより, 就寝中に口腔内細菌が気道へ吸引されることを予防する。また, 口腔内乾燥をできるだけ抑えるため, 口腔内保湿剤の使用や室内環境にも配慮し, 開口しやすい場合はマスクの装着も検討する。

5　食品の選択

　　嚥下しやすい食品といっても患者によって異なり, 主たる障害部位によって考慮すべきポイントがかわってくる。先行期に問題がある場合には, 患者の嗜好を取り入れた食事が受け入れられやすい。好みの味覚に合わせたり, 色どりよく見せたりする工夫をするとよい。準備期に合わせた配慮としては食品のかたさが重要で, 口腔期の場合には適度な粘度があり, 食塊形成がしやすいものが適している。口腔や咽頭を通過する際に変形しやすく, また粘膜に付着しにくいものが嚥下しやすい食品といえる。

　　栄養評価の観点からも, 適時経口摂取できている量を確認し, 必要に合わせてエネルギー効率のよい食品や補助栄養の導入を検討する。

　　嚥下障害のある患者に提供するのは避けたほうがよい食形態について以下に示す。さらさらしているものには増粘剤を使用してとろみをつけたり, ぱさぱさしたものには油分(ゆで卵にマヨネーズなど)を加えてまとまりやすくしたりすることによって, 嚥下しやすい形態に近づけることができるものもある。

(1) さらさら：咽頭への早期流入をもたらし誤嚥につながる(液体)
(2) ぱさぱさ：口腔内でまとまりにくく食塊をつくりにくい(散剤・ゆで卵・食パンなど)
(3) ばらばら：食塊がばらけることで咽頭に落下しやすくなる(錠剤・ゼリー寄せ・かための寒天など)
(4) べたべた：粘性があり口腔粘膜に付着し送り込みにくい(もち・増粘剤を入れすぎた水分など)
(5) ぺらぺら：薄い形状は口腔粘膜からはがれにくく, 送り込みにくい(葉野菜・ワカメ・のりなど)

NOTE
半側空間無視がある患者

　半側空間無視は脳の障害部位の反対側にあらわれるもので, 左片麻痺の患者に多い。左半側空間無視の場合は, まっすぐ歩いているつもりでも右側へ寄っていく, 左から来る人や物に気づくのが遅れるなどの症状があり, 食膳の左側にある食べ物を残すことが多い。食事介助における対応として, ①食物を見える位置に配膳する, ②無視側から声をかける, ③無視側の上肢を刺激して使うよう促す, などがあげられる。

（6）固体と液体の混合（具の入ったスープなど）

（7）弾力があってつぶしにくいもの（コンニャク・練り物など）

6 退院後の生活・家族への支援

　　　　　これまで述べてきたような嚥下障害をもつ患者への支援は，入院中に介護者によって適切に行われていたとしても，退院後継続して行われなければ，誤嚥性肺炎の再発や栄養状態悪化をもたらし，入院を繰り返すことになってしまう。

　　　　　患者や家族，介護者にこれらの必要性を理解してもらうとともに，継続して適切な介入が行われるように指導を行い，退院後に実施可能な方法について，入院中から患者や家族とともに計画をたて，情報を共有していくことが重要である。家族に過度の負担がかからないよう，市販品の紹介なども検討する。

7 終末期の支援

　　　　　現在のわが国においては，患者が十分な経口摂取が困難となった際に，経腸栄養や静脈栄養などの人工的水分・栄養補給法を導入しないことに対して，心

NOTE
認知機能低下がみられる患者

　嚥下に関する口腔・咽頭機能は良好であっても，認知機能低下（障害）があるため食事摂取が進まないことがある。経口摂取の機会が減ると，口腔・咽頭機能の廃用性萎縮をもたらすことになり，嚥下障害が進行することになる。

　いかに食べる意欲を引き出すかが重要なポイントとなるため，患者の生活リズムや行動パターン，能力に合わせた調整が必要である。混乱や反発をまねかないよう，無理に食べさせたり患者のいやがる訓練を押しつけたりすることは避け，食べることは楽しいという体験を積み重ねられるよう配慮する。

　以下におこりやすい問題と対処法をまとめた。

（1）食事に集中できない
　・環境調整を行う。

（2）開口しない，食べ物を認知できない
　・K-point 刺激法で開口を促す。
　・スプーンで下口唇に触れ，食事開始を認識してもらう。
　・スプーンを患者に持ってもらい（あるいは介助者の手を添えて），みずから口に運んでもらう。
　・形態をおにぎりやサンドイッチにして手を使っ

て食べてもらう。
　・家族とともに食事をする。

（3）拒食がある，口に入れても吐き出す
　・本人の嗜好に合わせた食品を選ぶ。
　・摂取時間や量を確認し，空腹時に食事をすすめる。
　・慣れた環境，安心できる環境で食事を行う。
　・家族とともに食事をする。

（4）食べ物を口に入れたまま咀嚼しない，嚥下しない
　・嚥下反射誘発手技（アイスマッサージ刺激，K-point 刺激）を行う。
　・スプーンを患者に持ってもらい（あるいは介助者の手を添えて），みずから口に運んでもらう。
　・咀嚼運動がおこりやすいもの（せんべいなど）をすすめる。

（5）食事をつぎつぎと口に詰め込む
　・適切なペーシングのため，声をかける。
　・小さいスプーンを使用し一口量を減らす。
　・窒息防止のためには固形物ではなくペースト食にするなど食形態を考慮する。

理的な抵抗を感じる人が少なくない。しかし，導入当初は心身状態の改善に役だっても，やがてそれが負担となる場合も少なからずあり，結果的に患者や家族の負担を増やし，社会的な問題につながっているのが現状である。とくに高齢者の摂食・嚥下障害患者に人工栄養を導入するかどうかはむずかしく悩ましい問題であり，医療者が意思決定をどのように支援すべきか，迷いはつきない。

　人工栄養の導入の有無にかかわらず，嚥下障害者への包括的なリハビリテーションの継続は，患者の QOL 向上に寄与し，また患者・家族の「できること」の 1 つとなる。積極的な経口摂取を実施しないとしても，口腔ケアや基礎的嚥下訓練を続けることによって，窒息や肺炎発症のリスクを減らすことができ，一口程度であっても，食事の楽しみを支援することができる。患者それぞれに合わせた嚥下訓練方法を，ともに考え，検討する姿勢が求められている。

　終末期においては，徐々に経口摂取が困難となる。末期がんのみならず，どんな基礎疾患においても，訪れる最期をどのように考えるか，患者や家族とともに考える機会を繰り返し設定することが重要であろう。

③ 栄養評価

1 嚥下障害と栄養

　嚥下障害患者は必要栄養量を経口摂取することが困難なことがあるため，容易に低栄養状態に陥りやすい。低栄養状態が続くと食欲低下や摂食行動そのものの機能低下をまねく。栄養状態の悪化を防ぐためには，その患者の栄養状態をアセスメントすると同時に，必要栄養量と実際の摂取量を比較し，不足分を経口・経管・経静脈的に補う必要がある。その際は，消化管の機能に問題がなければ経腸栄養が第 1 選択となる（▶図 12）。

　また，全身および嚥下関連筋のサルコペニアによって生じる嚥下障害も注目されている。サルコペニアによる嚥下障害は，誤嚥性肺炎，大腿骨近位部骨折

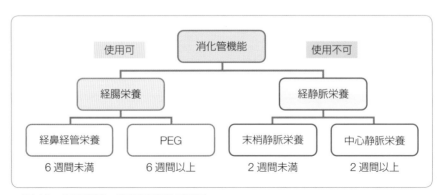

▶ 図 12　経腸栄養・経静脈栄養の選択

後，廃用症候群，不適切な栄養管理による低栄養などの高齢者に生じやすい。とくに医原性サルコペニアをつくらないために，入院早期から全身状態や嚥下機能を評価してリハビリテーションを開始し，廃用性の筋萎縮をできる限り予防することが大切である。

2 栄養アセスメント

栄養状態の▶
アセスメント
患者の栄養状態をアセスメントするには，身長・体重・BMIなどの身体計測値や，トリグリセリド・アルブミン・ヘモグロビン濃度・総リンパ球数などの生化学検査による客観的データ，食欲の有無や体重減少，吐きけ・嘔吐などの消化器症状について患者・家族から聴取した主観的データをもとに多角的に栄養状態を評価し，問題点を抽出する。代表的なアセスメントツールには，SGA（Subjective Global Assessment）や MUST（Malnutrition Universal Screening Tool）のほか，65歳以上の高齢者を対象とした MNA（Mini Nutritional Assessment）などがあり，それぞれ特徴が異なるため，施設や患者の状態によりどのツールを選択するかを決める。

必要栄養量の算出▶
比較的病態が安定している場合は，消費しているエネルギーと同等量を投与する。投与エネルギーを算出するときに影響する因子は，性別・年齢・体重・身長・身体活動レベルの5つといわれている。しかし，日常診療においては簡易的に 25～35 kcal/kg/日として計算し栄養プランを計画する。

厳密に消費エネルギーを想定する場合は，基礎代謝量に活動係数・ストレス係数を乗じる方法が一般的である。代表的なものとしてハリス–ベネディクト Harris-Benedict の式があるが，日本人のとくに高齢者の場合は必要量より多く算出される傾向にあるといわれており，栄養療法を実施していく過程においてプランの見直しを行っていく必要がある。

必要エネルギー量＝基礎エネルギー消費量×活動係数×ストレス係数

［基礎エネルギー消費量 kcal/日：ハリス–ベネディクトの式を用いる］

男性＝66.5＋13.8×体重（kg）＋5×身長（cm）－6.8×年齢

女性＝655.1＋9.6×体重（kg）＋1.8×身長（cm）－4.7×年齢

［活動係数］1.0～1.1（寝たきり），1.2（ベッド上安静），1.3（ベッド以外での活動），1.5（やや低い），1.7（適度），1.9（高い）

［ストレス係数］手術：1.1（軽度），1.2（中等度），1.8（高度）

感染症：1.2（軽度），1.5（中等度）

熱傷：1.5（体表面積の40%），1.95（体表面積の100%）

がん：1.1～1.3

3 栄養管理

嚥下障害により経口摂取が困難で，必要エネルギーに対して摂取エネルギーが不足する場合は補助栄養を用いる。経口摂取が不可能な場合，消化器に問題

がなければ小腸粘膜や膵臓の萎縮防止，腸管粘膜の消化酵素活性低下防止，バクテリアルトランスロケーションの予防のためにできる限り経腸栄養を，腸閉塞などの異常があり消化管が使えない場合は経静脈栄養を選択する。

　摂食・嚥下訓練により嚥下機能が回復し経口摂取が増えても，「食べられるから経管栄養を中止」などといきなり補助栄養をやめてしまい，必要エネルギーに対し投与エネルギーが不足することのないよう，段階的に管理することが望ましい。

参考文献

1) 一般社団法人日本静脈経腸栄養学会編：一般社団法人日本静脈経腸栄養学会　静脈経腸栄養テキストブック．南江堂，2017．
2) 井上聡ほか：末期癌患者．総合リハビリテーション 29(7)：625-629, 2001．
3) 植松宏監修：わかる！摂食・嚥下リハビリテーション I　評価法と対処法．医歯薬出版株式会社，2005．
4) 小口和代ほか：機能的嚥下障害スクリーニングテスト「反復唾液嚥下テスト」(the Repetitive Saliva Swallowing Test：RSST) の検討 (1) 正常値の検討．リハビリテーション医学 (37)：375-382, 2000．
5) 小口和代ほか：機能的嚥下障害スクリーニングテスト「反復唾液嚥下テスト」(the Repetitive Saliva Swallowing Test：RSST) の検討 (2) 妥当性の検討．リハビリテーション医学 (37)：383-388, 2000．
6) 金子芳洋・千野直一監修：摂食・嚥下リハビリテーション．医歯薬出版株式会社，1998．
7) 金子芳洋・向井美惠編：摂食・嚥下障害の評価法と食事指導．医歯薬出版株式会社，2001．
8) 小島千枝子：第9回日本摂食・嚥下リハビリテーション学会，ポストコングレスセミナー抄録集．2003．
9) 聖隷嚥下チーム：嚥下障害ポケットマニュアル，第4版．医歯薬出版，2018．
10) 日本嚥下障害臨床研究会編：嚥下障害の臨床——リハビリテーションの考え方と実際，第2版．医歯薬出版株式会社，2008．
11) 日本耳鼻咽喉科学会編：嚥下障害診療ガイドライン2018年版，第3版．金原出版，2018．
12) 日本静脈経腸栄養学会編：静脈経腸栄養ガイドライン，第3版．照林社，2013．
13) 日本摂食嚥下リハビリテーション学会医療検討委員会：訓練法のまとめ(2014版)．日本摂食嚥下リハビリテーション学会誌 18(1)：86-88, 2014．
14) 日本病態栄養学会編：NSTガイドブック，改訂第4版．メディカルレビュー社，2014．
15) 馬場元毅：絵でみる脳と神経——しくみと障害のメカニズム(JJNブックス)，第3版．医学書院，2009．
16) 藤島一郎：脳卒中の摂食・嚥下障害，第2版．医歯薬出版株式会社，1998．
17) 藤島一郎：口から食べる——嚥下障害Q&A，第4版．中央法規出版，2011．
18) 藤島一郎監著：嚥下障害ポケットマニュアル，第3版．医歯薬出版株式会社，2011．
19) 藤島一郎・柴本勇監修：動画でわかる　摂食・嚥下リハビリテーション．中山書店，2004．
20) 藤島一郎・藤谷順子編著：嚥下リハビリテーションと口腔ケア．メヂカルフレンド社，2006．
21) 藤島一郎ほか編著：新版ナースのための摂食・嚥下障害ガイドブック．中央法規出版，2013．
22) 向井美惠・鎌倉やよい編：摂食・嚥下障害の理解とケア．学研メディカル秀潤社，2003．
23) 若林秀隆監修：リハビリテーション栄養ポケットガイド，改訂版．ジェフコーポレーション，2014．
24) J. A. Logemann 著，道健一・道脇幸博監訳：Logemann 摂食・嚥下障害．医歯薬出版株式会社，2000．

● 耳鼻咽喉領域でよく用いられる略語

＊：耳鼻咽喉科医師が慣用的に使用する略語　　ド：耳鼻咽喉科医師が慣用的に使用するドイツ語の略語

AABR	自動聴性脳幹反応	automated auditory brainstem response
ABgap	気導骨導差，気骨導差	air bone gap
ABI	聴性脳幹インプラント	auditory brainstem implant
ABR	聴性脳幹反応	auditory brainstem (evoked) response
AHI	無呼吸低呼吸指数	apnea hyponea index
AI	無呼吸指数	apnea index
AIA	アスピリン喘息	aspirin induced asthma
ASSR	聴性定常反応	auditory steady-state response
A&T （＊アデ，トン）	アデノイド切除＆口蓋扁桃摘出術	adenotomy and tonsillectomy
A&Tu （＊アデ，チュー）	アデノイド切除＆鼓膜チューブ留置術	adenotomy and tubing
BLNAR	β-ラクタマーゼ非産生アンピシリン耐性インフルエンザ菌	β-lactamase negative, ampicillin resistant Haemophilus influenzae
BPPV	良性発作性頭位めまい症	benign paroxysmal positional vertigo
C-ANCA	細胞質性抗好中球細胞質抗体	cytoplasmic-anti-neutrophil cytoplasmic antibody
COR	条件詮索反応聴力検査	conditioned orientation response audiometry
CPAP	持続陽圧気道圧	continuous positive airway pressure
CR	著効，寛解	complete response
CHOLE （＊ヒョレ）	真珠腫	cholesteatoma
Devi&Con （＊デビ，コン）	鼻中隔彎曲矯正術＆下甲介切除術	deviatomy & conchotomy
Df	コナヒョウヒダニ	*Dermatophagoides farinae*（ラテン語）
DP	胸三角筋皮弁	deltopectoral flap
DP	方向優位性，眼振方向優位性	directional preponderance
Dp	ヤケヒョウヒダニ	*Dermatophagoides pteronyssinus*（ラテン語）
DPOAE	歪成分耳音響放射	distortion product otoacoustic emission
EBV	エプスタイン-バーウイルス，EB ウイルス	Epstein-Barr virus
ECoG, ECochG	蝸電図検査，蝸電図	electrocochleography, electrocochleogram
ENG	電気眼振図，－計，－検査	electronystagmogram, -graph, -graphy
EOG	電気眼球運動図，－計，－検査	electrooculogram, -graph, -graphy
ESS	エプワース眠気尺度	Epworth sleepiness scale
ESS	内視鏡下鼻内副鼻腔手術	endoscopic endonasal sinus surgery
ETT	視標追跡検査	eye tracking test
FESS	嚥下内視鏡検査	fiberoptic endoscopic evaluation of swallowing
FESS	機能的内視鏡下鼻内副鼻腔手術	functional endoscopic sinus surgery
FKG （ド：エフカーゲー）	咽喉頭異常感	Fremdkörpergefühl des Kehlkopfes
GERD	胃食道逆流症	Gastroesophageal reflux disease
GRBAS 尺度	グラバス尺度	grade rough breathy asthenic strained scale
HD	室内塵，ハウスダスト	house dust
Hib	インフルエンザ菌 b 型	Haemophilus infuruenza type B
HL	聴力レベル	hearing level
HPV	ヒトパピローマウイルス，ヒト乳頭腫ウイルス	Human papilloma virus
HSV	単純ヘルペスウイルス	Herpes simplex virus
Hz	ヘルツ	hertz
KKK （ド：ケーケーケー）	喉頭がん	Kehl Kopf Krebs
KS （ド：カーエス）	慢性副鼻腔炎	Komplexer Sinusitis

LMS	喉頭微細手術（顕微鏡下）	laryngomicrosurgery
LPRD	咽喉頭酸逆流症	laryngopharyngeal reflux disease
MR	微小寛解	minimum response
MT （ド：ムンテラ）	病状説明	Mund Therapie
NC	不変	no change
nCPAP	経鼻的持続陽圧呼吸，経鼻的持続陽圧送気	nasal continuous positive airway pressure
ND	頸部郭清術	neck dissection
NET	神経興奮性検査	neuroexcitability test
OAE	耳音響放射	otoacousitic emission
OAS	口腔アレルギー症候群	oral allergy syndrome
OEA	急性外耳炎	Otitis externa acuta
OK432	ピシバニール（岡本・越村昭和43年2号）	Okamoto-Koshimura432
OKAN	視運動性後眼振	optokinetic after nystagmus
OKK （ド：オーケーケー）	上顎洞がん（上顎がん）	Ober Kiefer Krebs
OKN	視運動性眼振	optokinetic nystagmus
OKP	視運動性眼振パターン	optokinetic nystagmus pattern
OMA	急性中耳炎	otitis media acuta
OMC	慢性中耳炎	otitis media chronica
OMC	オスティオメアタルコンプレックス	ostio-meatal-complex
OME	滲出性中耳炎	otitis media exudata
OSAHS	閉塞性睡眠時無呼吸低呼吸症候群	obstructive sleep apnea hyponea syndrome
OSAS	閉塞性睡眠時無呼吸症候群	obstructive sleep apnea syndrome
OT	作業療法士	occupational therapist
Periton （＊ペリトン）	扁桃周囲膿瘍	peritonsillar abscess
PORP	人工耳小骨	partial ossicular replacement prosthesis
PPP	掌蹠膿疱症	palmoplanter puustulosis
PR	有効，部分寛解	partial response
PT	理学療法士	physical therapist
PTA	純音聴力検査，平均聴力レベル	pure tone audiometry, pure tone average
RAST	放射性アレルゲン吸着試験	radioallergosorbent test
RIST	放射性免疫吸着試験	radioimmunosorbent test
SAS	睡眠時無呼吸症候群	sleep apnea syndrome
SBS	副鼻腔気管支症候群	sinobronchial syndrome
SCIT	皮下免疫療法	subcutaneous immunothrapy
SCCH	胸肋鎖骨過形成症	sternocostoclavicular hyperostosis
SGB	星状神経節ブロック	stellate ganglion block
SISItest	シーシーテスト	short increment sensitivity index test
SLIT	舌下免疫療法	sublingual immunotherapy
SPL	音圧レベル	sound pressure level
SR	アブミ骨筋反射	stapedial reflex
ST	言語聴覚士	speech therapist
T-E shunt	気管-食道シャント	tracheo-esophageal shunt
TORP	人工耳小骨	total ossicular replacement prosthesis
TTS	一過性聴覚域値変化	temporary threshold shift
UCL	不快域値	uncomfortable loudness level
UPPP	口蓋垂・軟口蓋・咽頭形成術	uvulo-palato-pharyngoplasty
VBI	椎骨脳底動脈循環不全	vertebrobasilar insufficiency
VE	嚥下内視鏡検査	videoendoscopic examination of swallowing
VEMP	前庭誘発筋電位	vestibular evoked myogenic potential
VF	嚥下造影検査	videofluorographic examination of swallowing
VS	視性抑制	visual suppression
VZV	水痘-帯状疱疹ウイルス	Varicella-zoster virus
WG	ウェゲナー肉芽腫症	Wegener granulomatosis

● 耳鼻咽喉領域における緊急性のある疾患とその対応

日常診療にあたって，看護師から医師への患者の正確な情報伝達および介助はきわめて重要である。看護師の判断で患者の予後が左右されることは多々ある。実際の臨床にあたって十分な予備知識が必要であり，また一般外来に突然来院することもあるため，とくに以下の疾患対処法を周知しておく必要性がある。

基本は A（気道確保 airway），B（呼吸 breathing），C（循環 circulation）である。

疾患名	概要	対応
アナフィラキシー	耳鼻咽喉科では，薬剤の塗布や吸入時，またアレルゲン免疫療法（減感作療法）などの最中に，頻度は少ないがおこることがありうる。 ①急性の皮膚や粘膜症状 ②呼吸器症状 ③低血圧（通常の血圧と比べて30%以上の減少，もしくは年齢によるカットオフ値を下まわる場合） ④失神・失禁・虚脱などを呈する状態 のいずれかがあれば，臨床的に診断できる。	すぐに医師に伝達し，応援の看護師，メディカルスタッフをよぶ。 アドレナリン（0.3〜0.5 mg）筋注を用意する。
急性喉頭蓋炎（▶160ページ）	咽頭痛（嚥下痛），発熱，嚥下困難，呼吸困難，嗄声が主症状である。 喉頭蓋の急性化膿性炎症であり，急激な呼吸困難を生じることのある最も緊急性の高い疾患の1つである。 口を開いてみただけではわからないため，中咽頭レベルの所見が乏しいことが多く，また胸部の聴診でも異常をみとめないため，喉頭の観察が一般的でない他科医師には見逃されやすい。	左記症状に加え，含み声（のどになにかかぶさっているような声，以下扁桃周囲膿瘍でも同じ）の患者には要注意である。すぐに医師に伝達し，気管挿管，輪状甲状膜（靱帯）切開，気管切開などの準備をする。
クループ（仮性クループ）（▶160ページ）	一般的には声門下の急性喉頭炎（急性声門下喉頭炎）をいうが，小児科では喉頭蓋炎をも含めることがある。犬吠様咳嗽，吸気性喘鳴（呼吸困難）のある小児はこの疾患を疑う必要がある。	酸素，アドレナリン吸入，ステロイド静注，輪状甲状膜（靱帯）穿刺，気管挿管の用意をする。
気道異物，食道異物（▶168ページ）	双方とも小児と高齢者に多い。突然に，咳嗽，嗄声，呼吸困難，吸気・呼気時喘鳴，チアノーゼ，発声不能，チョークサイン（首に両手をあてるしぐさ）があれば気道異物を疑う。	バイタルサインを確認する。とくに気道異物では，酸素飽和度が重要である。応援要請し，気管挿管，輪状甲状膜（靱帯）穿刺・切開，気管切開の準備，異物摘出術の準備をする。
深頸部膿瘍（▶170ページ）	急激な頸部腫脹，局所の熱感，発赤，疼痛，開口障害，嚥下障害，呼吸困難などの症状があった場合はこの疾患を念頭におく。	バイタルサインを確認し，手術の準備をする。
顔面外傷，喉頭・気管外傷	上顎，下顎，頬骨，鼻骨，眼窩壁などの顔面構成部分の外傷，および喉頭・気管外傷は，交通外傷などに伴い少なくない。	気道閉塞の状態がないかどうかを確認することが最も重要である。体幹部（胸部・腹部）や四肢の外傷の合併の有無を把握し，対応科にも要請する。
扁桃周囲炎・膿瘍（▶151ページ）	成人，男性，片側の咽頭痛（嚥下痛），嚥下困難，含み声に要注意。	穿刺，切開，排膿の準備をする。

疾患名	概要	対応
中枢性めまい（▶128ページ）	短時間の意識消失や手足のしびれなどが，めまいの前後にみられたときや，構音障害（ろれつがまわらない），言語障害，歩行障害（まっすぐ歩けない），物が二重に見える，四肢の軽度の運動麻痺，頭痛などの症状が随伴している場合は，中枢性めまいの可能性があり，十分に注意する。とくに小脳および脳幹の出血や梗塞は，初期の段階ではCTやMRなどの画像検査では描出されず，神経耳科学（耳鼻咽喉科の範囲）的診察でしか鑑別できないこともある。	対応科（神経内科，脳神経外科など）に応援を要請する。
鼻出血（▶134ページ）	―	まず落ち着かせる。座位をとらせ，小鼻を手指で強く5分間以上つまむよう指示する。口腔内に流下する血液は飲み込まず，軽く咳ばらいをして排出させる。バイタルサインを確認し，ボスミン®（止血）＋キシロカイン®液「4%」（粘膜麻酔）を浸したガーゼ，抗菌薬つき軟膏ガーゼ，ゼラチン製剤，輸液，電気凝固装置などの用意をする。後方出血，難治性出血などには，バルーンやベロックのタンポンなどの用意をする。
その他	咽後膿瘍（▶152ページ），副咽頭間隙膿瘍，口腔底蜂巣炎（Ludwig's angina）なども耳鼻咽喉科でしばしば対応が求められる疾患群である。	十分なドレナージを必要とし，重篤な合併症（肺炎・縦隔炎・縦隔膿瘍・敗血症）の予防のためにも起炎菌の同定を早急に行う必要がある。また，嫌気性菌が関与している可能性が高いため，切開排膿を第一とし，耳鼻咽喉科専門医に早急に依頼する。

動画一覧

QR コードから動画サイトのリンクを読み込むことができます。

A 嚥下運動 【248 ページ】

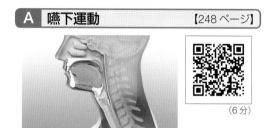

(6 分)

B 改訂水飲みテスト 【249 ページ】

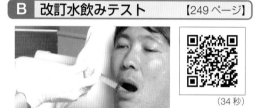

(34 秒)

冷水 3 mL を口腔底に注いだあとに嚥下してもらい，嚥下の様子を観察する。

C 頸部聴診法 【250 ページ】

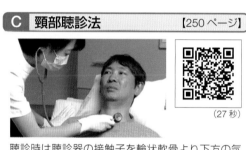

(27 秒)

聴診時は聴診器の接触子を輪状軟骨より下方の気管外側付近にあてる。

D のどのアイスマッサージ 【253 ページ】

①全体

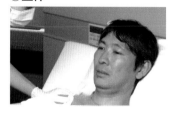

(21 秒)

②正面から

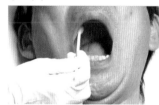

(18 秒)

「A. 嚥下運動」動画監修：国立国際医療研究センターリハビリテーション科診療科長　藤谷順子

E 食事介助（よい例） 【263ページ】

①基本的な食事介助

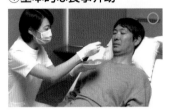

（14秒）

②自力で食器が持てる場合

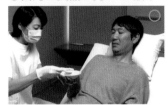

（18秒）

③スプーンの抜き方

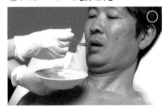

（14秒）

F 食事介助（わるい例） 【263ページ】

①スプーンの抜き方がわるい場合

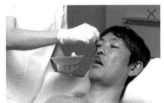

（12秒）

目線が上を向きやすく，頸部が伸展しやすくなる。

②逆手で介助した場合

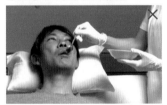

（12秒）

介助者が逆手で介助することになり，食物の運び方が不自然になる。

＊パケット通信のご利用にあたっては，ご利用方法によりパケット通信料が高額となる場合もございます。ご契約内容をお確かめのうえ，思わぬ高額とならないように注意してください。なお，高額のパケット通信料が発生しても，当社では責任を負いかねますのであらかじめご了承ください。

＊本動画は，下記の動画配信サービスを利用しております。対応機種をはじめ，メンテナンス情報等は下のURLをご覧ください。ご利用される携帯電話の設定等によっては，意図しない表示になることがございます。
https://classtream.jp

＊QRコードは，㈱デンソーウエーブの登録商標です。

索引

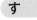